तनाव मुक्ति के सरल उपाय

शशिकांत 'सदैव'

प्रभाकर प्रकाशन

ISBN: 978-81-94415-12-1
eISBN: 978-93-89851-06-9

प्रकाशकः प्रभाकर प्रकाशन
प्लॉट नं.-55, मेन मदर डेयरी रोड
पांडव नगर, ईस्ट दिल्ली-110092
फोनः 011-40395855
व्हाट्स ऐपः +91 8447931000
ई-मेलः Sales@pharosbooks.in
वेबसाइटः www.pharosbooks.in
संस्करणः 2019
कवर डिज़ाइनः वीरेन्द्र सिंह भंडारी
इनर डिज़ाइनः सुरेन्द्र कुमार
मुद्रकः सुषमा बुक बाइंडिंग हाउस ओखला इंडस्ट्रियल
एरिया फेस-II, नई दिल्ली-110020

तनाव मुक्ति के सरल उपाय
लेखकः शशिकांत 'सदैव'

यह पुस्तक क्यों?

आज शायद ही कोई होगा जिसे किसी प्रकार का कोई टेंशन न हो। किसी का गुस्सा बढ़ रहा है, तो कोई घर से भाग जाना चाहता है। कोई आत्महत्या करना चाहता है, तो कोई किसी की जान लेना चाहता है। किसी को तन्हा रहने का दुख है, तो किसी को किसी के साथ रहने का दुख है। सच तो यह है, यहां गंवाने वाला तो दुखी है ही, कमाने वाला भी संतुष्ट नजर नहीं आता। क्यों? क्योंकि सब में एक बात समान है और वह यह कि वह टेंशन का शिकार है। पर टेंशन क्या है, यह क्यों, किससे व किस बात की है, पता नहीं? बस इतना पता है कि टेंशन है। क्या टेंशन को जिम्मेदार ठहराने से समस्या हल हो जायेगी? शायद नहीं। इसके लिए हमें इसे समझना होगा कि यह क्या है? क्यों होता है तथा इसके लक्षण क्या हैं? और यह पुस्तक आपको यही समझाने का व उससे मुक्त होने का एक प्रयास है। क्योंकि थोड़ा बहुत टेंशन तो एक छोटे बच्चे से लेकर घर के बुजुर्ग को रहता ही है पर जब यही टेंशन अगर धीरे-धीरे जमा होकर डिप्रेशन में बदल जाए तो गंभीर समस्या रूप धारण कर सकता है, और डिप्रेशन का शिकार आदमी स्वयं के लिए तथा दूसरों के लिए भी परेशानी पैदा कर सकता है। यही कारण है कि आज गरीब व मजबूर ही नहीं समृद्ध व सेलिब्रिटी वर्ग के लोगों को भी किसी मनोविकार का शिकार होता हुआ व आत्महत्या करते हुए देखा जाता है। इतना ही नहीं घर-परिवार व समाज एवं विश्व आदि में बढ़ते उपद्रव, दंगे, दरार व हिंसा, इंसान की मानसिक स्थिति को दर्शाते हैं। ये सब गवाह हैं कि मनुष्य मानसिक रूप से अस्वस्थ है, जिसका प्रत्यक्ष व परोक्ष कारण है उसके जीवन में बढ़ता तनाव व अवसाद यानी टेंशन व डिप्रेशन। इससे पहले कि टेंशन डिप्रेशन का रूप धारण करे हमें उस टेंशन को

ही मात देनी होगी जो सब की जड़ है और यह पुस्तक आपको, इन दोनों को जानकर इनसे उबरने की कला सिखाती है।

दरअसल तनाव के कदम इतने छोटे व सूक्ष्म हैं कि यह किस बहाने से जीवन में दाखिल होता जाता है और हमें पता ही नहीं चलता। न कोई आहट न कोई दस्तक, इस होशियारी से यह धीरे-धीरे हमारे अंदर प्रवेश करता है व अपना साम्राज्य फैलाता है कि हमें कानों-कान खबर नहीं लगती। हमारी खुशियों को जैसे दीमक लगने लग जाती है। आज किसी को ऑफिस की टेंशन है, तो किसी को आपसी संबंधों की, किसी को जॉब की टेंशन है तो किसी को अकेलेपन की। छोटी-छोटी कहासुनी, अधूरे कार्य व असफलता आदि हमको टेंशन दे देती है। पर सोचने की बात तो यह है कि हम टेंशन लेते हैं या कोई हमें टेंशन देता है। आप अगर गहराई से सोचेंगे तो पायेंगे कि टेंशन कोई देता नहीं, हम लेते हैं। लोग व संसार तो हमें टेंशन हमेशा देंगे ही पर हमें इससे प्रभावित नहीं होना है, यह कैसे संभव है इसी बात को बखूबी समझाती है यह पुस्तक।

पुस्तक का मुख्य उद्देश्य आपको सरल, सुखद, शांत व आनन्दित जीवन देना है और यह तभी संभव है जब हमारा मन-मस्तिष्क स्वस्थ होगा, तनाव रहित होगा। जिस तरह टेंशन व डिप्रेशन होने के विभिन्न कारण हैं, उसी तरह इससे मुक्त होने के विभिन्न मार्ग व विधियां हैं। इसे दवा के साथ-साथ प्राकृतिक ढंग जैसे- योग, ध्यान, मुद्रा विज्ञान, आयुर्वेद, घरेलू नुस्खे, व्यायाम, रंग, संगीत, आत्मसम्मोहन, एक्यूप्रेशर एवं संगीत चिकित्सा आदि के माध्यम से भी ठीक किया जा सकता है। जो सब कुछ इस पुस्तक में उपलब्ध है। आशा है इस पुस्तक की मदद से आप अपने टेंशन का प्रबंधन कर पायेंगे, उसे डिप्रेशन नहीं बनने देंगे व उससे मुक्त हो पायेंगे।

विषय सूची

क्या है तनाव और यह क्यों होता है?

तनाव आज हर इंसान की एक आम समस्या बन गया है, फिर अमीर हो या गरीब, बच्चा हो या वृद्ध हर किसी को किसी न किसी तनाव ने घेरा हुआ है। आखिर तनाव क्या है और यह क्यों होता है? यह जानना बेहद जरूरी है।

आज की जीवन-शैली ऐसी हो गई है जिसमें प्रत्येक व्यक्ति किसी न किसी रूप में तनाव से ग्रस्त है। इसके कारण व्यक्ति के लिए जीवन एक बोझ बनकर रह गया है। बाहरी दबावों तथा भीतरी मानसिकता में तालमेल बिगड़ते ही हमें तनाव घेर लेता है। इस स्थिति में मस्तिष्क इस बेमेल स्थिति को न तो समझ पाता है और न ही सुधार पाता है, परंतु हालात में थोड़ा-सा बदलाव आते ही हम उन दशाओं पर विचार कर सकते हैं तथा यह सोच सकते हैं कि क्या उन स्थितियों को टाला नहीं जा सकता था? इस तरह की परेशानी से निपटने के लिए हम भविष्य में क्या नीति अपनाएंगे?

जो तनाव से बचना नहीं जानता, वह मानसिक दृष्टि से शक्तिशाली नहीं हो सकता और शारीरिक दृष्टि से भी उसे काफी कठिनाइयां उठानी पड़ती हैं। शरीर का तनाव शरीर की शक्ति को क्षीण करता है। मानसिक तनाव मन की शक्ति को और भावनात्मक तनाव आत्मा की शक्ति को क्षीण करता है।

तनाव क्या है?

तनाव से बचने या उसका मुकाबला करने के लिए जरूरी है कि पहले हम यह जान लें कि वास्तव में तनाव है क्या? आप से जब कभी तनाव पैदा होता है, यह आपके शरीर के

साथ-साथ मस्तिष्क को भी प्रभावित करता है। हालांकि यह प्रभाव स्थायी नहीं होते परंतु तनाव की मात्रा जितनी अधिक होती है प्रभाव उतना ही गहरा होता है। धीरे-धीरे ऐसी स्थिति आती है जब हम तनाव का कारण तक भूल जाते हैं,परंतु उस स्थिति में शरीर को उसके दुष्प्रभाव झेलने पड़ते हैं। अगर चिकित्सकों की भाषा में कहें तो तनाव शरीर की मांग के प्रति की जाने वाली एक ऐसी प्रतिक्रिया है, जिससे एड्रेनालाईन तथा नॉन एड्रेनालाईन द्रव्य प्रवाहित होने लगता है। यह स्थिति आशा और विश्वास भरे क्षणों में भी हो सकती है और डर या क्रोध भरे क्षणों में भी। यह एक ऐसी प्राकृतिक क्रिया है, जो हर अनुभव और काम के साथ आती-जाती रहती है।

क्यों होता है तनाव?

जब कभी तनाव पैदा होता है तो यह आपके शरीर के साथ-साथ मस्तिष्क को भी प्रभावित करता है। यह प्रभाव स्थायी नहीं होते परंतु तनाव की मात्रा जितनी अधिक होती है प्रभाव उतना ही गहरा होता है। धीरे-धीरे हम तनाव का कारण तक भूल जाते हैं परंतु शरीर को उसके दुष्प्रभाव झेलने पड़ते हैं। बाहरी दबावों तथा भीतरी मानसिकता में तालमेल बिगड़ते ही हमें तनाव घेर लेता है। इस स्थिति में मस्तिष्क इस बेमेल स्थिति को न तो समझ पाता है और न ही सुधार पाता है, जिसके कारण तनाव पैदा होता है।

तनाव उस समय पैदा होता है जब कोई नई विकट परिस्थिति हमारे सामने आती है। जैसे हमारी इच्छा पूरी नहीं होती या कोई कार्य हमारी इच्छा के अनुकूल नहीं होता। तनाव की स्थिति में प्रकृति हमारे शरीर में अधिक शक्ति उत्पन्न करती है ताकि हम तनाव का सामना कर सकें। ऐसे में यदि हम तनाव का मुकाबला करने में सफल नहीं होते तो यह शक्ति हमारे मन-मस्तिष्क पर काबू कर लेती है, जिससे हमारे भीतर भावनात्मक कमजोरी उत्पन्न होती है। इस प्रकार तनाव के प्रत्येक झटके से हमारी शक्ति उत्तरोत्तर कम होती जाती है। इसके परिणामस्वरूप एक ऐसी स्थिति आ जाती है जिससे हम निराशावादी, भीरू, दबे-दबे या चिड़चिड़े बन जाते हैं और इस प्रकार हमारा मन नकारात्मक वृत्तियों का संग्रहालय बन जाता है।

तनाव को अंग्रेजी में 'स्ट्रेस' कहते हैं और तनाव के अलावा 'स्ट्रेस' का एक और अर्थ है और वह है- 'जोर देना'। देखा जाए तो इस शब्द में ही इसका कारण और निवारण छिपा हुआ है। यानी जिस चीज पर हम जोर देते हैं या जरूरत से ज्यादा हम जिसकी चिंता करते हैं, वह चीज हमें तनाव देती है और किसी चीज पर हम जोर तभी देते हैं जब हम उस चीज को सहज भाव से, सरलता से स्वीकार नहीं करते या स्वयं को उसके अनुकूल नहीं पाते हैं, तब हम खुद पर चाहे-अनचाहे, जाने-अनजाने जोर देते हैं, दबाव डालते हैं। यही प्रेशर हमारे सुख-चैन में बाधा बनता है तथा हमें तनाव देता है। फिर यह तनाव, कार्य का भी हो सकता

है, माहौल का भी। आपसी रिश्तों का भी हो सकता है, पढ़ाई-रोजगार का भी। जिम्मेदारियों का भी हो सकता है, तो अपेक्षाओं का भी। छोटी से छोटी बातें भी हमें तनावग्रस्त कर सकती हैं। यदि वह बात हमारे मन के, हमारी क्षमताओं के विपरीत हो तो। शायद यही कारण है कि कई बार बड़ी से बड़ी बात भी हमें तनाव नहीं देती, क्योंकि या तो वह हमारे मन के या हमारे अनुसार होती है या हम उनसे सहमत होते हैं, उन्हें पूर्ण भाव से स्वीकार करते हैं।

लेकिन जीवन इसी का नाम है। हमें सभी चीजें हमारी इच्छाओं एवं जरूरतों के अनुसार नहीं मिलती। हम चाहकर भी खुद को हर हाल एवं परिस्थिति में खुश एवं संतुलित नहीं रख सकते। हमारा शरीर, शरीर में विद्यमान ऊर्जा एवं जीवन का समय सीमित है, जिसके कार्य करने की शक्ति व दायरा भी सीमित है, लेकिन हमारी इच्छाएं, जरूरतें, सपनें, उम्मीदें आदि सब असीमित हैं। यह सब न केवल असीमित हैं बल्कि इनसे जुड़े सारे मार्ग व परिणाम भी इंसान के लिए अज्ञात व अनापेक्षित हैं, इसलिए इंसान जैसे ही उनको पूरा करने की सोचता है, तो वह अपनी ही ऊर्जा एवं शक्ति के खिलाफ कार्य करने लगता है। इससे हमारा आनंद और सुकून दोनों छिनने लगते हैं और हम स्वयं को तनावग्रस्त पाने लगते हैं। इसीलिए इसके लिए जरूरी है कि हम इस तनाव को समझें।

यह बात दुखद हो सकती है, लेकिन है सच ही कि आज तनाव का नकारात्मक रूप और दुष्प्रभाव ही हम अपने चारों ओर देख पा रहे हैं। इसलिए अगर हम तनाव को सचमुच नियंत्रित करना चाहते हैं, तो हमें सबसे पहले इसके कारणों को जानना होगा।

तनाव के कारण बहुत मामूली से लेकर बहुत बड़े तक हो सकते हैं, जैसे- एक स्टूडेंट पर अच्छे अंक लाने का दबाव इतना ज्यादा होता है कि वे खेल-कूद, मौज-मस्ती तक भूलकर अपनी उम्र से ज्यादा गंभीरता से पढ़ाई में जुटे रहते हैं। यदि इसमें कहीं जरा-सी भी कोताही रह जाए तो छोटी उम्र के बच्चों द्वारा की जाने वाली आत्महत्या का ग्राफ फिर कुछ और बढ़ जाता है। उम्र में कुछ बड़े लोगों के लिए नौकरी से संतुष्ट न होना या नौकरी छूट जाने का डर, आर्थिक संकट, प्रेम संबंधों या वैवाहिक संबंधों की समस्याएं, पारिवारिक अभाव, बच्चे का स्कूल बदलवाने या नया मकान ढूंढने से लेकर रिटायरमेंट के डर तक छोटे-बड़े कारणों की एक लंबी लिस्ट है। इनके कारण चाहे-अनचाहे हर कोई तनाव की गिरफ्त में आ ही जाता है।

तनाव का प्रमुख कारण है चिंता

दुखों और चिंता में जान बूझकर कौन जलना चाहता है? सभी इस चिता समान चिन्ता की दहकती आग से बचना तो चाहते हैं, लेकिन इससे न बच पाने के बहुत से कारण होते हैं और लोग इस आग में चाहे-अनचाहे तरीके से जलकर नष्ट होते रहते हैं।

दुख और चिन्ता का प्रमुख कारण तो यही है कि हम उसके विषय में सोचते अवश्य हैं इससे दुख और चिन्ता और बढ़ जाती है। केवल चिन्ता को दूर करने की ही सोचते रहें, तो भी यह बढ़ती है। चिन्ता आप करते ही क्यों हैं? चिन्ता की आवश्यकता ही क्यों आ पड़ी?

डर के कारण? रोग, गरीबी, घाटे या किसी अन्य अप्रिय घटना जैसे, कि मृत्यु की चिन्ता आदि। यदि इनमें से कुछ भी है, तो इन्हें मन से निकलना ही होगा। इन्हें पीछे की ओर ढ़केल देना है। लेकिन ऐसे नहीं, क्योंकि जब आप इन्हें मन से निकालने का यत्न करेंगे तो ये और भी गहरे होंगे, क्योंकि यह एक सामान्य नियम है- जिस चीज से मन को हटाने का प्रयत्न किया जाता है, मन बार-बार उसी में जाकर अटकता है। अतः चिन्ता को दूर भगाने के लिए बार-बार प्रयास न कीजिए क्योंकि इससे वह बार-बार आप पर आक्रमण करेगी। जब आप चेतन मन के शांत, स्वच्छ प्रकाश में इससे उचित तरीके से निपटेंगे और इसका सामना करेंगे, तभी वह भाग सकेगी।

पहले तो यह देखिए कि चिन्ता का मूल क्या है? और फिर उसी मूल या जड़ को उखाड़ दीजिए। जिस कारण से यह जिंदा है, उसी कारण को समाप्त कीजिए। आर्थिक चिंता है तो शांत मन से आय बढ़ाने के तरीके सोचिए। अपने व्यय को कैसे घटायें, बजट में क्या-क्या कमी करें, यह विचार कीजिए। इस प्रकार से स्वयं में हुए परिवर्तनों को आप खुद ही महसूस कर पाएंगे।

❖

तनाव एक कारण अनेक

क्यों होता है तनाव? यदि हमें तनाव से मुक्त होना है तो पहले यह जानना आवश्यक है कि यह क्यों होता है? देखा जाए तो इसके कारणों में ही इसका समाधान छिपा है।

अ. **बाहरी कारण**- मनुष्य एक सामाजिक प्राणी है जो विभिन्न रिश्तों तथा दायित्वों से जुड़ा होता है, इसलिए बहुत से बाहरी कारण होते हैं जो तनाव को जन्म देते हैं जैसे- पसंद की सैलरी या जॉब न होना, कार्य या मेहनत का श्रेय न मिलना, रिश्तों में खटास, इत्यादि। इसके अतिरिक्त निम्न बाहरी कारण भी तनाव उत्पन्न करते हैं-

1. **भ्रष्टाचार**- प्रशासन व्यवस्था में फैला भ्रष्टाचार भी मनुष्य के क्रोध को भड़का देता है और तनाव का कारण बन जाता है। उदाहरण के लिए, यदि हमें पेंशन या किसी अन्य सरकारी कार्य से जुड़े मामलों में बस इस वजह से विलम्ब का सामना करना पड़ता है, क्योंकि हमने रिश्वत नहीं दी तो वह अप्रत्यक्ष रूप से हमें चिड़चिड़ा बना देता है।
2. **ट्रैफिक तथा प्रदूषण**- विकास के साथ-साथ बहुत सी असुविधाओं का भी सामना हमें करना पड़ता है उसमें से ट्रैफिक तथा प्रदूषण ऐसी समस्याएं हैं जिनका सामना हम प्रतिदिन करते हैं। ज्यादा देर तक ट्रैफिक में फंसने पर मनुष्य स्वयं ही चिड़चिड़ा हो जाता है और उसके साथ ही ट्रैफिक का शोर तथा धुआं, क्रोध तथा तनाव को और अधिक बढ़ा देता है।
3. **अकेलापन**- माना कि प्रत्येक व्यक्ति कभी-कभी अकेला रहना अवश्य पसंद करता है, लेकिन अकेलापन यदि अधिक समय तक होता है, तो वह इंसान को काटने लगता है, क्योंकि हमें विचार विमर्श के लिए या सुख दुख बांटने के लिए

किसी के साथ की जरूरत पड़ती है, लेकिन जब हमें वो नहीं मिलता तो हम तनाव के शिकार हो जाते हैं।

4. **लोगों की आदतें**- कई बार कुछ चीजें हमें इस हद तक नापसंद होती हैं कि यदि उस काम को कोई दूसरा व्यक्ति भी करता है, तो हम क्रोधित हो जाते हैं या फिर हमारे अंदर तनाव घर कर लेता है, जैसे- आहत करने वाले व्यंग्य, इधर-उधर कूड़ा फेंकना, इल्जाम लगाना, बार-बार एक ही बात दोहराना, चुगली करना, काम में आलस या देरी करना इत्यादि।
5. **मौसम**- मौसम भी कई बार तनाव तथा गुस्से का कारण बन जाता है। लगातार बारिश, तेज धूप, गरमी, अत्यधिक ठंड, आंधी आदि मानव जीवन को अस्त-व्यस्त कर देती है, जिससे कई बार हमें भारी क्षति उठानी पड़ती है, जिस वजह से तनाव उत्पन्न होता है। वहीं दूसरी ओर अच्छे मौसम से हमारा मन खिल जाता है।

ब. **भीतरी कारण**- बहुत सारे भीतरी कारण भी होते हैं जो हमारे अंदर क्रोध या तनाव उत्पन्न करते हैं, जैसे-

1. **उम्मीद**- यह सच है कि प्रत्येक व्यक्ति किसी दूसरे व्यक्ति से किसी न किसी चीज की उम्मीद अवश्य रखता है, लेकिन जब वो उम्मीद किसी वजह से पूरी नहीं होती तो कई बार हम चिंता एवं तनाव से ग्रसित हो जाते हैं।
2. **भरोसा**- कई बार हम कुछ व्यक्तियों पर बहुत ज्यादा भरोसा करते हैं तथा उन्हें अपना वक्त, पैसा के साथ-साथ ऊर्जा भी देते हैं। लेकिन कभी-कभी ऐसा होता है कि हमारा भरोसा टूट जाता है, जिससे हमें दुख तो होता ही है लेकिन साथ ही साथ तनाव भी उत्पन्न हो जाता है।
3. **अनपेक्षित परिणाम**- कभी-कभी ऐसा होता है कि हम स्वयं से या किसी और से कुछ और अपेक्षा कर रहे होते हैं तथा जब परिणाम बिलकुल उसके विपरीत आ जाते हैं, तो फिर हम तनावग्रस्त हो जाते हैं। उदाहरण के लिए किसी व्यक्ति ने परीक्षा या इंटरव्यू में पास होने के लिए बहुत उम्मीद लगा रखी हो तथा परिणाम मन मुताबिक न आये तो व्यक्ति के अंदर अंसतोष का जन्म हो जाता है तथा व्यक्ति तनावग्रस्त हो जाता है।
4. **असंतोष**- यह आवश्यक नहीं है कि जीवन में हमें हर वो चीज प्राप्त हो जो हम चाहते हैं प्रत्येक व्यक्ति के जीवन में किसी न किसी चीज का अभाव अवश्य होता है, परंतु यदि अभाव ज्यादा हो या इच्छाएं अधिक, तो फिर व्यक्ति इसी चिंतन में व्यस्त रहता है कि उसे क्या प्राप्त नहीं हुआ (जैसे- कद काठी, आय, परिवार जीवन साथी, रंग-रूप आदि) जिसके परिणामस्वरूप हमारे अंदर का असंतोष, क्रोध तथा तनाव को जन्म देता है।

5. **अनियोजन**– किसी कार्य के लिए उचित योजना या प्रबंधन को उचित ढंग से न करना भी तनाव का कारण बनता है। कई व्यक्तियों को ये ही पता नहीं होता कि वो किसी कार्य को कर पाएंगे या नहीं? कितने समय में कर पायेंगे? किस तरह से करना चाहिए? करने के लिए किन–किन चीजों का ध्यान रखना चाहिए? कितना समय लगेगा? किस प्रकार से सारा प्रबंधन करें? तथा इन कमियों की वजह से वह तनावग्रस्त एवं क्रोधित होता है।

स. **जीवनशैली**–हमारी जीवनशैली का हमारे तनाव या क्रोध पर बहुत गहरा प्रभाव पड़ता है। हमारी दिनचर्या, खान–पान, नींद आदि का हमारे स्वास्थ्य पर बहुत गहरा प्रभाव पड़ता है तथा यदि यह सब सही नहीं होता तो हमारे अंदर रक्तचाप, मोटापा, तथा अन्य बिमारियां जन्म ले लेती हैं, जिससे व्यक्ति के अंदर चिड़चिड़ापन तथा तनाव भी पैदा हो जाता है।

आजकल हमारी जीवनशैली ऐसी है कि हमें अधिक समय तक कम्प्यूटर पर काम करना पड़ता है, जिससे कई बार रीढ़ की हड्डी या गर्दन संबंधित समस्यायें उत्पन्न हो जाती हैं। यह भी चिड़चिड़ेपन, क्रोध एवं तनाव का कारक होता है।

1. **काम का बोझ**–व्यक्ति की आवश्यकतायें इतनी अधिक बढ़ गई हैं कि वह उसकी आमदनी से पूरी नहीं हो रही हैं। समस्त आवश्यकतायें भौतिक सुख–सुविधाओं से अधिक जुड़ी हुई हैं, इसलिए उन पर नियंत्रण कर पाना मुश्किल है। इन आवश्यकताओं को पूरा करने के लिए व्यक्ति को अपनी क्षमता से अधिक काम करना पड़ रहा है। अधिक समय तक काम का मतलब है कि जो समय आपको दूसरे कार्यों पर, आराम पर, मनोरंजन पर खर्च करना चाहिए था, उसे भी आप काम करने में खर्च कर रहे हैं। लोगों को लगता है कि अगर वो ज्यादा काम करेंगे तभी ज्यादा पैसा आयेगा, ज्यादा पैसा आयेगा तभी वो अपनी आवश्यकताओं की पूर्ति कर पाएंगे लेकिन ज्यादा काम के बोझ से शरीर थकता है, टूटता है किन्तु हम उस पर ध्यान नहीं दे रहे हैं, परिणामस्वरूप भीतर ही भीतर तनाव उत्पन्न होने लगता है।

2. **समय की कमी**– काम के बोझ ने समय की कमी को उत्पन्न कर दिया है। समय तो उतना ही है, किन्तु काम बढ़ गए हैं। जितने कार्यों को पूरा करने का लक्ष्य रखा जाता है, वे सभी पूरे नहीं हो पाते हैं। रात को जब व्यक्ति घर आता है तो अनेक कार्य पूरे होने से रह जाते हैं। इनमें से कुछ को व्यक्ति घर ले जाता है तथा रात को बैठ कर ऑफिस का काम निपटाता है।

   दिनचर्या एवं जीवनचर्या इतनी व्यस्त हो गयी है कि हर तरफ समय की कमी नजर आने लगी है। आज हम कहते हैं कि दिन के 24 घंटे कम हैं यदि दिन 36

घंटे का होता तो अच्छा रहता। इस बारे में मेरा मानना है कि यदि 36 घंटे का दिन हो जाये, तब भी समय की कमी की स्थिति में कोई सुधार नहीं होने वाला। हालात इसी प्रकार के रहेंगे। समय की कमी और काम के बोझ ने व्यक्ति के भीतर तनाव को बढ़ाया है।

3. **बढ़ती इच्छायें**–आज से 50–60 साल पहले व्यक्ति की इच्छाएं उसके नियंत्रण में थीं, आज यह नियंत्रण समाप्त हो गया है। हम अपनी आर्थिक स्थिति के अनुरूप अपनी इच्छाओं को न रख कर इच्छाओं के अनुरूप अपनी आर्थिक स्थिति को रखने को मजबूर हैं। वाहन से लेकर फैशन के कपड़े, आभूषण आदि अनेक प्रकार की चीजें लेने को मन मचलता है। इनमें से कुछ चीजें अपनी आवश्यकताओं की पूर्ति के लिए लेनी पड़ती हैं तो कुछ इसलिए लेनी पड़ती है कि वे चीजें दूसरों के पास हैं, तो कुछ चीजें दूसरों पर रौब जमाने के लिए आवश्यक हो जाती हैं। इनमें से जो चीजें पाने में सफलता मिलती है तो असली वजह से कभी–कभी आर्थिक बोझ बढ़ जाता है। जो नहीं मिल पाती, उनके लिए आक्रोश बन जाता है। दोनों ही स्थितियों में तनाव तो पैदा होगा ही।

4. **बिमारियों की समस्या**–लगभग हर समय घर में कोई न कोई व्यक्ति किसी न किसी बीमारी से पीड़ित रहता है। बिमारियां व्यक्ति पर दो तरफ से हमला करती हैं। पहला हमला आर्थिक रूप से होता है। व्यक्ति के बजट का एक बड़ा हिस्सा चिकित्सा व्यवस्था पर खर्च हो जाता है। दूसरा हमला व्यक्ति की कार्य क्षमता पर होता है। एक व्यक्ति दिन भर ऑफिस में काम करता है अथवा उसका स्वयं का व्यवसाय है, दिन भर काम करके घर आता है, तो घर के किसी सदस्य की बीमार की स्थिति को देख कर उसके भीतर तनाव पैदा होने लगता है। वह अपने इस तनाव को व्यक्त तो नहीं करता किंतु इसे उत्पन्न होने से रोक भी नहीं पाता।

   कभी–कभी व्यक्ति दूसरों की बीमारी के साथ–साथ स्वयं अपनी बीमारी से भी परेशान हो जाता है। कुछ व्यक्ति एक साथ अनेक बिमारियों से पीड़ित रहते हैं, ढ़ेर सारी दवाईयां सुबह उठने के बाद से रात को सोते तक खानी पड़ती हैं। यह स्थिति तनाव तो पैदा करती ही है, अवसाद जैसी हालत तक खींच कर ले जाती है।

5. **सूचनाओं के कारण**– दूरसंचार के बढ़ते साधनों के कारण सारी दुनिया मानो सिमट कर रह गयी है। दुनिया के किसी भी हिस्से में कोई घटना अथवा दुर्घटना हो, तुरंत व्यक्ति पर विभिन्न चैनलों के माध्यम से हम तक पहुंच जाती है। आज से कुछ समय पहले तक व्यक्ति को इनके लिए समाचार पत्रों पर ही निर्भर रहना पड़ता था, लेकिन आज हालात बदल गए हैं। विश्व में घटी किसी भी बड़ी घटना अथवा दुर्घटना का प्रभाव हर देश के अधिकांश लोगों पर पड़ता है। कोई भी

बड़ी घटना व्यापार तंत्र को तुरंत प्रभावित करती है। इसके अलावा निरंतर बढ़ती आतंककारी घटनाओं के समाचार भी व्यक्ति के भीतर तनाव को पैदा करते हैं। हम चाहे कितनी भी कोशिश करें, इन घटनाओं के कारण उत्पन्न होने वाले तनाव को रोक नहीं सकते हैं।

तनाव के दुष्प्रभाव

जब भी हम तनाव में होते हैं तो हमारे बाकी के अन्य काम भी आसानी से नहीं हो पाते, जिसके कारण बाकी कार्यों का भी तनाव, हमारे तनाव में बढ़ोतरी कर देता है और हम स्वयं को तनाव से घिरा पाते हैं। तनाव दोगुना-चौगुना न हो और जड़ से समाप्त हो जाए, इसके लिए जरूरी है असली तनाव की सही पहचान, क्योंकि अमूमन तनाव किसी एक-आध चीज का होता है, पर उसका प्रभाव हमारे बाकी के कार्यों एवं पूरी दिनचर्या पर पड़ता है, जिसके चलते हम और अधिक तनावग्रस्त हो जाते हैं।

❖

क्या हैं तनाव के लक्षण?

तनाव वर्तमान समय में एक ऐसी समस्या है जिससे आज प्रत्येक व्यक्ति किसी न किसी रूप में प्रभावित अवश्य होता है। यह एक ऐसा रोग है जिसके लक्षण हमें सामान्य रूप से बाहर नजर नहीं आते परंतु भीतर ही भीतर यह कई रोगों की जड़ बनकर हमें खोखला कर देता है। अगर हमें बुखार होता है तो हम उसे शरीर के ताप से जान सकते हैं। थर्मामीटर से नाप सकते हैं परंतु अगर तनाव है तो उसके लक्षण बहुत सूक्ष्म होते हैं इसलिए कैसे करें तनाव की पहचान जानने के लिए निम्न लक्षणों पर गौर करें।

जिस तरह तनाव के कारणों की लिस्ट अच्छी-खासी बड़ी है, उसी तरह इसके कारण होने वाले नुकसान भी बहुत ज्यादा हैं। इससे मामूली सिरदर्द, गर्दन दर्द, थकान, सुस्ती, चिड़चिड़ापन से लेकर बालों का तेजी से गिरना, हृदय रोग, डिप्रेशन, ब्लड प्रेशर से लेकर नींद न आना जैसे नुकसान भी हो सकते हैं।

अक्सर यह देखने में आता है कि तनाव के शुरुआती लक्षणों को लोग अपने रोजमर्रा के जीवन में बड़ी आसानी से स्वीकार कर लेते हैं और इसके प्रति जागरूक भी नहीं होते हैं। हां, मगर उनकी जुबान पर हमेशा यह शिकायत जरूर बनी रहती है कि आजकल उनकी कार्यक्षमता काफी घटी हुई है या फिर लगता है, जिंदगी बेकार ही जा रही है। वगैरह-वगैरह।

1. **कम हंसना**- बिन वजह हंसने को लोग पागलपन समझते हैं लेकिन किसी हंसने की बात पर भी न हंसना, स्वयं में ही खोये रहना इस बात को दर्शाता है कि व्यक्ति किसी न किसी प्रकार के तनाव से ग्रस्त है।
2. **याददाश्त में कमी**- लोगों या चीजों के नाम याद न रख पाना किसी ने क्या कहा?

कब कहा? किसको कहा? आदि याद रखने में परेशानी, बार-बार एक ही बात पूछना भी इस बात को दर्शाता है कि आप किसी न किसी तनाव से पीड़ित हैं।

3. **अंजाना भय**- यह सच है कि कोई भी सुपर हीरो नहीं होता लेकिन छोटी-छोटी बात पर डर जाना या अनजाना भय जैसे कहीं जानें, किसी काम को करने से पहले उसके बिगड़ने का भय, गिरने का भय, बिना वजह डांट पड़ने का भय, भविष्य का भय, पढ़ाई पूरी करने के बाद जॉब न मिली तो क्या होगा या फिर शादी करने से पहले उसके असफल होने का भय सताना, ये सब अगर होता है तो इसका मतलब व्यक्ति तनाव से प्रभावित है।
4. **कंफ्यूज रहना**- अक्सर कंफ्यूज रहना, बिलकुल भी निर्णय नहीं ले पाना जैसे कोई काम कैसे करूं? करूं या न करूं? या क्या सही है, क्या गलत? इन बातों को लेकर हमेशा कश्मकश में रहना इस बात को दर्शाता है कि आप तनाव के शिकार हैं।
5. **हकलाना**- अगर किसी व्यक्ति को हकलाने की बीमारी नहीं है फिर अचानक ही हकलाने की समस्या उत्पन्न हो गई है तो कई बार यह लक्षण तनाव को भी प्रदर्शित करता है, क्योंकि हकलाना इस बात को दर्शाता है कि हम कहना कुछ चाहते हैं, बोल कुछ और रहे हैं। इसका मतलब यह है कि आपके मन में कुछ इतनी तीव्रता से चल रहा है कि जुबान आपका साथ ही नहीं दे रही अर्थात् आप तनावग्रस्त हैं।
6. **किसी भी काम में रुचि न लेना**- यह सच है कि प्रत्येक कार्य हमारे मन के अनुसार हो यह संभव नहीं है लेकिन अचानक ही किसी काम को मन से न करना, उसे न करने के बहाने ढूढ़ना, चिड़चिड़ाहट के साथ काम करना आदि अचानक पैदा हुए ये लक्षण तनाव के भी हो सकते हैं।
7. **सीखने में देरी**- पहले आप किसी काम को आसानी से समझ लेते थे, अचानक उस काम को करने में देरी या पहले की अपेक्षा किसी चीज को सीखने में देरी इस बात को दर्शाती है कि आप तनाव के शिकार हैं।
8. **रचनात्मक्ता का अभाव**- प्रत्येक व्यक्ति की रुचि किसी न किसी रचनात्मक कार्य में अवश्य होती है जैसे- नाचना, गाना, पेंटिंग, कुकिंग आदि परंतु यदि किसी व्यक्ति में अचानक इन रुचियों का अभाव नजर आने लगे तो यह इस बात का लक्षण भी हो सकता है कि व्यक्ति तनावग्रस्त है।
9. **हाथों में पसीना आना**- यदि किसी की हथेलियों पर हम पसीना देखें तो वह इंगित करता है कि उसका मानसिक तथा शारीरिक स्वास्थ्य कहीं न कहीं प्रभावित है। इसके अलावा उंगलियां ठंडी रहना भी तनाव को दर्शाता है ये बात और है कि ठंड में उंगलियों का ठंडा रहना एक सामान्य सी बात है लेकिन अगर हमेशा ही किसी की उंगलियां ठंडी रहें तो वह तनाव को दर्शाती है।

10. **हाथों का कांपना**- यदि कोई व्यक्ति वृद्ध है या उसके अंदर किसी बीमारी या पोषक तत्त्व की कमी की वजह से उसके हाथ कांपते हैं, तो वह सामान्य सी बात हैं, लेकिन यदि व्यक्ति पूर्ण रूप से स्वस्थ है और उसके बावजूद उसके हाथ कांपते हैं, चाहे वह लिखते वक्त हो या किसी अन्य कार्य को करते वक्त तो उसका कारण तनाव भी हो सकता है।
11. **मांसपेशियों में तनाव**- सामान्य रूप से मांसपेशियों का तनाव नजर नहीं आता है लेकिन वह किसी अंग विशेष में दर्द के रूप में उभर कर बाहर आता है चाहे वह दर्द हाथ-पैर, कान, पीठ, पिंडलियां आदि किसी भी स्थान पर हो तो उसका संबंध मानसिक तनाव से हो सकता है।
12. **सांसों का अनियमित रहना**- हमारी सांसे भिन्न-भिन्न स्थानों पर भिन्न-भिन्न प्रकार से चलती हैं, जब हम चिल्लाते हैं, दौड़ते हैं, सीढ़ियां चढ़ते हैं या चुपचाप बैठते हैं, इन सभी परिस्थितियों में हमारी सांसे भिन्न-भिन्न होती हैं, ये परिवर्तन भिन्न-भिन्न शारीरिक कार्यों की वजह से हैं, लेकिन यदि हम शांत हैं और फिर भी हमारी सांसे उखड़े या अनियमित हो तो इसका मतलब यह है कि हमारे मस्तिष्क में कुछ ऐसा चल रहा है जो हमें परेशान या तनावग्रस्त कर रहा है।
13. **बार-बार मूत्र त्याग**- यूं तो सर्दियों में पेशाब ज्यादा आना एक सामान्य सी बात है लेकिन आम तौर पर यह जब सामान्य दिनों में बिना किसी कारण के होता है तो उसकी एक वजह तनाव भी हो सकता है।
14. **पेट में ऐंठन**- कभी-कभी ज्यादा या कुछ उल्टी-पुल्टी चीजें खाने की वजह से पेट दर्द होना सामान्य सी बात है, लेकिन बिना वजह ही पेट में मरोड़ होना, नाभी के आस-पास ऐंठन होना, पेट में कसाब आदि भी मानसिक तनाव को दर्शाते हैं।
15. **हृदय गति और रक्तचाप**- हमारे हृदय की गति का बिना किसी कारण बढ़ जाना या रक्तचाप का उच्च हो जाना इस बात को दर्शाता है कि हम तनावग्रस्त हैं, क्योंकि बिना किसी शारीरिक गतिशीलता के यदि रक्तचाप या हृदय गति बढ़ जाती है तो उसका कारण हमारे विचार या मानसिक तनाव भी हो सकता है।
16. **चिड़चिड़ापन तथा गुस्सा**- थोड़ा बहुत गुस्सा या चिड़चिड़ापन तो सामान्य सी बात होती है लेकिन हर छोटी सी बात पर चिड़चिड़ापन या गुस्सा करना बेवजह कमियां निकालना, चिल्लाना इस बात को दर्शाता है कि व्यक्ति तनाव में है।
17. **तर्क-वितर्क**- तर्क करना या तर्क देना समझदारी की निशानी समझी जाती है लेकिन बेबुनियादी तर्क करना जिस बात का कोई आधार न हो उस बात पर कुतर्क करना, पुरानी बातें उठाकर झगड़ना इस बात को दर्शाता है कि व्यक्ति के अंदर बहुत सी ऐसी बातें चल रही हैं जो उसके अंदर तनाव पैदा कर रही हैं।

18. **अनावश्यक आक्रामकता**– चीजों को तोड़ना–फोड़ना, चांटा मारना, खुद को नुकसान पहुंचाना, चीजें फेकना, गालियां देना, चीखना जैसे आक्रामक लक्षण तनाव की वजह से उत्पन्न होते हैं।

19. **नींद का कम या न आना**– किसी कारण से कभी–कभार नींद का न आना एक सामान्य सी बात है लेकिन कई रातों तक नींद का न आना या बहुत कम सो पाना भी तनाव को दर्शाता है।

20. **संबंधों के प्रति उदासीनता**– लोगों से अनावश्यक शिकायत चाहे वो पड़ोसी हो, सगे संबंधी या प्रियजन। इसने वो नहीं किया, इसने वैसे नहीं किया, उसने ऐसा किया जैसी शिकायतें तथा उनके लिए नकारात्मक भाव रखना भी तनाव का लक्षण है।

21. **अकेले रहना**– अकेले रहना, अकेला कमरा चुनना, अंधेरे में रहना, हमेशा भीड़ से बचने की कोशिश करना तथा परिवहन के साधनों (बस, ट्रेन आदि) में भी कोने वाली सीट चुनना भी इस बात का ही एक लक्षण है कि व्यक्ति तनाव में है।

22. **नशा**– यदि कोई व्यक्ति अचानक ही नशे का शिकार हो जाए या बहुत अधिक नशा करने लगे तो यह इस बात को दर्शाता है कि व्यक्ति किसी प्रकार के मानसिक तनाव या दबाव से गुजर रहा है।

23. **भोजन**– बहुत अधिक भोजन करना या आवश्यकता से अधिक या कम भोजन करने लग जाना भी व्यक्ति के तनाव को दिखाता है।

24. **तेज गाड़ी चलाना**– माना कि कुछ लोगों को तेज गाड़ी चलाना बहुत पसंद होता है तथा कुछ व्यक्ति कभी–कभी या विशेष परिस्थितियों में तेज गाड़ी चलाना पसंद करते हैं, लेकिन कोई व्यक्ति अचानक ही बिना किसी कारण के तेज गाड़ी चलाने लगे तो वो ऐसा अपने तनाव की वजह से भी कर सकता है तथा ऐसी स्थिति प्रायः दुर्घटनाओं की वजह बनती है।

25. **हड़बड़ी**– तनाव से ग्रस्त व्यक्ति किसी भी कार्य को सामन्य रूप से नहीं कर पाता है। इसीलिए तनाव ग्रस्त व्यक्ति अपने व्यवहार में हड़बड़ाहट बनाए रखते हैं।

26. **चेहरे पर तनाव**– ऐसे व्यक्तियों की मांसपेशियां खिंची हुई रहती हैं, विशेष रूप से चेहरे की। इस कारण चेहरा खिंचा–खिंचा सा, कुछ अजीब सा लगता है। ऐसे व्यक्ति के चेहरे की खिंची मांसपेशियों को देख कर लगता है कि या तो वह किसी से झगड़ा करके आया है, साथ ही बात करते समय व्यक्ति का मुंह सूखा–सूखा सा रहने लगता है। वह होठों पर बार–बार जीभ फिराने लगता है।

27. **अधिक शारीरिक हलचल**– तनाव के कारण प्रायः व्यक्ति की शारीरिक हलचल बढ़ जाती है। तनावग्रस्त व्यक्ति एक जगह पर भी सामान्य रूप से खड़ा या बैठा नहीं रह पाता। उसे पता भी नहीं चलता और शरीर के अन्य अंग हरकत करने लगते हैं जैसे

अगर बैठे हैं तो पांव अपने आप हिलने लगते हैं, खड़े हैं तो हथेलियां एक-दूसरे के साथ कसी रहती हैं।

28. **बड़बड़ाना**- चेहरे के भाव बदलते रहते हैं। मन में जो भाव आते हैं, वह स्वर बन कर मुंह से निकलने लगते हैं। चलते-चलते भी व्यक्ति यूं बड़बड़ाने लगता है मानो किसी से बात कर रहा हो।

29. **खोया रहना**- व्यक्ति एक स्थान पर बैठा होता है किंतु उसका मन दूसरी जगह होता है। मन ही मन वह तनाव में उलझा हुआ रहता है व दूसरी जगह पहुंच जाता है। जब वह वास्तविक स्थिति में आता है तो चौंक पड़ता है।

30. **गुमसुम रहना**- परिवार के भीतर भी वह गुमसुम सा रहता है। वह अन्य सदस्यों पत्नी अथवा बच्चों के साथ हंस-बोल नहीं पाता। किसी का ऊंचा बोलना, खिलखिलाना उसे अच्छा नहीं लगता है। वह अपने आप में ही उलझा रहना चाहता है।

31. **नाखून चबाना**- कुछ व्यक्ति अपनी उंगलियों के नाखून चबाने लगते हैं। कई बार तो उन्हें पता नहीं चलता कि वे नाखून चबा रहे हैं। दूसरे व्यक्ति को टोकने और मना करने पर उन्हें पता चलता है कि वे क्या कर रहे हैं।

32. **थकान**- तनाव से ग्रस्त व्यक्ति हमेशा थका-थका सा रहता है। इसका कारण यह माना जाता है कि तनाव की स्थिति में व्यक्ति काम करना नहीं चाहता, काम करने की इच्छा नहीं होती, फिर भी काम करना पड़ता है। इच्छा के बिना किये जाने वाले काम में उत्साह का अभाव होता है, इसलिए व्यक्ति को थोड़ा सा काम भी जल्दी थका डालता है। इससे व्यक्ति थका-थका सा रहता है। कई बार जब तनाव की मात्रा अधिक होती है तो लगता है मानो उसे निचोड़ कर रख दिया गया है। ऐसी स्थिति में और अधिक तनाव बनता है। तनाव की स्थिति व्यक्ति के भीतर डर पैदा करती है इस वजह से व्यक्ति का आत्मबल कम होता जाता है, इसलिए वह कोई भी काम करने से डरने लगता है। जिस कारण से तनाव बना है, उससे संबंधित कोई भी बात व्यक्ति को झकझोर देती है।

33. **डरावने सपने**- तनावग्रस्त व्यक्ति को या तो नींद नहीं आती और यदि आती है तो डरावने सपने उसे परेशान किये रहते हैं। डरावने सपने भूत-प्रेतों से नहीं होते बल्कि उन घटनाओं से संबंधित होते हैं, जिनकी वजह से तनाव बना है। मान लो एक व्यक्ति ने किसी से पैसा उधार लिया है और वह उसे चुका नहीं पा रहा है तो रात को इसी बारे में उसे सपने दिखाई देने लगते हैं। कई बार तो यह सपने वास्तविकता के इतने निकट होते हैं कि वह नींद में भी डर के मारे पसीने-पसीने हो जाता है, या फिर घबराकर उठ जाता है।

34. असुरक्षा का भाव- तनाव के कारण व्यक्ति स्वयं को असुरक्षित महसूस करने लगता है। ऐसे लोगों का आत्मबल कमजोर होने के कारण बेचैनी और घबराहट रहने लगती है। उसे हर पल लगता है कि वह बिलकुल अकेला है, उसका साथ देने वाला कोई नहीं है। असुरक्षा की भावना उसे परेशान करती रहती है।

35. नकारात्मक सोच- व्यक्ति में नकारात्मक सोच पनपने लगती है। सकारात्मक विचार गायब हो जाते हैं। प्रत्येक कार्य में वह इस सोच के कारण नकारात्मक विचारधारा को पुख्ता कर लेता है और उसी के अनुरूप मन ही मन विचार बनाने लग जाता है।

36. मित्र न बना पाना- जो व्यक्ति तनाव से घिरे होते हैं, वे अच्छे मित्र नहीं बना पाते हैं। उनका व्यवहार इतना खराब रहता है कि कोई उनसे मित्रता करना भी नहीं चाहता है। ऐसे लोगों की स्थिति भीड़ में अकेले व्यक्ति जैसी होती है। इस प्रकार का एकांकीपन व्यक्ति के तनाव को हर पल बढ़ाता रहता है। ऐसे लोग शारीरिक रूप से चाहे जितने अच्छे दिखाई दें, किंतु वास्तव में वे अनेक गंभीर किस्म की बिमारियों के नजदीक होते हैं।

❖

क्या आप मानसिक रूप से स्वस्थ हैं?

सामान्यत: यह समझा जाता है कि जब व्यक्ति किसी भी तरह की मानसिक बीमारी से मुक्त होता है तो उसे मानसिक रूप से स्वस्थ समझा जाता है और इस अवस्था को मानसिक स्वास्थ्य की संज्ञा दी जाती है। परंतु कुछ चिकित्सकों का कहना है कि 'मानसिक स्वास्थ्य को मानसिक बीमारी मुक्त कहना उपयुक्त नहीं है, क्योंकि मानसिक रूप से स्वस्थ व्यक्ति में भी कभी-कभी मानसिक बीमारी के लक्षण जैसे आवेगशीलता, सांवेगिक अस्थिरता, अनिद्रा के लक्षण दिखाई पड़ते हैं।'

इसलिए आधुनिक मनोवैज्ञानिकों ने मानसिक स्वास्थ्य को समायोजन शीलता की क्षमता को मुख्य कसौटी मानकर परिभाषित किया है। 'मानसिक स्वास्थ्य' का तात्पर्य वैसे सीखे गये व्यवहार से होता है जो सामाजिक रूप से अनुकूल होते हैं और जो व्यक्ति को अपनी जिंदगी के साथ पर्याप्त मुकाबला करने की अनुमति देता है। मानसिक स्वास्थ्य में कई आयाम सम्मिलित होते हैं। आत्म सम्मान, अपनी अंत:शक्तियों का अनुभव, सार्थक एवं उत्तम संबंध रखने की क्षमता तथा मनोवैज्ञानिक श्रेष्ठता। मानसिक बीमारी से उत्पन्न चिंतन, भाव एवं व्यवहार व्यक्ति के लिए दुखदायी या विघटनकारी होता है। व्यक्ति में समस्या किसी न किसी दुष्क्रिया से उत्पन्न होती है। मन या उसके शरीर का कोई न कोई पहलू उस ढंग से काम नहीं करता है जिस ढंग से उसे कार्य करना चाहिए।

विशेषताएं- नैदानिक मनोवैज्ञानिकों ने मानसिक रूप से स्वस्थ व्यक्तियों की कुछ विशेषताओं का उल्लेख किया है। जिनमें कुछ निम्नांकित हैं-

1. **आत्म-ज्ञान**- मानसिक रूप से स्वस्थ व्यक्ति की एक प्रमुख विशेषता यह है कि उसे अपनी प्रेरणा, इच्छा, भाव, आकांक्षाओं आदि का पूर्ण ज्ञान होता है। वह यह पूर्णतः समझता है कि वह क्या कर रहा है, उसमें अमुक ढंग का भाव क्यों उत्पन्न हो रहा है। उसकी आकांक्षाएं क्या हैं आदि-आदि।
2. **आत्म-मूल्यांकन**- मानसिक रूप से स्वस्थ व्यक्ति अपने गुणदोष की परख कर लेता है। वह अपने प्रत्येक व्यवहार को तटस्थ होकर अध्ययन करता है तथा अपने व्यवहार की परिसीमाओं की परख करता है।
3. **आत्म-श्रद्धा**-मानसिक रूप से स्वस्थ व्यक्ति में आत्म श्रद्धा अधिक होती है। जिस कारण उसमें आत्मविश्वास, आत्मबल तथा अपने भावों को स्वीकार करते हुए कार्य करने की क्षमता होती है।
4. **सुरक्षा का भाव**-मानसिक रूप से स्वस्थ व्यक्ति में यह तीव्र भावना होती है कि वह समाज का स्वीकृत सदस्य है तथा लोग उसके भाव का आदर करते हैं। वह दूसरों के साथ निडर होकर अंतः क्रिया करता है तथा खुलकर हंसी-मजाक करता है। समूह का दबाव पड़ने के बावजूद भी वह अपनी इच्छाओं को दमित नहीं करता है।
5. **संतोष जनक संबंध रखने की क्षमता**- मानसिक रूप से स्वस्थ व्यक्ति की एक विशेषता यह है कि वह दूसरों के साथ संतोषजनक संबंध बनाये रखने से प्रसन्न होते हैं। वह कभी भी दूसरों के सामने अवास्तविक मांग नहीं करता है। फलस्वरूप, उसका संबंध दूसरों के साथ हमेशा संतोष जनक बना रहता है।
6. **शारीरिक इच्छाओं की संतुष्टि**- मानसिक रूप से स्वस्थ व्यक्ति की यह भी एक विशेषता है कि वह अपने शारीरिक अंगों के कार्यों के प्रति एक स्वच्छ एवं धनात्मक मनोवृत्ति रखता है। वह पूर्णरूपेण अवगत रहते हुए भी उसमें किसी प्रकार की आसक्ति नहीं दिखलाता है।
7. **उत्पादी एवं खुश रहने की क्षमता**- मानसिक रूप से स्वस्थ व्यक्ति अपनी क्षमता को उत्पादी कार्य में लगाते हैं तथा उससे वे काफी खुश रहते हैं। वह ऐसे कार्यों में अच्छा उत्साह एवं मनोबल दिखलाते हैं और अपने को खुशमिजाज साबित करते है।
8. **तनाव एवं अतिसंवेदनशीलता का दमन**- मानसिक रूप से स्वस्थ व्यक्ति में मानसिक तनाव उत्पन्न नहीं हो पाता है। यदि उत्पन्न हुआ भी तो वह तुरंत ही नियंत्रित कर लिया जाता है। ऐसे व्यक्ति दूसरों द्वारा किये गये प्रशंसा या आलोचना का प्रभाव अपने ऊपर नहीं पड़ने देते हैं। इनमें संवेदनशीलता के गुण की कमी होती है।
9. **ठोस सिद्धांत**- मानसिक रूप से स्वस्थ व्यक्ति अपने जीवन में कुछ ठोस सिद्धांत बनाये रखते हैं और वे हमेशा उसी सिद्धांत के अनुकूल कार्य करते हैं। ऐसे व्यक्तियों के सिद्धांत में मानसिक संघर्ष, विरोधाभास जैसी चीजों की सर्वथा कमी होती है।

10. **वास्तविक प्रत्यक्षण**– मानसिक रूप से स्वस्थ व्यक्ति किसी वस्तु घटना या चीज का प्रत्यक्षण वस्तुनिष्ठ ढंग से करते हैं। वे इन चीजों का प्रत्यक्षण ठीक उसी ठंग से करने की कोशिश करते हैं जो वास्तविक होता है। वे ऐसे समय कुछ काल्पनिक तथ्यों का सहारा नहीं लेते हैं।
11. **स्पष्ट जीवन लक्ष्य**– मानसिक रूप से स्वस्थ व्यक्ति का एक स्पष्ट जीवन लक्ष्य होता है। वह व्यक्ति अपने जीवन लक्ष्य को निर्धारित करके उसे प्राप्त करने का संभव प्रयास करता है वह जिसमें अपनी क्षमताओं, योग्यताओं एवं दुर्बलताओं पर नजर रखता है।

अत: इस प्रकार स्पष्ट हुआ कि मानसिक रूप से स्वस्थ व्यक्ति की कुछ विशेषताएं होती हैं जिसके आधार पर उसकी पहचान की जाती है तथा उसे एक मानसिक रोगी से भिन्न समझा जाता है।

❖

क्या आप हमेशा दुखी और नाखुश रहते हैं?

जीवन में एक तरफ यदि सुख है तो दूसरी तरफ व्यक्ति हमेशा खुश रहे यह संभव नहीं, किन्तु हर समय दुखी रहना, किसी से संबंध न रखना आदि, गंभीर रोग के लक्षण हैं।

- क्या धन, पद या सामाजिक सम्मान जीवन में आपको आनंद नहीं देते?
- क्या आप हमेशा अपराध बोध से ग्रस्त रहते हैं?
- क्या आप पार्टियों में जाकर भी ऊबने लगते हैं?
- कहीं भी मन नहीं लगता।

अगर उपरोक्त सभी सवालों का जवाब हां में है तो आप ऐसी प्रसन्नता रहित स्थिति से ग्रस्त हैं जिसे ग्रीक भाषा में 'एन्हेडोनिया' कहते हैं यानी रोग मुंह लटकाने का। इस समस्या का कारण है चिन्ता, अपराध बोध, अत्यधिक महत्त्वाकांक्षा, मानसिक थकान, लोकप्रियता की चाह, कामना या फिर आनन्द से डर लगना। एन्हेडोनिया जिंदगी में आनन्द के महत्त्व को न समझने वाली दशा है, इसके तहत न तो हम हर्ष की नैसर्गिक चाह को पूरा करने में समर्थ होते हैं। न उस चाह को महत्त्व ही देते हैं।

पर यह बात एकदम गलत है। जीवन में सिर्फ दुखों का ताना नहीं, उसे बुनने के लिए सुख का बाना भी चाहिए। अगर आप किसी भी छोटे-बड़े उत्सव में सहर्ष भाग नहीं लेते, यदि आपको रोजाना के छोटे-छोटे क्रियाकलापों में जरा भी आनंद नहीं आता तो यह एक

मनोवैज्ञानिक समस्या है। जिंदगी में हमेशा धन, पैसा, रुतबा या सोशल रीकॉगनाइजेशन आनन्द नहीं देते। ब्रिटेन की राजकुमारी डायना को ही लीजिए या भूतपूर्व एक्ट्रेस रेखा के पूर्व पति मुकेश अग्रवाल को, ये दोनों भरे-पूरे जीवन में असंतुष्ट ही रहे। प्रसिद्ध अमेरिकी गायक बॉबी मैकफैरिन का लोकप्रिय 'गीत डोन्ट वरी, बी हैपी', यानी जिन्दगी हंसने-गाने के लिए है। इसलिए इतना लोकप्रिय हुआ क्योंकि यह आम आदमी को आनन्द का वातावरण बनाने का संदेश देता है। आनन्द एक जैविक जरूरत है। आनन्द एक सिग्नल है कि हमारा शरीर, मस्तिष्क और हृदय सही स्थिति में काम कर रहे हैं। जिन्हें आनंद लेना नहीं आता, वे अस्वस्थ हैं। कोई खुशी की खबर आने पर टचवुड या लकड़ी छूना भी इसी आशंका का परिणाम है। एन्हेडोनिया एक तरह का अंधविश्वास ही है जो हमें सच्चे आनन्द से दूर करता है। अगर आप सचमुच इस रोग से और अंधविश्वास से मुक्ति चाहते हैं तो इन टिप्स पर अमल करें।

खुशी को कभी पीछे न धकेलें

अक्सर हम लोग सोचते हैं कि जब पैसा होगा, तब फलां जगह घूमने जाएंगे, ऐसा सोचना ही पूरी तरह गलत है। बिना बहुत ज्यादा पैसे के भी आप अपने शहर के सुन्दर व दर्शनीय स्थलों को क्यों टालते हैं। जब हम लड़की की शादी कर लेंगे तभी अपने बारे में कुछ सोचेंगे, यह सोचना भी गलत है। अपने को नेग्लेक्ट करते रहने से आपकी एनर्जी जरूर कम होगी और आप शादी की व्यवस्था ठीक से नहीं कर पाएंगे। सार संक्षेप यही है कि आज की खुशी कल पर कतई न टालें।

उच्च-स्तरीय आनंद ही लक्ष्य नहीं

आनन्द को लेकर बहुत ऊंचा स्तर न फिक्स करें। हमेशा फाइव स्टार, उत्कृष्ट या बहुत महंगे सुख की खोज ठीक नहीं होती। ऐसा आनन्द, रोजाना या हर एक को मयस्सर नहीं होता, यानी हताशा ही हाथ लगती है। छोटे और सहज सुख बहुत स्थायी आनन्द देते हैं। उदाहरण के लिए किसी साफ-सुथरे ढाबे पर बैठकर खाना, कोई पुरानी फिल्म देखना अच्छी टिक्की या चाट खाना, अच्छी किताब मिल जाना, अपने बगीचे में फूलों का खिलना, इत्यादि।

विलासिता आनंद नहीं

महंगे कपड़े, खर्चीले टूर, महंगे फर्नीचर, गहने, मोबाइल फोन, लेटेस्ट कार और इन जैसी अनेक चीजें आनन्द का पूर्ण विराम नहीं। इस आनन्द में स्थायित्व नहीं है। सहज सामान्य आनन्द स्थायी भी होता है और कम खर्चीला भी ताजगी बख्श भी! हर समझदार, कलात्मक और बुद्धिमान व्यक्ति बहुत सादगी से रहना पसंद करता है।

स्वान्तः सुखाय जरूरी है

हर समय अच्छा काम करके तारीफ पाना और आनंदित होना, सही नहीं, क्योंकि आम आदमी इतने उदार नहीं होते कि हर समय आपके कामों की तारीफ करें। ऐसे में क्या आप मुंह लटका कर जिएंगे? आपको खुद अपने काम में आनन्द लेने की आदत डालनी होगी, तभी बात बनेगी।

जो काम रुचि दे वही करें

जिस काम में आपको दिलचस्पी हो, उसे करना ही आनन्द है और उसे करके ही एन्हेडोनिया से बच सकते हैं। आनन्द के अलावा, जिस काम को करने में आपको गर्व का अनुभव हो, वही आपका आनन्द है।

आनंद को अपराध बोध से न जोड़ें

जब आप हल्के मूड में किसी भी चीज का आनन्द ले रहे हों, तो उस समय दूसरों के अभाव के बारे में बिल्कुल न सोचें। जैसे, जब आप किसी दर्शनीय स्थल की यात्रा पर निकले हों, तो पीछे छूटे हुए व्यक्तियों के बारे में यह सोचकर दुखी न हों कि हाय बेचारे, वे नहीं आ सके।

आनंद की असीमित परिभाषा लिखें

हमेशा खुश रहने वाले लोगों को गौर से देखें। वे हर छोटी बात में आनन्द खोज लेते हैं। उनके लिए बच्चों से बात करना, घर की सफाई करना, नौकरों से बातचीत करना, सब्जी लाना, आनन्द के स्रोत हो सकते हैं। कुछ लोग थोड़ा सा घूम-टहलकर, पेड़-पौधों की देखभाल करके भी खुश हो लेते हैं। कुछ महिलाएं नई-नई रेसीपीज आजमाकर, कुछ स्वयं नई रेसिपी बनाकर बहुत आनंदित होती हैं। कुछ महिलाएं कपड़ों के नए डिजाइनों पर काफी अच्छी चर्चा कर लेती हैं, तो कुछ पुरानी वस्तुओं को नया करने के तरीके सोचती हैं। आनन्द का संसार असीमित है।

लब्बोलुआब (सार) यही है कि आप हर समय खुश नहीं रह सकते लेकिन आप कभी भी खुश नहीं होते या कोई भी बात आपको खुशी नहीं देती तो यह बहुत दुखद है। यह भी याद रहे कि हर समय खुश रहने के लिए अपने आपको मजबूर भी न करें। कभी शांत, गंभीर, चिंतनशील रहना चाहें तो यह भी आपका अधिकार है।

❖

जरूरी है तनाव की पहचान

तनाव मुक्त होने के लिए जरूरी है कि तनाव को समझा जाए, क्योंकि तनाव से मुक्त तभी हुआ जा सकता है जब हमें पता हो कि हमें तनाव किस बात का है। तनाव कोई ऐसी समस्या नहीं जिसके बंधे-बंधाए उत्तर हों, क्योंकि हर इंसान के लिए उसकी परिभाषा अलग हो सकती है, उसके तनाव के कारण अलग हो सकते हैं, इसलिए तनाव को समझना जरूरी है। इसी समझ में ही तनाव का हल छिपा है।

यदि हमें यह समझ में आ जाए कि हमें तनाव किस बात का है तो हम उससे मुक्त होने का मार्ग भी ढूंढ सकते हैं। साथ ही हमें यह भी पता चल जाएगा कि यह तनाव किसी कारणवश है या अकारण या फिर हम बेवजह ही चिंतित हैं। जैसे ही हम अपने तनाव को समझ लेते हैं, वैसे ही हम पाते हैं कि तनाव भी कम हो गया। और एक बार हमें तनाव दिख जाए तो हम उसका प्रबंधन भी कर सकते हैं।

उदाहरण के लिए यदि कोई व्यक्ति जान ले कि प्रबंध की अव्यवस्था के कारण गाड़ी देर से आएगी, क्योंकि उसने अपनी परेशानी का कारण जान लिया। इसलिए रेलवे कर्मचारियों पर आने वाला क्रोध भी कम होगा। बाकी बचे तनाव को दूर करने के लिए आप देरी के लिए मानसिक रूप से तैयार हो जाएंगे। संभावित विलंब से बचने के लिए सही समय पर आएंगे। लंबित विलंब किसी भी कारण से हो सकते हैं। तथा समय काटने के लिए किसी किताब का सहारा भी लिया जा सकता है। जलवायु परिवर्तन, वर्षा तथा गर्मी आदि से उत्पन्न परेशानियों के कारण तनाव न लें। इनका भी आप कुछ न कुछ अनुमान तो लगा ही सकते हैं।

यदि आपका बॉस रूखा है तो उसकी शैली, पसंद-नापसंद आदि जानने के लिए अपने ऊपर भी ध्यान दें। हो सकता है कि आपमें बदलाव की जरूरत हो। निजी तथा व्यावसायिक

जीवन को अलग करके देखें, हो सकता है आपके ही काम में कोई कमी हो या आपका बॉस ही एक भिन्न व्यक्तित्व है। इस पूरी सोच के बाद आपके कार्यगत संबंधों में सुधार हो सकता है।

जब भी हम तनाव में होते हैं तो हमारे बाकी के अन्य काम भी आसानी से नहीं हो पाते, जिसके कारण बाकी कार्यों का भी तनाव हमारे तनाव में बढ़ोतरी कर देता है और हम स्वयं को तनाव से घिरा पाते हैं। तनाव दोगुना-चौगुना न हो और जड़ से समाप्त हो जाए, इसके लिए जरूरी है असली तनाव की सही पहचान, क्योंकि अमूमन तनाव किसी एक-आध चीज का होता है, पर उसका प्रभाव हमारे बाकी के कार्यों एवं पूरी दिनचर्या पर पड़ता है, जिसके चलते हम तनावग्रस्त हो जाते हैं।

आप तनावमुक्त हो सकें, इसके लिए एक सादा, खाली कागज लें, उस पर वह सारे दुख, कष्ट, चिंता, कार्य, मुसीबत आदि लिखें, जिनसे आप परेशान हैं। छोटी से छोटी, बड़ी से बड़ी हर बात जो आपको चुभती है या अधूरी है उसको बिना किसी क्रम के, इच्छानुसार ज्यों का त्यों लिखें। जैसे- ऑफिस का तनाव, बच्चों की पढ़ाई का तनाव, प्रेमी का या आपसी संबंधों का तनाव, बढ़ता गुस्सा एवं चिड़चिड़ाहट, पैसे की तंगी व अकेलापन आदि जो भी है सब लिखें।

सारी बातें लिखने के बाद हर विषय पर ध्यान दें और सोचें इतनी सारी समस्याओं में से कौन-सी समस्या है जिस पर ध्यान देना जरूरी है। जिस पर यदि आप न सोचें या न पूरा करें तो आपका जीवन प्रभावित होगा। जिसके करने से आपको लगता है कि इसमें आपका लाभ, उन्नति व सुख छिपा है। कौन-सा विषय ऐसा हो जिसे आपने पहले नहीं किया तो बाद में पछताना पड़ेगा। फिर कौन से विषय ऐसे हैं जो आपने बे-वजह मन में रखे हुए हैं। जिनके न करने से या पहले न करने से आपके सुख में बाधा नहीं होगी।

गहन सोच-विचार के बाद आपको इस बात का एहसास होगा कि कितने ही विषय या तनाव ऐसे हैं जो बे-बुनियादी हैं। वह बस आपने निरर्थक ढोए हुए हैं। जिनको करने न करने से आपके जीवन में या आनंद में कोई बाधा नहीं पड़ेगी। आप पाएंगे कितने तनाव तो हमने यूं ही पाले हुए थे। इसलिए एक नई लिस्ट बनाएं, जिस पर प्राथमिकता अनुसार तनावों या विषयों को क्रमबद्ध करें। आपको एहसास होगा कि समस्याएं कम हो गईं और तनाव कम हो गया। अब चुने हुए नए क्रमबद्ध तनावों पर विचार करें।

तनाव व तनाव से घिरे लोगों को हम तीन भागों में बांट सकते हैं। कम तनाव, अधिक तनाव व गंभीर तनाव। तीनों तरह के तनावों में हमारा व्यवहार व बर्ताव भिन्न होता है। निम्नलिखित में से आप अपने तनाव के स्तर को पहचान सकते हैं-

1. कम तनाव

विद्वानों का मानना है कि थोड़ा-बहुत तनाव तो व्यक्ति में होना ही चाहिए। इसलिए कम तनाव को एक आदर्श स्थिति माना गया है। ऐसे व्यक्तियों में तनाव तो होता है किन्तु वे उससे विचलित नहीं होते और न ही तनाव का प्रभाव अपने ऊपर होने देते हैं। दूसरे शब्दों में ऐसा कह सकते हैं कि ऐसे व्यक्ति तनाव पर नियंत्रण कर लेते हैं। ऐसे व्यक्तियों की महत्त्वकांक्षायें अधिक नहीं होती हैं। मोह-माया से उनका लगाव तो होता है किन्तु उसे प्राप्त करने के लिए कुछ भी गलत करने को तैयार नहीं होते हैं। वे अपने व्यवहार से किसी को तकलीफ देना भी नहीं चाहते। ऐसे व्यक्ति अत्यन्त सौम्य भाव से अपना कार्य करते हैं और अत्यन्त सामान्य तरीके से जीवन जीते हैं।

इसे तनाव की बहुत अच्छी स्थिति तो माना जा सकता लेकिन ऐसे व्यक्तियों का कुल प्रतिशत बहुत ही कम है। हमारी आपकी जिंदगी में कई बार ऐसे लोगों से सामना हो जाता है जिनसे मिलकर अच्छा लगता है। ऐसे लोगों का मानना है कि उन्हें भी कभी-कभी तनाव तो होता है लेकिन हवा के झोंके की तरह आता है और निकल जाता है। तनाव उन्हें प्रभावित नहीं कर पाता है।

2. अधिक तनाव

जिन लोगों की महत्त्वकांक्षायें उनकी सामर्थ्य एवं साधनों से अधिक बड़ी होती हैं या कम समय में बहुत अधिक पाना चाहते हैं वह तनाव में रहते हैं। वे चाहते हैं कि जो भी वे करना चाहते हैं, पाना चाहते हैं, उसमें किसी प्रकार की रुकावट या अड़चन नहीं आये। लेकिन यह हो पाना संभव नहीं होता है। जब हम अपनी सामर्थ्य से अधिक कुछ पाना चाहते हैं तो एक नहीं, अनके प्रकार की समस्यायें आती हैं। मुख्य रूप से यही तनाव का कारण बन जाता है। ऐसे लोग कम साधनों की पूर्ति अपने अधिक श्रम से करना चाहते हैं। इसलिये वे शरीर की क्षमता से अधिक श्रम करते हैं। हर समय कोई न कोई काम उन्हें घेरे रहता है। काम की अधिकता के कारण वे परिवार को पर्याप्त समय नहीं दे पाते हैं, मनोरंजन के ऐसे अधिकांश अवसरों से दूर रहते हैं, जो उनके तनाव को कम कर सकते हैं जिस कारण उनके मन में खुशी और उमंग का अभाव बना रहता है। ऐसे व्यक्ति अधिकांशतः तनाव से घिरे रहते हैं।

3. गंभीर तनाव

इस श्रेणी में आने वाले लोगों का प्रतिशत धीरे-धीरे बढ़ रहा है। इस प्रकार के व्यक्ति एक समय में एक से अधिक कामों में उलझे रहते हैं। हर काम की अपनी समस्यायें होती हैं। अनके प्रकार की समस्यायें जब एक ही व्यक्ति को घेर लेती हैं तो वह अत्यधिक तनाव

की स्थिति में पहुंच जाता है। ऐसे व्यक्ति जब तनाव को सहन नहीं कर पाते, तब ऐसी हरकतें करने लगते हैं जो उन्हें नहीं करनी चाहिए थीं जैसे-बुरी-बुरी गालियां देना। अपनी असफलता के लिए दूसरों को चिल्ला-चिल्ला कर दोषी ठहराना कई बार तो तनाव के कारण इनका गुस्सा इतना बढ़ जाता है कि सारा शरीर कांपने लगता है मुंह से थूक व झाग बाहर आने लगते हैं। चीजों को उठा-उठाकर फेंकना तोड़ना, यहां तक कि हाथापाई पर भी उतर आते हैं।

आप अपना मूल्यांकन करें कि आप किस प्रकार के तनाव से ग्रस्त हैं। जब आप अपनी श्रेणी तय कर लें, तो फिर बचाव का रास्ता तलाश करने का प्रयास करें। यदि आप ईमानदारी से ऐसा कर पाते हैं तो यह आपके लिए ही एक अच्छी बात होगी।

❖

करें तनाव का विश्लेषण

आज के समय में कोई व्यक्ति पूर्ण रूप से तनाव मुक्त नहीं हो सकता, इसलिए यह निश्चित है कि आप भी किसी न किसी प्रकार के तनाव से अवश्य ही ग्रस्त होंगे। इसकी जांच आपको स्वयं तथा स्वयं के लिए करनी है, इसलिए यह जांच निष्पक्ष भाव से ही करें। इस बारे में जब तक आप स्वयं किसी को नहीं बताते हैं, तब तक इस बात का पता किसी को नहीं लगेगा, इसलिए खुले दिल से आप स्वयं का मूल्यांकन करें। विभिन्न स्थितियों में आपके तनाव की क्या स्थिति है, यह जान लेने के बाद इससे मुक्ति के उपाय आसान हो जाएंगे।

तनाव का विश्लेषण करें और सोचें कि फलां विषय पर मैं इतना चिंतित, तनावग्रस्त क्यों हूं? क्या मैं व्यावहारिक रूप से संबंधित कार्य या समस्या को सुलझाने का कोई काम या कोशिश कर रहा हूं? या फिर बस यूं हीं दुखी हो रहा हूं। यदि मैं कोई कोशिश कर रहा हूं तो क्या वह कोशिश योजनाबद्ध है या नहीं? मैं उस समस्या से बचने की कोशिश में लगा हूं या उससे उबरने की कोशिश में लगा हूं?

इतना सब सोच कर यह भी सोचें कि क्या कारण है कि यह काम या स्थिति मुझे बोझ लग रही है? फिर उन कारणों को भी लिखें जिसके कारण आप स्वयं को अनुकूल नहीं बना पा रहे हैं और तनाव को बढ़ा रहे हैं। जो भी कारण सामने निकल कर आएं उन पर गंभीरता से, निष्पक्षता से सोचें कि उसका जिम्मेदार कौन है, आप स्वयं या फिर कोई दूसरा?

यदि आपके तनाव का कारण कोई दूसरा है तो आशावादी दृष्टिकोण रखते हुए उसे समझाएं, बात करें और हल निकालने की कोशिश करें, परंतु यदि यह संभव नहीं है तो स्वयं को रूपांतरित करें और इस तरह ढालें कि परिस्थिति एवं सामने वाले का आप पर कोई प्रभाव

न पड़े और धैर्य एवं कोशिश के साथ आप इस सकारात्मक सोच से अपने ऊपर काम करें। सोचें कि 'हम किसी को नहीं बदल सकते। सिर्फ स्वयं को, स्वयं की सोच को विस्तार देकर अपने तनाव को कम कर सकते हैं और अपने हिस्से का सुख जुटा सकते हैं।'

तनाव के विश्लेषण और स्वयं के निरीक्षण के बाद आपको अपने में या अपनी योजनाओं में जो कमी नजर आई है, उन्हें प्राथमिकतानुसार एक-एक करके पूरा करें। हाथ में ली गई किसी भी समस्या को बीच अधर में न छोड़ें, क्योंकि बीच में छोड़ा गया कोई भी कार्य हमको हमारे अगले कार्य को पूरा करने में तंग करता है और हमारे अंदर एक नकारात्मक विचार घर करने लगता है कि 'मुझसे नहीं होगा या मैं नहीं कर सकता' और फिर हम तनाव से भर जाते हैं। इस तरह से तनाव को समझकर, उसका विश्लेषण कर आप अपने तनाव को कम कर सकते हैं।

❖

तनाव के कारण होने वाले रोग

जीवन की भागम–भाग में इंसान अनेक चिंताओं से ग्रस्त रहता है। जब यही चिंताएं चारों ओर से उसे घेर लेती हैं तो व्यक्ति तनावपूर्ण स्थिति में आ जाता है। ऐसे में शरीर के वास्तविक रसायन ठीक से काम नहीं करते, परिणामस्वरूप तनाव के कारण नयी–नयी बिमारियां हमें घेर लेती हैं। हमारे साथ एक प्रमुख समस्या यह है कि हम में से अधिकांश लोग तनाव को कोई समस्या ही नहीं मानते। इसी कारण इसे गंभीरता से भी नहीं लेते, जबकि हकीकत में तनाव विभिन्न रोगों का जनक है। विभिन्न अध्ययनों में तनाव के कारण अनेक स्वास्थ्य सम्बंधी समस्याएं उजागर हुई हैं। तनाव से मोटापा, अल्जाइमर, हृदय सम्बंधी समस्याएं, अवसाद, गैस सम्बंधी परेशानी, अस्थमा, चिड़चिड़ाहट आदि अनेक समस्याएं पैदा होती हैं। यहां तक कि उसे अपनी जिंदगी से भी हाथ धोना पड़ सकता है। आइये जानते हैं तनाव के कारण होने वाली कुछ बिमारियों को जिनके विषय में हम सोच भी नहीं सकते।

सिरदर्द व माइग्रेन

सिरदर्द तनाव से होने वाली बेहद आम समस्या है। तनाव का बुरा प्रभाव सबसे पहले सिरदर्द के तौर पर ही प्रकट होता है। यह चीज आपने भी महसूस की होगी कि आपको जब कोई बात बुरी लगी या आप गहरी चिंता में लीन हैं तो सबसे पहले सिर भारी होने का अहसास होता है। लेकिन उस समय आप एक दर्द निवारक गोली खाकर उस दर्द से छुटकारा पा लेते हैं। सिरदर्द के कारण की तरफ आपका ध्यान ही नहीं जाता। लेकिन बहुत लम्बे समय तक तनाव की स्थिति बने रहने पर यही सिरदर्द आपको बिमारियों का घर बना देता है। सिरदर्द का विकराल रूप माइग्रेन भी तनाव की ही देन है।

अवसाद एवं व्याकुलता

तनाव के कारण व्यक्ति अवसाद जिसे डिप्रेशन भी बोलते हैं से घिर जाता है। यह तनाव का भयंकर रूप होता है। इस स्थिति में व्यक्ति का मानसिक संतुलन बिगड़ जाता है। यानी तनाव का सीधा सम्बंध अवसाद से है, जिससे चिंता, बेचैनी, चिड़चिड़ाहट जैसी समस्याएं जुड़ी रहती हैं। व्याकुलता बहुत ज्यादा होती है। हाल में आए एक अध्ययन के मुताबिक वे लोग जिन्हें नौकरी सम्बंधी परेशानी होती है, उनमें कुछ ही वर्षों में अवसाद से घिरने की गुंजाइश 80 प्रतिशत उन लोगों से अधिक होती है जो छोटे-मोटे तनाव से पीड़ित होते हैं।

अल्जाइमर

उच्च तनाव से पीड़ित लोगों में अन्य बिमारियों के मुकाबले अल्जाइमर होने का खतरा अधिक होता है। चूंकि तनाव सीधे तौर पर हमारी भावनाओं से जुड़ा है, जिसमें मस्तिष्क पर प्रभाव पड़ता है। ऐसी स्थिति में इंसान चीजों को भूलने लगता है। शुरुआत में छोटी-छोटी चीजों को भूलने से होने वाली यह बीमारी अंत में बहुत खतरनाक रूप ले लेती है। यहां तक कि इंसान अपना नाम व पहचान तक भूल जाता है। जानवरों पर हुए एक अध्ययन से भी यह बात निकलकर सामने आई है कि तनाव से अल्जाइमर बीमारी होने का खतरा ज्यादा बढ़ जाता है।

उम्र से अधिक दिखना

यह बात एकदम सत्य है कि तनाव हमारी उम्र को प्रभावित करता है। जाहिर सी बात है तनाव से पीड़ित इंसान के चेहरे की रौनक खुद-ब-खुद चली जायेगी, जिसके चलते उसका मुरझाया सा चेहरा उम्रदराज लगने लगता है। एक अध्ययन में यह साबित भी हो चुका है कि तनावग्रस्त माताओं का डीएनए बिमारियों से ग्रस्त बच्चे के जन्म का कारण बन जाता है। जबकि तनावरहित स्त्री स्वस्थ बच्चे को जन्म देती है। तनाव के चलते इंसान अपनी उम्र से 9-17 वर्ष अधिक उम्रदराज दिखता है।

अनिद्रा

तनाव के चंगुल में फंसा इंसान नींद की समस्या से पीड़ित रहता है। उसे अनिद्रा घेर लेती है। रात को टूटी-टूटी नींद आना व बेचैनी रहना तनावग्रस्त व्यक्ति की साधारण सी समस्या है लेकिन इसे हल्के में नहीं लेना चाहिए।

पेप्टिक अल्सर

पेप्टिक अल्सर पाचन तंत्र के अस्तर पर घावों को कहा जाता है। ये अम्ल (एसिड) की अधिकता के कारण अमाशय या आंत में होने वाले घाव के कारण होते हैं। अम्ल तथा पेट

द्वारा बनाये गये अन्य रस पाचन पथ के अस्तर को जलाकर अल्सर होने में योगदान कर सकते हैं। यह तब होता है जब शरीर बहुत ज्यादा अम्ल बनाता है या पाचन पथ का अस्तर किसी वजह से क्षतिग्रस्त हो जाए। व्यक्ति में शारीरिक या भावनात्मक तनाव पहले से ही उपस्थित अल्सर को बढ़ा सकते हैं।

जीर्ण थकान

तनावग्रस्त इंसान जल्दी थकान महसूस करने लगता है। तनाव का हमला जितना ज्यादा उस पर होता जाता है वह उतनी ज्यादा थकान महसूस करने लगता है। छोटे-छोटे काम भी उसे थका देते हैं।

दिमाग बदलना

तनाव ग्रस्त व्यक्ति का दिमाग अस्थिर रहता है। वह अपने किसी निर्णय पर टिक नहीं पाता। जिस काम को करने के विषय में सोचता है उसके कुछ मिनट बाद ही उसे ना करने का निर्णय ले लेता है। फिर दोबारा सोचने लगता है। यानी उसके दिमाग में जल्दी-जल्दी परिवर्तन होते हैं। इच्छाओं पर काबू नहीं रह पाता।

उच्च रक्तचाप

तनाव से घिरे इंसान में ब्लड प्रेशर की बीमारी आम है। इसमें उच्च रक्तचाप व निम्न रक्त चाप या दोनों ही उसे घेर सकती हैं।

खान-पान सम्बंधी आदतों में बदलाव

तनाव ग्रस्त व्यक्ति का अपनी भूख व खान-पान संबंधी आदतों पर नियंत्रण नहीं रहता। एक पल में उसे खाने की इच्छा नहीं होती, तो दूसरे पल वह बगैर भूख के ढेर सारा खाना खा लेता है। कभी-कभी तो उसे कई दिनों तक भूख का अहसास ही नहीं होता। खाते समय भी उसे पता नहीं चलता कि क्या अच्छा है क्या बुरा। कितना खाना है आदि।

रोग प्रतिरोधक क्षमता बिगड़ जाना

तनाव के कारण रोगप्रतिरोधक क्षमता घट जाती है, जिसके चलते किसी भी बीमारी का संक्रमण जल्दी होने की संभावना बढ़ जाती है। अध्ययन के मुताबिक तनाव से पीड़ित व्यक्ति में श्वेत रक्त कणिकाओं का स्तर गिर जाता है। इस कारण बुखार व सर्दी जैसी बीमारी जल्दी ही इंसान को घेर लेती है।

बहुत ज्यादा ठंड या गर्मी लगना

तनाव से पीड़ित व्यक्ति को वातावरण से सामंजस्य बिठाने में भी परेशानी होती है। उसे सामान्य तापमान पर भी ज्यादा गर्मी व ठंड का अहसास होने लगता है।

तनाव ग्रस्त व्यक्ति जब अधिक तनाव ले लेता है, तो उसे कभी-कभी बुखार आने जैसा आभास होने लगता है। कई बार यह समस्या बहुत बढ़ जाती है।

नशे की लत

तनाव ग्रस्त व्यक्ति अपना तनाव कम करने के लिए नशे की गिरफ्त में बहुत जल्दी आ जाता है। धीरे-धीरे वह शराब का आदी हो जाता है। एक स्थिति ऐसी भी आती है कि जब वह बिना शराब के रह ही नहीं पाता। तनाव से पीड़ित व्यक्ति धूम्रपान भी करता है। हुक्का, बीड़ी, सिगरेट उसके लिए आवश्यक आवश्यकता बन जाती है। जबकि यह बेहद गंदी लत है। कई बार इंसान ड्रग्स एडिक्ट भी हो जाता है।

पेट सम्बंधी समस्याएं

अनेक शोधों से यह बात सामने आई है कि अनेक व्यक्तियों में पेट संबंधी समस्याएं किसी शारीरिक बीमारी के कारण नहीं बल्कि तनाव के कारण होती हैं। इसे आईबीएस अर्थात् इरिटेबल बाउल सिंड्रोम के नाम से जाना जाता है। ज्यादातर व्यस्क इस रोग की चपेट में हैं। इस बीमारी से परेशान लोग लगातार इससे छुटकारा पाने के लिए अनेक प्रकार के चूर्ण, दवाओं एवं घरेलू उपचार करते नजर आते हैं। इस समय लगभग अस्सी प्रतिशत वयस्क बेवजह तनाव और चिंताग्रस्त रहते हैं। तनाव या चिंता के कारण सीमित नहीं होते हैं। मानसिक तनाव, चिंता, हड़बड़ी, दुख इत्यादि अनेक कारणों से आंतों की गति में बदलाव होने लगता है, जिससे कब्ज, दस्त, अपच, पेटदर्द इत्यादि अनेक समस्याएं उत्पन्न हो जाती हैं।

भावनात्मक अनियंत्रण

तनाव न केवल हमें भावनात्मक रूप से कमजोर बनाता है बल्कि धीरे-धीरे अपनी पैठ जमाकर यह हमें मानसिक रोगी भी बना देता है। नतीजतन हम शारीरिक रोगों से भी घिर जाते हैं।

हृदय रोग

अध्ययनकर्ता लम्बे समय से इस बात को लेकर आशंकित रहे हैं कि तनाव लोगों में हृदय सम्बंधी समस्याओं के लिए एक जिम्मेवार कारक है। इसके अलावा तनाव उच्च रक्तचाप की समस्या भी बढ़ाता है। यह पूरी तरह संभव है कि तनाव अनेकानेक रोगों के लिए उत्तरदायी

है। तनाव हृदय वाहनियों पर सीधे तौर पर प्रभाव डालता है, लेकिन तनाव के कारण पनपने वाली धूम्रपान व मदिरापान जैसी आदतें तनावग्रस्त व्यक्ति को हृदय रोगी बना ही देती हैं। डॉक्टरों के मुताबिक मानसिक तनाव हार्टअटैक समेत कई गंभीर समस्याओं का कारण है। जो लोग हृदय रोगी हैं, उन्हें तो खासतौर पर तनाव से कोसों दूर रहने की सलाह दी जाती है।

अस्थमा

कई शोधों से यह बात पहले ही सामने आ चुकी है कि तनाव अस्थमा का कारण है। कुछ मामलों में तो यह भी पता चला है कि माता-पिता में तनाव की आदत बच्चों में अस्थमा होने का खतरा बढ़ा देती है। एक अध्ययन से सामने आया है कि अभिभावकों की तनाव सम्बंधी समस्या उनके बच्चों को कैसे प्रभावित करती है। इसके अलावा कुछ किशोर उम्र के बच्चे जो प्रदूषित वातावरण के सम्पर्क में रहते हैं या मां ने गर्भावस्था के समय धूम्रपान किया है, वह भी अस्थमा के शिकार हो सकते हैं।

मोटापा

तनाव ग्रस्त व्यक्ति पर मोटापा भी आक्रमण कर देता है। तनाव से पीड़ित इंसान के पैरों व कूल्हों पर चर्बी चढ़ने की संभावना अधिक रहती है। ऐसा हार्मोनल परिवर्तन के कारण होता है।

मधुमेह

मधुमेह को तो कहा ही जाता है टेंशन की बीमारी और टेंशन का कारण है तनाव। मधुमेह प्रमुख तौर पर दो कारणों से होता है। पहला अनियमित खान-पान और दूसरा कारण है तनाव। जिसके चलते शरीर में ग्लूकोज का स्तर बढ़ जाता है।

बचपन में हो तनाव, तो हो सकता है दिल का रोग

बच्चों की सेहत का असर बाद में उनके जीवन पर पड़ता है। एक शोध कहता है कि अगर बचपन तनाव में बीता हो, तो इस बात की संभावना बढ़ जाती है कि बाद में चलकर ये दिल की बीमारी का रूप ले ले। सात वर्ष की उम्र में तनाव बड़े होने पर दिल की बीमारी के जोखिम को बढ़ा देता है।

तनाव के कारण संक्रमण का खतरा

जी हां, अनेक अध्ययनों से स्पष्ट हुआ है कि लगातार तनाव से पीड़ित व्यक्तियों में संक्रामक बिमारियां होने की आशंका अधिक रहती है। हालांकि ध्यान देने की बात यह है कि

व्यक्ति की व्यक्तिगत, भावनात्मक व मनोवैज्ञानिक बनावट के कारण हरेक में तनाव का स्तर अलग-अलग होता है। इसीलिए एक स्थिति जो किसी एक के लिए तनाव उत्पन्न करती हो, दूसरे पर उसका शायद कोई प्रभाव ना पड़े या ज्यादा पड़े।

त्वचा पर प्रभाव

तनाव के कारण शरीर में रक्त संचार पर फर्क पड़ता है। रक्त हमारी त्वचा व मांसपेशियों से दूर रहने लगता है। इसके कारण हमारी त्वचा रूखी, बेजान व मुरझाई सी हो जाती है।

बाल झड़ना

तनाव में बाल झड़ने की समस्या भी घेर लेती है। तनाव के कारण बाल कमजोर हो जाते हैं। हल्के से कंघी करने या खींचने पर ही टूटकर गिरने लगते हैं।

आंखों की रोशनी पर प्रभाव

तनाव आंखों की रोशनी पर भी प्रभाव डालता है। तनाव में व्यक्ति सोचता अधिक है। ज्यादा सोचने या तनाव लेने से आंखों की रोशनी प्रभावित होती है। कई बार इंसान अंधा तक हो जाता है।

रिश्तों पर बुरा प्रभाव

एक स्तर पर तनाव जीवन में आनंद के स्तर को बहुत ही कम कर देता है। तनावग्रस्त रिश्ता कभी फलता-फूलता ही नहीं। ऐसे समय में रिश्ता बोझिल लगने लगता है। तनाव के चलते अच्छे-खासे हंसते-खेलते परिवार टूटकर बिखर जाते हैं।

कैंसर

कैंसर व तनाव भी एक-दूसरे से जुड़ी समस्याएं हैं। एक अध्ययन के मुताबिक एक स्वतंत्र या अविवाहित कैंसर के रोगी में शादीशुदा कैंसर रोगी से अधिक ठीक होने की संभावना होती है। चूंकि उसमें तनाव का स्तर कम होता है।

आंतों की समस्या

दिमाग तथा आंतें एक-दूसरे से जुड़ी रहती हैं तथा नर्वस सिस्टम व अनेक हार्मोन्स द्वारा दोनों पर नियंत्रण रहता है। इसमें चौंकने की कोई बात नहीं कि तनाव हमारी पाचन शक्ति को कमजोर कर देता है।

मांसपेशियों व जोड़ों में दर्द

तनावपूर्ण स्थितियों में इंसान को कई बार शरीर की मांसपेशियों में दर्द का अहसास होता है, जिसे नजरअंदाज कर दिया जाता है। कमर व कंधों में उठने वाले दर्द का एक प्रमुख कारण तनाव है। सर्वाइकल का दर्द भी तनाव के कारण होता है।

सेक्सुअल जीवन पर प्रभाव

तनाव आपके शादीशुदा जीवन को भी प्रभावित करता है। डॉक्टरों के मुताबिक तनाव की स्थिति में लोगों के अंदर सेक्स की इच्छा घट जाती है। जो उनके शादीशुदा रिश्ते के लिए बड़ा खतरा है। अधिकतर मरीजों में सेक्सुअल इच्छा का कम होना बड़ी समस्या है। ज्यादातर में इसका प्रमुख कारण तनाव होता है।

प्रजनन क्षमता का घटना

तनाव के कारण जहां सेक्स की इच्छा घटती है वहीं प्रजनन क्षमता पर भी असर पड़ता है। आदमी जहां शीघ्र पतन जैसी समस्याओं से घिरता है, वहीं महिलाएं शुक्राणुओं को कंसीव ही नहीं कर पाती हैं।

गर्भावस्था पर प्रभाव

गर्भावस्था में महिला द्वारा लिया गया तनाव होने वाले बच्चे के लिए घातक होता है। मां का लगातार तनाव गर्भपात की संभावना को बढ़ा देता है। इसके अलावा बच्चे के वजन में कमी या समय से पूर्व डिलीवरी होने की भी आशंका रहती है। गर्भवती स्त्री का तनाव गर्भस्थ शिशु के मस्तिष्क तथा नर्वस सिस्टम को भी प्रभावित करता है। इसलिए गर्भवती स्त्री को अपने तथा होने वाले शिशु के स्वास्थ्य के लिए तनाव नहीं लेना चाहिए।

माहवारी अनियमितता

महिलाओं में तनाव के चलते मासिक धर्म में अनियमितता देखी गई है। डॉक्टर के मुताबिक मासिक धर्म की अनियमितता से संबंधित मामलों में तनाव एक प्रमुख कारण है। अधिकतर महिलाएं इसके कारण पीरियड की समस्या से जूझती हैं।

दांत व मसूड़ों पर प्रभाव

तनाव दांतों तथा मसूड़ों से संबंधित कई बिमारियों की भी वजह होता है। इसके कारण दांत जल्दी गिर सकते हैं तथा कई बार यह बीमारी दिल की बीमारी से भी जुड़ी हो सकती है।

एकांकी व चिड़चिड़ापन

तनाव से पीड़ित व्यक्ति चिड़चिड़ा हो जाता है तथा उसे अकेले रहना सुखदायी लगने लगता है। किसी का साथ उसे अच्छा नहीं लगता।

समय पूर्व मृत्यु या अल्पायु में मृत्यु

हर समय तनाव से पीड़ित व्यक्ति तमाम तरह की समस्यायों व बिमारियों से घिर जाता है। कई बार बीमारी इतनी गंभीर हो जाती है कि वह लाइलाज हो जाती है जिस कारण तनावग्रस्त व्यक्ति को अपनी जान से हाथ धोना पड़ जाता है। चूंकि तनाव मानसिक तौर पर भी नकारात्मक प्रभाव डालता है। ऐसे में व्यक्ति के मन में अनेक नकारात्मक विचार व ख्याल आते हैं। परिणामस्वरूप वह खुद को खत्म कर लेता है। वह अकाल मृत्यु व समय से पहले ही मौत के मुंह में समा जाता है। इसलिए तनाव को हल्की-फुल्की समस्या समझकर नजरअंदाज नहीं करना चाहिए।

तनाव मस्तिष्क में मौजूद विभिन्न नकारात्मक विचारों से युक्त भावनाएं हैं। इंसान को विभिन्न गलत कार्य कराने के लिए उकसाती हैं तथा उसे मनोवैज्ञानिक तौर पर धमकियां देती हैं।

एक चिकित्सीय शोध के मुताबिक बिमारियों और तनाव में गहरा नाता होता है। 40-80 प्रतिशत मरीज तनाव जनित बिमारियों के कारण डॉक्टर के पास जाते हैं। आप अपने आप से एक सवाल पूछें कि कहीं आप भी इसी सांचे में तो नहीं फिट हो रहे। इससे पहले कि तनाव आपको जिंदगी से दूर करे, आप तनाव को अपनी जिंदगी से दूर कर दीजिए। एक स्वस्थ मन व शरीर के मालिक बनिए।

❖

ऐसे करें तनाव को कम

संतुलित दिनचर्या

अपने दिन की शुरुआत मॉर्निंग वॉक या हल्की-फुल्की एक्सरसाइज या योग-ध्यान से कीजिए। दिन भर में पानी जितना ज्यादा से ज्यादा पी सकें, पिएं। खासतौर पर संतरे या नींबू नियमित रूप से अपने खाने में शामिल करें। दिन भर काम के बीच में हंसने-मुस्कुराने में कंजूसी न करें। न ही दिन भर कोल्हू के बैल बने रहें, बल्कि अपने दिन को इस तरह प्लॉन कीजिए कि आप बीच-बीच में हल्का-फुल्का संगीत सुनने, परिवार या दोस्तों के साथ गप्पे मारने या फिर अपने बच्चे या पालतू कुत्ते-बिल्ली के साथ खेलने का वक्त निकाल सकें। जब भी मौका लगे गहरी सांसें लीजिए। बेशक यह कुछ उपाय बड़े या छोटे लग सकते हैं, लेकिन यह भी सच है कि हजारों कदमों का फासला तय करने की शुरुआत भी पहले कदम से ही होती है।

नियमित एक्सरसाइज करें

अगर आप किसी तरह के मानसिक तनाव से गुजर रहे हैं तो आप दवाइयां लेने के साथ एक्सरसाइज भी करें। यह आपके स्ट्रेस को काफी हद तक कम करेगा।

आप रोज नियमित रूप से योग या कोई भी एक्सरसाइज करें। इसके लिए आप किसी फिटनेस एक्सपर्ट की सलाह ले सकते हैं।

योग में आप अनुलोम-विलोम या मेडिटेशन करें। इससे आप खुद को अंदर से फ्रेश और रिलैक्स फील करेंगे। इसके अलावा आप जॉगिंग, मॉर्निंग वॉक, बागवानी इत्यादि को भी अपना सकते हैं। शुरुआत में एकदम से ज्यादा योग या एक्सरसाइज न करें।

डायट चार्ट तैयार करें

अक्सर लोग अपनी व्यस्त दिनचर्या में खाने-पीने का ध्यान नहीं रख पाते हैं, जो सेहत के लिए बेहद हानिकारक होता है। इन सब चीजों से बचने के लिए आप डायटिशियन की सलाह से अपना डायट चार्ट तैयार करें और कुछ बातों का ध्यान रखें जैसे-

- ब्रेकफास्ट करना कभी न भूलें और नाश्ते में दूध, दही, फल और जूस जैसी चीजें लेने की कोशिश करें।
- खाने में सलाद जरूर लें।
- जंक फूड से दूर रहने की कोशिश करें।
- पॉजीटिव थिंकिंग रखें
- स्ट्रेस का सबसे बड़ा कारण है हमारी नकारात्मक सोच, जो हमें ज्यादा सोचने पर मजबूर कर देती है और स्ट्रेस को जन्म देती है। इसलिए हमेशा पॉजीटिव थिंकिंग ही रखें।
- छोटी-छोटी बातों में टेंशन लेने की जगह उसे इग्नोर करने की कोशिश करें। आप हर काम को खुश होकर करें और जितना हो सकता है खुश रहें।

लाइफ स्टाइल बदलें

- स्ट्रेस और टेंशन का सबसे बड़ा कारण होता है ओवर वर्कलोड। इससे बचने के लिए आप अपना डे शेड्यूल तैयार करें और सब काम उसी के हिसाब से करें।
- आप अपने डे शेड्यूल में काम और खाने दोनों का टाइम फिक्स कर लें और उसी समय में उस काम को करें।
- ओवर वर्कलोड से बचने के लिए आप अपने काम को भी टुकड़ों में बांटें और उसे एक-एक कर के पूरा करें।
- अपने डे शेड्यूल में से कुछ समय आप व्यायाम के लिए भी निकालें।
- छुट्टी वाले दिन ऑफिस का कोई काम न करें। आप सिर्फ वही करें जिससे आपका मनोरंजन होता हो।
- लेट नाइट वर्क करने से बचें।

❖

तनाव मुक्ति के उपाय

मन का तनाव से गहरा नाता है इसलिए आपको स्वयं को तनावमुक्त रखना सीखना होगा। यद्यपि इस आपाधापी से भरे जीवन में आसानी से ऐसा नहीं किया जा सकता। लेकिन निम्नलिखित उपायों के पालन से आप दिन-प्रतिदिन के बिखरे जीवन के बीच भी अपने मन से तनाव का बोझ हटा सकते हैं।

- सदा एक सी दिनचर्या भी तनाव पैदा करती है। एकरसता से जीवन नीरस हो जाता है व लगातार एक ही स्थिति से तनाव होने लगता है इसलिए अपने जीवन में नवीनता लाएं। काम करने के तौर-तरीके में बदलाव लाएं। कुछ लीक से हटकर करें, आपको अच्छा लगेगा।
- आपकी एक प्यारी सी मुस्कान तनाव दूर भगा सकती है। हंसने से शारीरिक व मानसिक स्वास्थ्य पर सकारात्मक प्रभाव पड़ता है।
- प्रसन्न होने पर संपूर्ण दुखों का अभाव हो जाता है तथा प्रसन्न चित्त मनुष्य की बुद्धि शीघ्र ही भली-भांति स्थिर हो जाती है। हंसने से मस्तिष्क का भावनात्मक केंद्र प्रभावित होता है तथा न्यूरोकैमिकल संतुलन बना रहता है। अतः प्रसन्नता ही तनाव दूर करने का सर्वोत्तम साधन है।
- तनावग्रस्त होते ही हम एकांतप्रिय हो जाते हैं। मन को सारे संपर्क सूत्रों से काट देते हैं नतीजतन तनाव बढ़ता ही जाता है। अतः किसी प्रिय तथा विश्वासपात्र के आगे आपको अपने मन का बोझ हल्का कर देना चाहिए। यदि ऐसा कोई पात्र न मिले तो आप ईश्वर से भी अपना दुख बांट सकते हैं।

- जब मन चिंता व तनाव से घिर जाए और आपको कोई राह न सूझे तो अपने इष्टदेव का स्मरण करें। मानसिक जप व प्रार्थना से आपको आत्मविश्वास मिलेगा कि प्रभु संकट की हर घड़ी में आपके साथ हैं और आपको सहारा दे रहे हैं।
- अगर आपका मन क्रोध से भरा हो तो थोड़ा ठहरें। फिर शारीरिक श्रम से मन का गुबार निकाल दें। यदि इस भावनात्मक तनाव को दबाने की कोशिश की जाए तो इसके बड़े बुरे परिणाम सामने आते हैं इसलिए व्यायाम के माध्यम से मन हल्का कर लें।
- जीवन परिवर्तन का ही दूसरा नाम है। इसमें बदलाव आते ही रहते हैं। यदि हम उन्हें पूरे उत्साह व उमंग से स्वीकारें तो वे हमारे लिए फायदेमंद ही होते हैं। इसलिए बदलाव की चुनौती को मुक्त मन से स्वीकारें।
- चिंता की बजाए चिंतन करें, समस्याओं पर चिंता करने की बजाय सोच-विचार करें ताकि संभावित हल तलाशा जा सके। इस विधि से आपकी समस्या क्षण भर में दूर हो जाएगी।
- अध्ययनों से पता चला है कि खाली दिमाग से भी तनाव पैदा होता है। इसलिए जब भी यह आपको यहां-वहां भटकाए, इसे व्यस्त कर दें। मन को सार्वजनिक व रोचक कार्यों में लगा दें। चूंकि मन एक समय में एक ही कार्य कर सकता है इसलिए उसका ध्यान तनाव से हट जाएगा।
- स्वयं को सकारात्मक आत्म सुझाव दें। नकारात्मक सोच आपके बने-बनाए काम बिगाड़ सकती है। नकारात्मक आत्म सुझावों से मन में एक ऐसा भयावह चित्र बनता है जो मन की सुख-शांति नष्ट कर देता है।
- आत्म सुझाव का अर्थ है कि आप मन को अपने अनुसार आचरण के लिए विवश कर दें। ऐसा तभी संभव है जब हमारी संकल्प शक्ति दृढ़ हो। स्पष्ट शब्दों में दिए गए आत्म सुझाव, मन को प्रतिकूल परिस्थितियों में भी वश में कर लेते हैं।
- तनाव दूर करने के लिए मानसिक चितंन का भी विशेष महत्त्व है। जब भी अवसर मिले तो आंखें मूंद कर कल्पना करें कि आप सुनहरे समुद्र तट पर हैं, रंग-बिरंगे फूलों के बीच हैं या प्रिय पात्र के साथ घूम रहे हैं।
- इसके अलावा आप कोई भी मनचाही कल्पना कर सकते हैं। आप अपने लिए जो सोचते हैं, वही पाते हैं तथा वही बनते हैं इसलिए सदा अपने लिए श्रेष्ठ की कामना करें और इससे निश्चित आप श्रेष्ठ पाएंगे।
- चंचल मन बहुत भटकता है। यह पल भर में कहीं का कहीं पहुंच जाता है। जब भी यह भटकने लगे तो किसी एक स्थान पर इसे केंद्रित करने का प्रयास करें। किसी भी वस्तु को उठाकर ध्यान से देखें, उसके हर पहलू पर गौर करें। मुंह में कुछ खाने की चीज

डाल लें। कहने का तात्पर्य यह है कि नकारात्मक भाव मन में आते ही उन्हें रोकने का कोई न कोई उपाय कर लें ताकि मन सकारात्मकता की ओर केंद्रित हो सके।

- कई बार मानसिक द्वंद्व की स्थिति से भी तनाव पैदा होता है। व्यक्ति ऊपर से शांत दिखाई देता है लेकिन उसके भीतर निरंतर एक मानसिक संघर्ष छिड़ा रहता है। इसी ऊहापोह की स्थिति में कोई भी निर्णय लेना कठिन हो जाता है।
- ऐसी अवस्था में किसी बुद्धिमान के परामर्श से विषय के पक्ष-विपक्ष में पर्याप्त विचार करके किसी एक विकल्प को अपनाना चाहिए ताकि मन शांति भाव से दूसरी ओर ध्यान लगा सके।
- आपकी सोच सकारात्मक होनी चाहिए। जब भी कोई परेशानी आए तो पूरे आत्मविश्वास से उसका सामना करें। अपने मन में यह धारणा बिठा लें कि आपका बुरा हो ही नहीं सकता। यदि कुछ बुरा हुआ भी तो आने वाले समय में उसमें उसकी कोई भलाई छिपी होगी। इसी आशावादिता के गुण को अपने जीवन का अभिन्न अंग बना लें।
- यदि आपको कुछ ऐसा प्राप्त हो जो आनंद की बजाय दुख पहुंचाए, जिसके प्राप्त होने से आपके मन में नकारात्मक तथ्य आएं तो आपको उस तथ्य से सबक लेना चाहिए और खुश होना चाहिए कि आपको अपनी त्रुटि सुधारने के लिए सीख मिली है।
- यदि आप लाभ-हानि दोनों ही दशाओं में ईश्वर को धन्यवाद देकर अपना कार्य करते रहने में विश्वास करने लगते हैं तब मानसिक तनाव खुद खत्म हो जाता है। मानसिक तनाव से राहत पाने के सबसे कारगर साधन हैं रोजाना निरंतर अपने समस्त कार्यों को ईश्वर को समर्पित कर दें। सुबह या शाम जब भी आपको वक्त मिले कुछ पल अलग बैठकर अपने कार्यकलाप को इष्ट देव को अर्पण करें।
- जीवन में प्रकृति प्रदत्त उपहारों, प्रेम, प्रशंसा, देखभाल, प्यार, स्नेह आदि का लेन-देन करते रहें। जिससे भी मिलें उसे हंसी-खुशी का उपहार देना ना भूलें। खिल-खिलाकर मुस्कुराने से पाचन शक्ति दुरुस्त रहती है जबकि चिंता तथा तनाव से पाचन शक्ति कमजोर होती है। हंसने से चेहरा बेहतर लगता है। जबकि क्रोध करने से मुखाकृति विभत्स दिखाई देती है। रात्रि को जल्दी सोने व सुबह जल्दी उठने से चेहरा खिला हुआ एवं नेत्र रसीले बने रहते हैं। कोशिश करें कि आप एकदम चिंता से रहित रहें। क्योंकि हरदम तनावग्रस्त रहने से तमाम व्याधियां काया को जकड़ लेती हैं, इसलिए सदैव प्रसन्न रहने की कोशिश करें।
- संसार को हंसाने वाले एवं खुद मुस्कुराते रहने वाले लोग औसत मानव की तुलना में अत्यधिक लम्बी आयु प्राप्त करते हैं। हंसना आपके तनाव रहित होने का परिचायक है। यह मुस्कान ही है, जो आपको एक नवीन चेतना देती है। आपकी जिंदगी घुट-घुटकर जीने के लिए नहीं बल्कि हंस-हंसकर गुजारने के लिए है। मुस्कान एक तरह

का सेफ्टीवॉल्व है, जिसके न होने से व्यक्ति कुम्हला जाता है, मुरझा जाता है। जीवन में नकारात्मक हो जाता है, आत्मघाती हो जाता है, गंभीर हो जाता है। गंभीरता भी एक बीमारी है। नकारात्मक पक्ष से बचें। इसलिए हंसें, खिलखिला कर हंसें, सहज होकर हंसें।

- मनुष्य को अपनी मन:स्थिति को स्थिर एवं एकत्रित करके चिंताओं से दूर रहना चाहिए, क्योंकि इन कारणों से सेक्स (काम) शक्ति न्यून हो जाती है एवं शरीर का कोई हिस्सा ऐसा नहीं होता जो शिथिल न पड़ जाता हो। इसलिए चिंता को दूर करने के लिए उतना ही काम करना चाहिए, जितना सरलता से पूरा हो जाए। ज्यादा काम सिवाय परेशानी पैदा करने के और कुछ नहीं करता।
- आपने शायद कभी एहसास या विचार किया हो कि मानसिक तनाव जितना अधिक होगा, सेक्स की उतनी ही अधिक आवश्यकता होगी तथा तनाव जितना कम होगा, सेक्स की आवश्यकता भी कम ही महसूस होगी, क्योंकि चिंता व तनाव से पीड़ित मानव अधिक उत्तेजित रहता है और आराम पाने के लिए सेक्स की जरूरत महसूस करता है। इसलिए जहां जितनी चिंता और भागदौड़ है, जितना तनाव है उतनी ही अधिक वहां कामुकता (सेक्सयुअलिटी) पनपी हुई है। काल के असर से बाल्यावस्था एवं जरावस्था तनाव रहित होती है। इसलिए इस उम्र में कामुकता भी नहीं होती। चित्त जितना शांत और तनाव रहित अवस्था में रहेगा उतना ही कामुकता से दूर रहेगा तब उतनी ऊर्जा खर्च नहीं होती, जितनी कामुक बने रहने से होती है।
- आज की भाग-दौड़ भरी जिंदगी में ज्यादातर लोग तनाव की गिरफ्त में रहते हैं, तमाम व्याधियों की मूल है। इसलिए तनावपूर्ण अवस्था में अपने आपको किसी और काम में लगाने की कोशिश करें ताकि आप तनाव रहित रह सकें।
- समस्त कठिनाइयों तथा समस्याओं को एक साथ हल करने की कोशिश करके उलझना नहीं चाहिए। एक समय में एक समस्या का निदान करें। आप अपनी सामर्थ्य से आगे न सोचिए, न काम करने का विचार करिए। आपकी नजरों में जो उपयोगी व प्रयोग करने योग्य हो वही कीजिए।
- ईर्ष्या न करो, ईश्वर का मनन करो। ईर्ष्या करने से तो मन जलता है लेकिन ईश्वर का मनन करने से मन असीम शीतलता का अनुभव करता है।
- जितना हो सके उतना अन्य लोगों की कठिनाइयों व समस्याओं के समाधान करने का भरसक प्रयास कीजिए। दूसरों की समस्याओं के निदान में सहयोग देने से आप अपनी चिंताओं को खुद ही भूल जाएंगे।
- मन एवं चेतना में जो प्रदूषण पनप गया है उसके प्रति हम समग्र ध्यान नहीं दे रहे हैं।

भौतिक प्रदूषण से अधिक जरूरी है मानसिक प्रदूषण से बचना। बिना अंदरूनी प्रदूषण खत्म किए बाहरी प्रदूषण से निजात नहीं मिल सकती है।

- तनाव और अनिद्रा का परस्पर संबंध है, इसलिए तनाव ग्रस्त रहना अच्छा नहीं है, अकस्मात तनाव से राहत पाना संभव नहीं है पर धीरे-धीरे इस तरफ कोशिश करनी चाहिए। हर वक्त गंभीरता का चोला ढंके रहना भी अच्छा नहीं है, इसलिए आपको हल्के-फुल्के रहने की आदत डालनी चाहिए। अनिद्रा पर अंकुश पाने के लिए खान-पान पर नियंत्रण के साथ-साथ थोड़ा-सा शारीरिक श्रम भी नितांत आवश्यक है। संतुलित भोजन का सेवन किया जाए एवं उसे सरलता से पचाया जाए, तो फिर शायद नींद की कोई समस्या नहीं होगी तथा संगीत की सुमधुर ध्वनि नींद लाने में सहायक होती है।
- जब आप निराशा के पलों में हों, तो जीवन आधारित उपयोगी निर्णय न लें। यदि ऐसा करें भी तो अपने किसी विश्वासपात्र से परामर्श जरूर लें।
- मद्यपान करना छोड़ दें एवं चिकित्सक के सुझाव का पालन करें। 'जैसा खाएं अन्न वैसा होगा मन' इस लोकोक्ति के मुताबिक शाकाहार एवं खासतौर से सात्विक शाकाहार से मानसिक स्वास्थ्य प्राप्त करने में पूर्ण सहायता मिलती है। इसलिए मानसिक निरोगता और धार्मिक आध्यात्मिक विकास के लिए शाकाहार ही सर्वोत्तम है।
- मानसिक तनाव से राहत पाने में व्यायाम विशेष लाभकारी है, इसलिए नित्य व्यायाम अवश्य करें।
- प्राकृतिक जीवन शैली बिमारियों को खत्म नहीं करती, बल्कि काया तथा मन को ऐसा विकसित करने में सहयोग देती है कि बीमारी खुद नष्ट हो जाती है और नूतन बीमारी पैदा नहीं होती।
- हमारी जीवनशैली के तनाव ग्रस्त होने के कारण यह ज्यादातर रोगों के पैदा होने में अहम भूमिका निभाती है। अत: इन रोगों से बचाव का यथेष्ठ साधन यही है कि हम जरूरत के मुताबिक अपनी जीवन शैली में बदलाव लाएं तथा तनाव को पैदा न होने दें, सामाजिक बनें। नियमित भोजन तथा समय पर नींद लें तथा जीवन के प्रति सकारात्मक रुख अपनाएं।
- पुरानी यादें ताजा करें, फोटो एलबम देखें, अपने पुराने सुकून भरे सुख के दिन याद करें, अपने पुरस्कारों एवं उपलब्धियों का पुन: अवलोकन करें।
- अपने काम का टाइमटेबल बनाएं, उसी के अनुसार अपनी दिनचर्या एवं, योजनाओं को व्यावहारिक रूप से पूरा करें।
- शुद्ध, संतुलित नियमित भोजन की आदत डालें, जितना हो सके प्रदूषण रहित वातावरण

में वास करें, जल का अधिक से अधिक सेवन करें। चिकने, तले भोजन से बचें एवं एक समय पर एक ही कार्य करें, जिस कार्य को शुरू करें उसे पूरा जरूर करें, बीच में न छोड़ें।

- अपनी आशाओं, अपेक्षाओं एवं महत्वाकांक्षाओं पर नियंत्रण रखें। दूसरे से होड़, तुलना, ईर्ष्या और प्रतिस्पर्धा को कम करें। सहनशीलता, धैर्य और क्षमा जैसे गुणों को अपनाएं व बढ़ाएं।
- जीवन का लक्ष्य निर्धारित करें। किसी को अपना आदर्श बनाएं। उसकी एवं अन्य सफल लोगों की संघर्ष एवं चुनौतीपूर्ण जीवनी पढ़ें। अपनी अलमारियों एवं दीवारों आदि पर महान लोगों की तस्वीरें व उनके विचार आदि लगाएं।
- आत्मशक्ति को बढ़ाएं। स्वयं की समय-असमय परीक्षा लेते रहें। स्तर जांचते रहें, सक्रिय रहें।
- मन को शांत एवं एकाग्र करने के लिए ध्यान-साधना, मंत्र-जाप आदि का सहारा लें।
- तनाव दूर करने के लिए स्नान एवं मसाज थैरेपी को अपनाएं। शरीर को हल्का रखने के लिए कपड़े भी ऐसे पहनें जो खुद को सुकून दे।
- ढीले, साफ, स्त्री किए हुए कपड़े पहनें। शरीर को साफ व सुगंधित रखें, इत्र का प्रयोग करें।
- हर एक से न तो उम्मीद रखें न ही हर एक को खुश करने की कोशिश करें। हां किसी से बिगाड़े नहीं, लेकिन इसका अर्थ यह नहीं कि हर एक को अपना बनाने में लगे रहें। इसलिए सही आदमी की परवाह करें, हर एक की परवाह में खुद को दुखी न रखें। याद रखें 'एक आदमी चाहकर भी हर एक को खुश नहीं कर सकता।'
- तनाव को कम करने के लिए हथेलियों को हल्के हाथों से आंखों तथा कानों पर रखें, हाथों की गुनगुनाहट को महसूस करें। बाहर की रोशनी एवं शोर को भीतर प्रवेश न करनें दें।
- तनाव को कम करने के लिए खाली पन्ने पर, अपने मन एवं उद्वेग अनुसार आड़ी-तिरछी लकीरें खींचें।
- सारी कोशिशों के साथ मन में इस बात का होश रखें कि सब ठीक हो जाएगा तथा जो होता है अच्छे के लिए होता है। यह सोचकर कुछ नियति या भाग्य के हाथों छोड़ दें, तनाव कम हो जाएगा।
- अपनी विवेक बुद्धि को पाने के लिए क्रोध शांत होने की प्रतीक्षा करें। दस तक गिनती गिनें तथा गहरी सांसें लें। इससे आप कुछ संतुलित हो पाएंगे। इस प्रकार तीखी प्रतिक्रिया व्यक्त कर देने से होने वाले नुकसान से बचा जा सकता है।

- अपनी भावनाओं को दबाने की कोशिश न करें। किसी मित्र या सहकर्मी से मन की बात करें और मन की भड़ास निकालें।
- अपने अहम् से बचने तथा अपराधबोध से बचाव के लिए आप क्षमा करने की कला सीख लें। दूसरे व्यक्ति की बुद्धि की सीमाओं को जान लेने के बाद अनेक तनावपूर्ण स्थितियों से छुटकारा पाया जा सकता है। यही सहनशीलता तथा आत्मपरीक्षण आपके जीवन की दिशा बदल सकते हैं।

❖

आहार जो तनाव भगाए

हम अक्सर सुनते हैं कि उक्त व्यक्ति को तनाव है या कहते हैं कि हम तनाव में है। लेकिन क्या आप जानते हैं कि आपके आस-पास का वातावरण ही आपकी इस अवस्था के लिए जिम्मेदार हैं तथा हम अपने खान-पान की आदतों में सुधार करके तनाव से राहत पा सकते हैं।

जब आप तनाव में होते हैं तो सबसे पहले जो चीज घटित होती है वह यह है कि आपकी रक्त शिराओं में अचानक संकुचन होने लगता है, इससे आपका रक्तचाप बढ़ जाता है तथा उदर और अंतड़ियों में पहुंचने वाले रक्त की मात्रा भी कम हो जाती है। अत: आप जो कुछ भोजन ग्रहण करते हैं और यदि इसमें चर्बी की मात्रा ज्यादा होती है तो इसका पाचन ठीक तरह से नहीं हो पाता। इसका नतीजा यह होता है कि भोजन सही ढंग से पचने की बजाय अंतड़ियों में खमीर बनने लगता है जिससे पेट फूलने की शिकायत पैदा होने लगती है। तनाव की स्थिति में दूसरी जो चीज उत्पन्न होती है वह है 'हार्मोनल अलर्ट' या इसे दूसरे शब्दों मे कहा जाए कि अब आपको रक्त में अधिक से अधिक ग्लूकोज की जरूरत पड़ेगी और ऐसी दशा में आपको अधिक भूख लगती है इससे आपको अधिक मात्रा में कार्बोहाइड्रेट, चाहे वह चीनी हो या स्टार्च लेना पड़ सकता है। परन्तु यदि यह तनाव मनोवैज्ञानिक है तो इससे आपको सिर्फ अतिरिक्त कैलोरी (भार में बढ़ोत्तरी) प्राप्त होती है।

क्या खाएं, क्या न खाएं

1. **नमक कम खाएं**- खाना खाते समय नमक और सोडियम से युक्त अन्य पदार्थों का इस्तेमाल कम कर दें, क्योंकि इनसे उच्च रक्तचाप की शिकायत पैदा होती है। ध्यान रखिए कि परिरक्षकों में भी सोडियम की मात्रा हो सकती है।

2. **चाय-कॉफी कम पिएं**- कॉफी और चाय कम मात्रा में लीजिए और याद रखिए कि दोनों में कैफीन पाया जाता है। जब आप चाय तैयार करें तो इसे अधिक देर तक न घुलने दें।
3. **तरल पदार्थों का सेवन**-आपको एक दिन में आठ गिलास तरल पदार्थ लेने चाहिए। यह किसी भी रूप में किसी तरह का पेय हो सकता है।
4. **पोटैशियम युक्त आहार**-संतरे और केले जैसे पोटैशियम युक्त आहार का सेवन करें। शरीर के तरल पदार्थों में खनिज तत्त्वों का समुचित संतुलन बनाए रखने के लिए पोटैशियम बड़ा आवश्यक होता है और साथ ही मांसपेशियों के संकुचन में बड़ी अहम भूमिका भी निभाता है।
5. **विटामिन सी**-तनाव में विटामिन सी बहुत आवश्यक है, क्योंकि इससे कोशिका की दीवारों में लचीलापन बरकरार रहता है और आपकी रक्त शिराओं में बहुत अधिक संकुचन होने लगता है, क्योंकि तनाव की हालत में विटामिन सी की मात्रा कम होने लगती है।
6. **विटामिन बी**- ऊर्जा उत्पादन में विटामिन बी कॉम्पलेक्स उत्प्रेरक का काम करता है। अतः तनाव की दशा में समस्त विटामिन बी प्राण संजीवनी का काम करते हैं।
7. **प्रोटीन**-तनाव की हालत में नाइट्रोजन का क्षय होने लगता है जबकि यह शरीर में प्रोटीन का मुख्य आधार है। अतः तनाव की स्थिति में प्रोटीन की मात्रा दस प्रतिशत बढ़ा देनी चाहिए इसके साथ ही भोजन से पूर्व आराम अवश्य फरमाएं, खाना खाने के लिए टेबल पर बैठ जाइए और उस समय चिन्ता विमुक्त अवश्य हो जाइए।
8. **फल तथा सब्जियां**-आप अपने आहार में बिना छिले सेब, केले, बंदगोभी, फूलगोभी, नींबू, सलाद, भिंडी, संतरे, आलू, टमाटर आदि अवश्य लें। इनमें पोटैशियम की मात्रा अधिक तथा सोडियम की मात्रा कम होती है।
9. **नियमित आहार**-पूरे दिन में नाश्ते से आरंभ कर कम से कम चार-पांच बार भोजन लें। भोजन की मात्रा चाहे कम हो परंतु नियमित अंतराल पर कुछ न कुछ लेते रहें। इस दिनचर्या से आप अधिक भोजन करने की लत से छुटकारा पा सकते हैं। रात के भोजन को हल्का-फुल्का ही रखें, क्योंकि इसके पश्चात् आपकी गतिविधियां मंद पड़ जाती हैं। इसी तरह नाश्ते का पौष्टिक होना आवश्यक है, क्योंकि इसी से पूरे दिन के लिए ऊर्जा प्राप्त होती है। शरीर की मांग के अनुसार उचित संतुलित मात्रा में किया गया भोजन शरीर के वजन को भी नियंत्रित रखता है तथा तनाव में भी उपयोगी होता है।
10. **रेशायुक्त भोजन**-कार्बोहाइड्रेट तथा रेशेदार भोजन की पर्याप्त मात्रा लें। चीनी तथा शहद से साधारण कार्बोहाइड्रेट लेने की बजाए अनाज, फल तथा सब्जियों से कार्बोहाइड्रेट की मिश्रित मात्रा लें। अंकुरित दालों तथा अनाज को अपने भोजन में शामिल करें।

बींस, मटर, सेब, संतरा तथा गाजर आदि में पाया जाने वाला रेशा शरीर में शुगर के स्तर को नियंत्रित रखता है। इससे कोलेस्ट्रॉल का स्तर भी नियंत्रण में रहता है। रेशेदार भोजन में कैलोरी अधिक नहीं होती। यदि इन्हें चबा कर आराम से खाया जाए तो पेट अधिक समय तक भरा रहता है।

11. **वसायुक्त भोजन के इस्तेमाल से बचें**-वसायुक्त भोजन का कम से कम प्रयोग करें। लाल मांस, मछली, चिकेन तथा अंडे आदि का प्रयोग कम से कम करें, क्योंकि वसायुक्त मांसाहारी भोजन से तनाव में वृद्धि होती है।
12. **चीनी, नमक तथा मसाले कम मात्रा में लें**- हाई बल्डप्रेशर के रोगियों को नमक का अधिक मात्रा में सेवन नहीं करना चाहिए। नींबू का रस, धनिया, पुदीना तथा इमली के प्रयोग से आप स्वाद बढ़ा सकते हैं। तेज मिर्चयुक्त भोजन आपके लिए हानिकारक है। चीनी के अधिक प्रयोग से ब्लड शुगर की मात्रा बढ़ सकती है जो कि मधुमेह के लिए घातक है अगर आप को किसी भी प्रकार का तनाव है तो ऐसे खाद्य पदार्थों से दूर रहें।
13. **वजन का आदर्श स्तर बनाए रखें**- अतिरिक्त वजन की मात्रा हृदय भार को बढ़ा देती है। शरीर का एक स्वस्थ वजन बनाए रखना जरूरी है। इसलिए वजन कम करने के लिए भोजन करने की आदतों में बदलाव लाना होगा। भोजन को धीरे-धीरे चबा-चबा कर खाएं। सही प्रकार के भोजन से शारीरिक क्षमता में वृद्धि होगी तथा अतिरिक्त वसा नष्ट हो जाएगी और आपका मन शांत तथा तनाव मुक्त होगा।
14. **भोजन की एकरसता से बचें**-प्राय: सभी भोजन पोषक तत्त्वों से भरपूर होते हैं किंतु अच्छे स्वास्थ्य के लिए केवल एक ही भोज्य पदार्थ पर आश्रित नहीं रह सकते। पांच प्रमुख भोज्य समूहों (कार्बोहाइड्रेट, प्रोटीन, वसा, विटामिन तथा खनिज) से प्राप्त संतुलित आहार से ही सारे पोषक तत्त्वों की पूर्ति हो सकती है जिससे शरीर स्वस्थ रहता है और दुर्बलता से पैदा होने वाले तनाव से भी बचा जा सकता है।
15. **ग्रीन टी का सेवन करें**-तनाव से बचने के लिए अधिकतर लोगों की आदत होती है चाय -काफी पीते रहना। लोग इसे तनाव मुक्ति का एक सीधा, सस्ता और सरल उपाए मानते हैं। उन्हें लगता है चाय -काफी उन्हें चुस्त व ऊर्जावान रखती है। मगर सच तो ये है, चाय -कॉफी में कैफीन होता है विशेष तौर पर कॉफी में। जिससे एसिडिटी की समस्या उत्पन्न होती है और एसिडिटी तनाव को बढ़ाती है इसलिए जरूरत से ज़्यादा इनका सेवन न करें और यदि करना ही है तो ग्रीन टी का प्रयोग करें। ग्रीन टी न केवल ताजगी देती है बल्कि तनाव भी कम करती है। जब भी काम का दबाव हो या नींद की समस्या हो तो इसे लिया जा सकता है।

❖

ऐसे रहें ऑफिस में टेंशन फ्री

हम अपने पूरे दिन में जितने घंटे भी अपने कार्य स्थल या ऑफिस में व्यतीत करते हैं, वो हमारे लिए बहुत ही महत्त्वपूर्ण होते हैं, इसलिए यह बहुत ही आवश्यक है कि हम ऑफिस में चुस्त दुरुस्त रहें, जिससे हमारी कार्यक्षमता पर सकारात्मक प्रभाव पड़े और हम अपना कार्य पूरी लगन से कर पाएं। तो आइए इस जानें कि कैसे चुस्त रहें ऑफिस में।

कार्यालय का जीवन में बहुत बड़ा महत्त्व माना गया है, हर इंसान के जीवन का एक कीमती समय ऑफिस में ही गुजरता है, इसलिए जरूरी है कि आप खुद को ऑफिस में कार्य करने के लिए चुस्त व दुरुस्त रखें। आप निम्न बातों को अपनाकर ऑफिस में खुद को चुस्त दुरुस्त रख सकते हैं, तो देर ना करें, अपनाएं निम्न बातें और अपने ऑफिस टाइम को यादगार व सफलताओं से भरा पल बनायें।

भरपूर नींद

एक पूर्ण नींद न केवल शरीर की थकावट से दूर करती है बल्कि इंसान की कार्यक्षमता को भी बढ़ाती है। एक आम इंसान को अपने कार्य पर लगभग पूरे सप्ताह में अपनी तरफ से लगभग 40 घंटे देने ही पड़ते हैं, ये बहुत ही तनावपूर्ण व भागमभाग से भरे होते हैं जब हम पूर्ण रूप से नींद लेने के बाद अपना कार्य करेंगे तो पूरी शिदत्त के साथ और तनाव रहित मुद्रा में सही रूप से करेंगे, जिसका असर हमारे कार्य पर भी पड़ेगा और वो सही तरह से पूरा होगा, इससे हम अपने कार्यक्षेत्र में तो सफल होंगे ही साथ ही हमारा स्वास्थ्य भी उत्तम होगा, जिससे हम प्रसन्नता व सफलता भी अनुभव करेंगे जीवन में। इसके विपरीत अगर नींद भरपूर मात्रा में नहीं लेंगे, तो हमारे बैठने का अंदाज कार्यस्थल पर ना केवल टेड़ा-मेड़ा होगा

बल्कि उबाऊ और थकावट भरा भी होगा, इसलिए जरूरी है कि प्रातः होने से अर्थात् सूर्य की किरणों के आगमन से पूर्व 6-7 घंटे की भरपूर नींद ली जाये। दिल व दिमाग व पेट को पूर्ण आराम देने के लिए वैज्ञानिकों का मानना है कि भरपूर नींद इंसान के पूर्ण व्यक्तित्व पर सकारात्मक प्रभाव डालती है।

अच्छा व शुद्ध भोजन

अच्छा खाना अच्छे स्वास्थ्य की निशानी माना गया है, कहते हैं-जैसा खाए अन्न वैसा हो जाए मन यानी एक पूर्ण सन्तुलित भोजन इंसान को भरपूर मानसिक शांति देने के लिए काफी होता है। जब मन शान्त रहेगा तो व्यक्ति अपने कार्यों को पूरी एकाग्रता के साथ कर पायेगा, खाना जितना शाकाहारी व कम मिर्च-मसाले का होगा वह उतनी ही सकारात्मक ऊर्जा प्रदान करेगा ही साथ ही साथ आपकी सेहत को सही रखकर आपके धन ह्रास को रोककर धन वृद्धि करेगा और आपके कार्यस्थल पर आपकी कुशल छवि बनाने में मदद भी करेगा।

अत्यधिक कॉफी-चाय से परहेज

ऑफिस में तनाव मुक्त रहने के लिए जरूरी है कि कॉफी-चाय आदि गर्म पदार्थों के सेवन से बचें। प्रतिदिन ऑफिस में 2 कप चाय-कॉफी से ज्यादा का सेवन न करें, क्योंकि कॉफी व चाय में पाया जाने वाला कैफीन का ज्यादा सेव-न डिहाइड्रेशन व इनडाइजेशन खराब करने का कारण होता है।

घर से लाएं लंच अपना

आज ऑफिस कैन्टीन लंच का प्रचलन बहुत जोरों पर है, ये प्रचलन स्वास्थ्य के लिए नासूर की तरह से है जो कि धीरे-धीरे स्वास्थ्य पर अपना असर डालता है, क्योंकि ऑफिस कैन्टीन में आपके पास खाद्य पदार्थों को चयन करने की गिनती आपकी इच्छा व स्वास्थ्यनुरूप हो ऐसा संभव नहीं होता, आपको वही खाना होगा जो कि कैन्टीन में उपलब्ध होगा। अधिकतर वहां पर हाई कैलोरी व वसा युक्त भोजन ही होता है जो कि स्वास्थ्य के लिए हानिकारक माना जाता है इसलिए जितना हो सके घर का बना लंच ही करें।

व्यायाम

रोजाना कुछ देर किया गया व्यायाम आपको हमेशा ऑफिस में चुस्त-दुरुस्त रखेगा। ये हम सभी जानते हैं कि व्यायाम करने से न केवल शरीर चुस्त व मजबूत होता है बल्कि सुडौल होता है। सुडौलता के कारण जब लोग प्रशंसा करते हैं, तो उससे गजब का आत्मविश्वास बढ़ता है और ऑफिस में अधिक फुर्ती के साथ व्यक्ति काम करता है।

पानी का सेवन

अधिक व प्रचुर मात्रा में पानी का सेवन डिहाइड्रेशन को रोकता है जिसके कारण शरीर में तनाव काफी कम मात्रा में होता है और जब तनाव रहित इंसान होगा तो निश्चित रूप से ही काफी अच्छे तरीके से अपना कार्य करेगा। इसलिए ऑफिस में कम से कम 5-6 गिलास पानी पिएं साथ ही जब आपको लगे कि आपका गला सूख रहा है, आप किसी भी वजह से तनाव में हैं, तो पानी तुरन्त पिएं। इससे तनाव मुक्त होंगे आप। हो सके तो अपनी डेस्क पर हमेशा पानी की भरी बोतल रखें और समय-समय पर पानी पिएं, ऑफिस के साथ-साथ घर पर भी पानी खूब पिएं।

ब्रेक टाइम

ऑफिस में काम करते वक्त आप हमेशा इस बात पर ध्यान दें कि काम करते वक्त लगातार काम ना करें इससे आप जल्दी थक जाएंगे। इसलिए आप थोड़ा काम करें फिर थोड़ा रिलेक्स करें। रिलेक्स करने से आप अधिक ऊर्जा के साथ काम कर पाएंगे।

लाभकारी ग्रीन टी

जब भी आपको ऑफिस में लगे कि आप तनावग्रस्त हैं और कमजोरी महसूस कर रहे हैं तो उस वक्त आपके लिए जरूरी है कि आप ग्रीन टी का सेवन करें। ग्रीन टी आपके शरीर की ना केवल थकावट दूर करेगी बल्कि आपके शरीर के एंटीऑक्सीडेंट भी निकालेगी, साथ ही कोलेस्ट्रॉल को भी नार्मल रखेगी।

फलों का सेवन

फलों का सेवन अपने भोजन में जरूर करें, फल ना केवल स्फूर्ति देते हैं बल्कि शरीर को मजबूती भी प्रदान करते हैं। इसलिए अपने भोजन में प्रतिदिन दो फलों का सेवन जरूर करें।

सूखे मेवे

प्रतिदिन एक मुट्ठी सूखे मेवों, यानी बादाम, काजू, अखरोट, मुनक्का का सेवन जरूर करें ये हड्डियों को मजबूती प्रदान करते हैं जिसके कारण शरीर में स्फूर्ति बनी रहती है।

आंखों का व्यायाम

एकाग्रता से काम करने के कारण सबसे ज्यादा प्रभाव पड़ता है आंखों की पुतलियों पर जो कि एक टक एक ही दिशा में लगातार देखती हैं। इसलिए जरूरी है कि इनको आई योगा द्वारा थोड़ा सा विश्राम दिया जाये आई योगा से ना केवल आंखों को आराम मिलेगा बल्कि आपको आंखों की रोशनी भी तेज होगी।

सीढ़ियों का प्रयोग

ऑफिस में लिफ्ट की जगह सीढ़ियों का प्रयोग करें तो ये एक तरह का व्यायाम ही होगा जोकि आपकी स्फूर्ति को और भी बढ़ायेगा, आपको पूरी तरह से फिट रखेगा।

काम को खुश होकर करें

आप जो भी कार्य ऑफिस में कर रहे हैं, उसको पूरी एकाग्रता व खुशी के साथ करें अगर आप अपने कार्य को करते समय पूरी लगन दिखायेंगे तो अपने कार्य स्थल पर खुश रहेंगे। अपने कार्यस्थल पर एक खुशनुमा माहौल बना कर रखें। खुश रहें व दूसरों को भी खुश रखें।

❖

मानसिक रोग और महिलाएं

मानसिक रोग यूं तो किसी को भी हो सकते हैं लेकिन हमारे यहां अधिकतर महिलाएं ही इनसे ग्रसित पाई जाती हैं। संभवतः इनके पीछे मूल कारण उनके आस-पास का वातावरण, पारिवारिक माहौल या परवरिश संबंधी विसंगतियां हो सकती हैं।

मानसिक रोग किसी भी आयु वर्ग के लोगों में बिना किसी भेद के हो सकते हैं। बच्चे से लेकर बड़े-बूढ़े तक इनकी चपेट में देखे जा सकते हैं। हां कुछ विशेष कारणों की वजह से ये बच्चों और स्त्रियों को अधिक परेशानी में डाल देते हैं।

महिला वर्ग में मनस्तंत्रिका ताप (साइकोन्यूरोसिस) तथा प्रसव के उपरान्त होने वाला मनस्ताप (साइक्रोसिस) मुख्य है। मनस्तंत्रिका तापी अवसाद (हिस्टीरिया डिप्रेशन) तथा घबराहट (दुधश्चता तंत्रिका ताप) के रोगी ही अधिक संख्या में देखे जाते हैं।

लक्षण

हिस्टीरिया के लक्षण किसी भी रोगी के रोग में मिल सकते हैं। बेसुध हो जाना, दांत बंद करके घंटों उसी हालत में पड़े रहना, हाथ-पैर में सूजन आ जाना, किसी अंग विशेष में कमजोरी, हिचकी, दर्द, लगातार डकारें आना, बोली बंद हो जाना तथा तरह-तरह की आवाजें मुंह से निकलने में यह रोग परिलक्षित होता है।

डिप्रेशन में रोगी उदास रहता है। बार-बार रोता है, नींद नहीं आती, किसी कार्य को करने में मन नहीं लगता, एक स्थान पर केवल पड़े रहने की इच्छा होती है। यह रोग प्रायः सदमे के कारण होता है। इसके प्रमुख कारण किसी निकटतम व्यक्ति की मृत्यु, धन-हानि, परीक्षा में असफल होना, नौकरी या रोजगार का चले जाना तथा मानहानि हो सकते हैं।

घबराहट (एंग्जाइटी) में दिल की धड़कन तेज हो जाती है। सीने में घुटन और मन में भारीपन बढ़ता ही जाता है। सांस की गति बढ़कर मौत का अहसास कराने लगती है। दिल के दौरे में भी इसी प्रकार के लक्षण दिखाई देते हैं। ई.सी.जी. तथा अन्य किसी प्रकार की जांच से किसी भी तरह की खराबी का पूरा पता नहीं चलता है।

प्रसव के बाद कई बार मनस्ताप में रोगी मनोविदलता (सिजोफ्रेनिया), उन्मादी अवसादी मनस्तापी (मैनिक डिप्रेसिव साईकोसिस) तथा अंगिक मनस्ताप (ऑर्गेनिक साइकोसिस) इत्यादि से पीड़ित हो सकता है। इसके लक्षणों में नींद नहीं आना या आकर उचट जाना, ठीक से नहीं बोलना, तोड़फोड़ करना, लगातार रोना या हंसते रहना, खाने-पीने, मल-मूत्र त्यागने का ध्यान नहीं रखना, दूसरों को शत्रु समझना, नवजात शिशु के पालन व दुलार का ध्यान नहीं रखना भी शामिल है।

इन रोगों के कारणों के बारे में निश्चयपूर्वक तो कुछ भी कहना कठिन है। लेकिन अधिकतर इनके पीछे पुराने रीति-रिवाजों की विसगंतियां ही पाई जाती हैं। यह रोग गरीबी, असीमित परिवार, पारिवारिक दबाव, अशिक्षा, काम के बोझ, पति की अनुपस्थिति के कारण से उत्पन्न होते हैं।

हिस्टीरिया में रोगी को यदि बेहोशी आ जाए तो उसे कुछ समय के लिए अकेला छोड़ देना चाहिए। सुगन्धित पदार्थों को सुंघाने की अपेक्षा रोग के कारणों को तुरंत पता लगाकर ही निदान करना चाहिए।

मनोचिकित्सा (साईकोथैरेपी) एवरशन थैरेपी तथा अन्य औषधियों की सहायता से उपचार करना चाहिए। आसपास के वातावरण में सुधार भी करना चाहिए। डिप्रेशन को दूर करने में, औषधियों का उपयोग, मनोचिकित्सा, व्यायाम, घुमाने के लिए बाहर जाना, धार्मिक शिक्षा इत्यादि महत्त्वपूर्ण हो सकते हैं।

प्रसव के बाद मनस्ताप में परेशान रोगी को निश्चित ही किसी चिकित्सालय में भर्ती करा देना चाहिए। वहां पर औषधियों का उचित सेवन, खान-पान का ध्यान तथा ई.सी.जी. की आवश्यकता को भी समझना चाहिए। उसके प्रति आत्मीय वातावरण भी बनाए रखें।

अगर स्त्रियों में इस तरह के रोगों की कमी करना चाहते हैं, तो उनके प्रति अपने दृष्टिकोण को बदलकर आत्मीयता का भाव प्रकट करना चाहिए। उनके मानसिक स्वास्थ्य को ठीक रखने के लिए सात्विक विचार प्रधान, मनोवैज्ञानिक, धार्मिक साहित्य भी पढ़ने को देना चाहिए। इससे उनमें वैचारिक परिवर्तन आएगा।

❖

क्यों हो जाती हैं महिलाएं चिड़चिड़ी?

चिड़चिड़ापन इंसान की भीतरी असंतुष्टता को दर्शाता है और इंसान कभी भी पूरी तरह संतुष्ट नहीं होता, शायद यही कारण है कि वह कभी न कभी वजह-बेवजह झल्ला उठता है या यूं कहें चिड़चिड़ा हो जाता है लेकिन महिलाओं के अंदर चिड़चिड़ापन कुछ ज्यादा ही देखने को मिलता है। अधेड़ उम्र की अवस्था के आसपास पहुंचते ही वह और भी चिड़चिड़ी हो जाती है। महिलाएं क्यों हो जाती हैं चिड़चिड़ी ? इसके कई मानसिक, शारीरिक, सामाजिक एवं व्यक्तिगत कारण हैं, आइये डालते हैं इन पर एक नजर।

पुरुषों के मुकाबले महिलाओं के अधिक चिड़चिड़े होने का एक कारण है उनकी परवरिश। महिलाओं को बचपन से ही भेदभाव के साथ पाला जाता है। लड़कों को जितनी स्वतंत्रता दी जाती है लड़कियों पर उतनी ही पाबंदी होती है। लड़कियां कभी स्वतंत्र होकर नहीं जी पातीं। हर कार्य के लिए या तो उन्हें किसी पर निर्भर होना पड़ता है या फिर अपनी खुशियों को पाने के लिए जद्दोजहद करनी पड़ती है। घर में भाई एवं पिता की नजरों एवं संरक्षण में होती हैं, तो शादी के बाद पति एवं नए परिवार की पाबंदियों में।

जब तक महिलाएं छोटी यानी लड़कियों के रूप में होती हैं तब तक ज्यादा सोच-समझ नहीं पातीं या यूं कहें कि वह विद्रोह या प्रतिक्रिया नहीं कर पाती और तो और विवाह को समाज एवं संस्कार का जरूरी अंग मानकर उन पर थोप दिया जाता है बिना ये जाने कि वे क्या चाहती हैं क्या नहीं और फिर वह एक घर की नहीं दो घर की इज्जत बन जाती हैं। न केवल नया घर बल्कि नई जिम्मेदारियां, नए रिश्ते आदि उसी के कंधे पर आकर लद जाते

हैं। यह सारे परिवर्तन एवं भेदभाव लड़कों से ज्यादा लड़कियों की झोली में अधिक आते हैं।

लड़की भले ही कितनी ही पढ़ी-लिखी, कमाऊ एवं सुंदर-सुशील हो, शादी में दहेज आदि भी खूब लाई हो उसे फिर भी इस बात का अहसास रहता है कि पति उसे कुछ भी कह-सुना सकता है। यह बात उसे सदा याद रहती है कि यदि उसे समाज में चैन व इज्जत से जीना है तो पति को हर हाल में स्वीकार करना पड़ेगा। पुरुष प्रधान देश में स्वयं का स्तर देखकर उसे खीज होती है तथा इन सबके प्रति स्वयं को वह लाचार एवं मजबूर पाती है और मन में समाज, पुरुष एवं स्वयं के प्रति चिड़चिड़ापन घर करने लगता है।

इन सबको वह देखती रहती है, सहती रहती है। कई बार प्रतिक्रिया करती है कभी नहीं भी करती। यदि प्रतिक्रिया करती भी हो तो भी उसे भला-बुरा सुनना पड़ता है। उसे तेज, बदतमीज या निर्लज्ज आदि कहा जाता है, जिसके चलते भीतर ही भीतर वह घुटती रहती है। कभी बच्चों, तो कभी घर की जिम्मेदारियों में खुद को बांटती रहती है, खुद को उलझाती रहती है ताकि घर-परिवार एवं पति-बच्चे आदि सब ठीक से चलते रहें। इस बीच उनके अंदर बहुत कुछ इकट्ठा होता रहता है।

महिलाएं न केवल रिश्तों एवं जिम्मेदारियों में उलझकर एवं बंधकर रह जाती हैं बल्कि अपने बारे में ठीक से सोच भी नहीं पातीं। अधिकतर महिलाओं की ख्वाहिशें, सपने, शौक एवं उद्देश्य आदि यूं ही धरे के धरे रह जाते हैं। प्रतिभा-हुनर सब दबी की दबी रह जाती है। ले-देकर यदि कुछ महिलाएं अपना अस्तित्व या वजूद बनाने की कोशिश भी करती हैं तो उन्हें अमूमन या तो कई समझौते करने पड़ते हैं या फिर कई रिश्तों एवं सुकूनों से उन्हें हाथ धोना पड़ता है। स्वतंत्रता और स्वीकृति, वजूद और घर-परिवार उन्हें एक साथ सरलता से नहीं मिलते।

घुटन और निर्भरता का यह सिलसिला चलता रहता है। बच्चे बड़े होने लगते हैं, कमाने लगते हैं। जेनरेशन गैप के कारण विचारों एवं रहन-सहन में अंतर व भेदभाव उभरने लगता है। बच्चे अपने अंदाज से कमाते व पैसा खर्च करते हैं। फिर घर के नए पर्दे हों या फिर रसोई का सामान आदि सभी चीजों पर महिलाओं को पति या बच्चों पर आश्रित होना पड़ता है। छोटी-छोटी चीजों के लिए अपनों का मोहताज होना पड़ता है। उसका अपनी खुद की कमाई पर भी उतना अधिकार नहीं होता जितना पति अपनी कमाई पर रखता है।

भले ही आज की महिलाएं कार या स्कूटर चला रही हों लेकिन उम्र के पड़ाव के बाद उन्हें भी अपने बहू-बेटे पर आश्रित होना ही पड़ता है। कहीं जाना हो तो वह इसलिए नहीं जा पातीं कि कार कौन चलाएगा? भारी समान कौन उठाएगा आदि? पुरुष तो बाहर घूमकर, दफ्तर या काम-धंधे में जाकर लोंगो के बीच अपना दिन गुजार लेते हैं तथा मन को शांत कर लेते हैं लेकिन महिलाएं घर में अकेलेपन के कारण और चिड़चिड़ी होने लगती हैं।

चिड़चिड़ेपन के तमाम कारणों में से एक कारण कई बार घर की 'बहू' भी बन जाती है अर्थात् जिस घर व बेटे को उसने अपने ढंग से संवारा व संभाला था उसे वह अपने से छिनता हुआ पाती है। जीवन की हर व्यवहारिकता को समझते-बूझते भी इस सत्य को सरलता से स्वीकार नहीं कर पाती कि उसके बेटे पर अब उसका नहीं उसकी बहू का हक ज्यादा है। जब वह अपने ही बेटे को कई बातों पर अपने खिलाफ व बहू के साथ पाती है तो उसे यकीन नहीं होता, जिसके चलते उसमें जिंदगी एवं रिश्तों के प्रति एक चिड़चिड़ेपन का भाव घर करने लगता है।

महिलाओं में सबसे अधिक चिड़चिड़ापन 40-45 वर्ष की उम्र के आसपास देखने को मिलता है जब वह मेनोपॉज से गुजर रही होती हैं। मेनोपॉज अर्थात् रजोनिवृत्ति। यानी मासिक धर्म का रुक जाना। किशोरावस्था में प्रारम्भ हुआ मासिक धर्म 40-45 वर्ष की उम्र के आस-पास समाप्त हो जाता है। इसी के साथ महिलाओं में प्रजनन करने की अवधि एवं क्षमता भी समाप्त हो जाती है या होने लगती है। जिसके कारण यौन शक्ति या यौन आनंद में भी उनकी रुचि क्षीण होने लगती है।

रजोनिवृत्ति के चलते महिलाओं में कई शारीरिक एवं मानसिक परिवर्तन आते हैं जिन्हें वह स्वीकार नहीं कर पातीं और चिंता एवं चिड़चिड़ेपन का शिकार हो जाती हैं। जैसे हॉटफ्लशेज अर्थात् शरीर में जरूरत से ज्यादा गर्मी लगना। नींद न आना या रात में बिस्तर से उठ जाना, अधिक पसीना आना, स्नायु तनाव, डिप्रेशन, थकान, चक्कर आना, शरीर में कंपन्न महसूस करना या शरीर का सन्न हो जाना, वजन बढ़ जाना, स्तनों का लटक जाना, चेहरे पर अनचाहे बालों का उग जाना, झाइयां पड़ जाना आदि।

रजोनिवृत्ति का महिलाओं पर शारीरिक प्रभाव जो पड़ता है सो पड़ता है लेकिन इसका मानसिक प्रभाव महिलाओं को अधिक प्रभावित करता है जिसके कारण महिलाएं स्वयं को निर्भर और असुरक्षित महसूस करती हैं जिसकी वजह से चिड़चिड़ापन और बढ़ने लगता है।

- महिलाओं को लगने लगता है कि अब उनमें पहले वाली वो बात नहीं रही वह सेक्स के लिए नहीं बचीं इसलिए उनका पति उनमें रुचि नहीं दिखाता। ऐसे में छोटी नोक-झोंक भी उन्हें बड़ी लगती है और स्वभाव और चिड़चिड़ा होने लगता है।
- स्वयं के शरीर में आए बदलाव को महिलाएं स्वीकार नहीं कर पाती उन्हें अपना सौंदर्य एवं ताकत खोती हुई मालूम पड़ती है जिसके चलते वह स्वयं को असहाय एवं निर्भर पाती हैं।
- उम्र और रजोनिवृत्ति के चलते महिलाएं वह सारे काम उतनी फुर्ती से नहीं कर पातीं जितना पहले करती थीं। इसके चलते या तो कार्य पूरे नहीं हो पाते या फिर ठीक से नहीं हो पाते। ऐसे में उन्हें अपने ही काम से संतुष्टि नहीं मिलती और मन चिड़चिड़ा होने लगता है। मेनोपॉज के कारण जो परिवर्तन आते हैं सो तो आते ही हैं परंतु कई

और अन्य, बाहरी कारण भी होते हैं जिनके कारण महिलाएं चिड़चिड़ी हो जाती हैं। जैसे–

- मेनोपॉज की जो उम्र होती है यह लगभग वही उम्र होती है जब बच्चे बड़े हो जाते हैं। अपनी इच्छा से अपनी उम्र से जीना चाहते हैं या तो वह मां का कहना नहीं मानते या फिर अपनी पढ़ाई–लिखाई के लिए घर से बाहर रहने लगते हैं या फिर शादी हो जाती है तो वह अपने जीवनसाथी के साथ अधिक व्यस्त हो जाते हैं और उनकी प्राथमिकताएं बदल जाती हैं।
- इसी उम्र के आसपास या तो सास–ससुर खत्म हो जाते हैं या फिर उन्हें कोई ऐसा रोग घेरे रहता है कि जिसकी सेवा उससे नहीं हो पाती और यदि वह गुजर जाते हैं तो वह अकेली हो जाती हैं।
- लगभग इसी उम्र के आसपास पति भी रिटायर होता है जिसके कारण वह अपना अधिकतर समय घर में ही बिताते हैं, जिसके चलते काम भी बढ़ जाते हैं और रोज की चिकचिक भी।

इन्हीं तमाम कारणों को पुरुष नहीं समझ पाता और उल्टा यह कहता है कि तुम पहले जैसी नहीं रही, तुम कितनी चिड़चिड़ी हो गई हो, कोई भी काम ठीक से नहीं करती, हर बात पर बहस करती हो या शक करती हो, गुस्सा तुम्हारी नाक पर रखा रहता है आदि, तो स्त्री को और भी बुरा लगता है कि जिसके साथ उसने इतना वक्त बिताया है वही उसे नहीं समझता तो पुरुष का यही स्वभाव स्त्री के चिड़चिड़े स्वभाव में घी का काम करता है।

❖

पुरुष अपना दर्द क्यों छिपाते हैं?

कहते हैं कि 'दर्द बांटने से बंट जाता है' पर स्त्रियों की तुलना में यह बात पुरुषों पर गलत साबित होती है क्योंकि पुरुष दर्द को बांटने की बजाय उसे छिपाने में यकीन रखते हैं। यह उनकी आदत है या अहम ? जानिए

हमारे समाज में स्त्री और पुरुष की जो परिभाषा दी गई है, कहीं न कहीं पुरुषों के द्वारा अपना दर्द छिपाने में उस परिभाषा या मान्यता का योगदान रहा है। जहां एक ओर स्त्री बात-बात पर रो देती है या सरलता से कह देती है, वहीं पुरुष रोने को, आंसू बहाने को अपनी कमजोरी समझता है। इतना ही नहीं शारीरिक दृष्टि से भी दोनों आपस में भिन्न हैं। स्त्री का शरीर कोमल व नाजुक है, उसकी हड्डियों और शरीर का जो ढांचा है, उसकी जो कोमलता है, वह उतना सब कुछ बर्दाश्त नहीं कर सकती, जितना एक पुरुष कर सकता है। पुरुष का शारीरिक ढांचा महिलाओं से अलग है। वह लड़ भी सकता है, वजन भी उठा सकता है, बलिष्ठ है, इन विभिन्नताओं को देखते हुए कुदरत ने भी कहीं न कहीं स्त्री-पुरुष को भिन्न बनाया है। ये लक्षण स्त्री में कुदरती तौर पर मौजूद हैं कि जब वह किसी दर्द को सहती है तो वह सरलता से किसी से भी कह देती है क्योंकि उसे उम्मीद होती है कि कोई उसके दर्द को सुनने वाला है। कहीं न कहीं उसे सहानुभूति भी चाहिए होती है। हर महिला खुद को भले ही झांसी की रानी समझती हो, लेकिन दर्द छिपाने में पुरुष महिलाओं से अधिक कुशल हैं। वे अपने चेहरे पर शिकन तक नहीं आने देते, क्योंकि वे खुद को मजबूत पुरुष के रूप में दिखाना चाहते हैं।

दर्द छिपाने के कारण

पुरुष अपना दर्द क्यों छिपाते हैं इसके पीछे भी कई कारण हैं जैसे–

सामाजिक परिवेश

हमारे समाज में आंसू बहाना या सहानुभूति मांगना स्त्री के गुण माने जाते हैं। कहीं कोई उन्हें स्त्री कहकर संबोधित न कर दे, यह डर भी पुरुषों को अपना दर्द छिपाए रखने के लिए मजबूर करता है। स्त्री जब सहानुभूति मांगती है तो उसको हम कमजोर नहीं कहते। वहीं जब पुरुष अपने दुःख का ढिंढोरा पीटता है, अपना दर्द जताता है, तो बदले में उसे सहानुभूति नहीं मिलती बल्कि उसकी तुलना स्त्री से की जाती है।

परवरिश की भूमिका

कहीं न कहीं हमारे समाज में बचपन से मन में यह भर दिया जाता है कि रोना व दुख-तकलीफ जताना यह तो लड़कियों का काम है, यह लड़कों को शोभा नहीं देता। लड़के को चोट लग जाए तो ज्यादा चिंता नहीं की जाती लेकिन अगर लड़की के चेहरे पर जरा सा दाग भी लग जाए तो मां-बाप को चिंता सताने लगती है। इसकी शादी करनी है। इसके चेहरे पर चोट लग गई उसका निशान जाएगा कि नहीं जाएगा। प्रकृति और हमारी परवरिश काफी हद तक जिम्मेदार है, जिसके कारण पुरुष अपना दुख केवल अपने तक ही छिपाकर रखता है।

जगहंसाई का डर

पुरुष को हमेशा यह डर लगा रहता है कि यदि मैं अपना दर्द सबसे बांटूंगा या किसी के आगे रोऊंगा तो लोग क्या कहेंगे? यहां पुरुष का अहं और स्वाभिमान पुरुष को अपना दर्द बांटने से रोकता है। हालांकि स्वाभिमान स्त्रियों में भी होता है लेकिन महिलाओं के लिए रोना उनकी बेबसी को दर्शाता है, उनकी संवेदनशीलता का परिचय देता है। महिलाएं अधिक संवेदनशील होती हैं इसलिए वे बात-बात पर रो पड़ती हैं। पुरुष अपने काम-धंधे में, आने-जाने में, लोगों से मिलने के दौरान वह अपने दर्द को भूल सा जाता है। इसलिए वो रो नहीं पाता है।

संरक्षक की भूमिका

पुरुष को समाज में संरक्षक व पालक की भूमिका में देखा जाता है। उसके ऊपर उसके परिवार की जिम्मेदारियों का भार होता है। ऐसे में वह अपना दर्द बयां करके खुद को कमजोर नहीं साबित करना चाहता। पुरुष अपने दर्द को किसी से नहीं बांटता। फिर चाहे वह परिवार की समस्या हो, बॉस से अनबन या व्यवसाय में नुकसान हो, वह किसी को कुछ नहीं बताता। वो अपनी जिम्मेदारियां व

मानसिक तनाव को किसी और के ऊपर नहीं डाल सकता। उसे लगता है कि यदि वह किसी को अपने शारीरिक या मानसिक कष्टों के बारे में बताएगा तो वह कमजोर गिना जाएगा। इसलिए वह खुद ही घुटता रहता है।

व्यवहारिक होना

स्त्रियां अपना दर्द बहुत जल्दी किसी से भी कह देती हैं। वह पहले किसी एक सहेली को बताती है फिर किसी और को। लेकिन पुरुष इस मामले में बहुत व्यवहारिक होते हैं, वह पहले तो न किसी से जल्दी दोस्ती करते हैं और न ही किसी दोस्त पर भरोसा करके उसे सब कुछ कहते हैं। बहुत ही कम लोगों से वह अपने दिल की कोई गहरी बात बयां कर पाते हैं। वह रिश्तों में जल्दी विश्वास नहीं करते। वह बहुत ज्यादा व्यवहारिक होते हैं। इसलिए वह रोने-धोने जैसे पचड़ों में नहीं पड़ता। लेकिन स्त्री रोती-धोती है। एक ही बात को कई बार कहती है। हो सकता है कि वह उस बात को कई दिनों, महीनों व वर्षों तक भी खींचे। जबकि पुरुष एक बात को बार-बार न कहना और न सुनना पसंद करता है।

आत्मनिर्भर होना

पुरुष हमेशा से आत्मनिर्भर रहा है। इसलिए वह अपने दिल की बात किसी से जल्दी नहीं कहता। स्त्री हमेशा से निर्भर रही है। वह बचपन से लेकर बुढ़ापे तक अपने माता-पिता व पति पर निर्भर रहती है। उसे लगता है कि जब तक मैं अपने दिल की बात किसी को बता नहीं दूंगी, तब तक हल्की नहीं होऊंगी। जबकि पुरुष जानता है कि अगर मैं यह बात किसी एक से कहूंगा तो यह और चार लोगों तक फैल ही जाएगी। पुरुष को अपनी छवि की भी बहुत फिक्र रहती है। वह जानता है कि दर्द बताने से सिर्फ उसकी जगहंसाई ही होगी। वह अपने दर्द को ही नहीं अपने अहं, स्वाभिमान व अपनी छवि को छिपाता है। क्योंकि जो छवि हमने पुरुष की बनाई है, गढ़ी है वह दर्द के बयां करते ही अपनी छवि में खरा नहीं उतरेगा। पुरुष की सशक्त छवि इसी में बरकरार रहती है कि वह दर्द को सहे, बर्दाश्त करे, व्यवहारिक हो, स्त्री की तरह बात को न बढ़ाए संवेदनशील न हो और न ही आंसू बहाए।

❖

दांपत्य जीवन और तनाव

जिस तरह का आज कल जीवन व जीवन शैली है उससे इंसान को तनाव न हो ऐसा हो नहीं सकता। एक छोटे से स्कूली बच्चे को भी अपनी तरह का एक तनाव होता है। ऐसे में फिर वयस्क कैसे बच सकते हैं और वो भी पति-पत्नी। शादी के बाद तो दाम्पत्य जीवन में तनाव तो जैसे जीवन का एक अहम हिस्सा हो जाता है, और उसमें भी अगर पति-पत्नी जॉब पर हैं तो तनाव का दुगना होना लाजमी है। ऐसे में पति-पत्नी क्या करें, कैसे दाम्पत्य सुख में आ रहे तनाव को दूर करें यह जानना जरूरी है? कैसा हो एक दूसरे का एक दूसरे के प्रति व्यवहार व बर्ताव कि तनाव न रहे, इसके लिए जरूरी है कि दोनों निम्न बातों पर गौर करें।

ऑफिस का तनाव

पति-पत्नी दोनों कामकाजी हैं तो हो सकता है कि अक्सर ऑफिस में ऐसी घटनाएं हों, जिससे मूड खराब हो जाए। ऐसे में घर-आकर ऑफिस के तनाव से एक-दूसरे का मूड खराब करना ठीक नहीं है। अक्सर जब पत्नी कामकाजी नहीं होती है, तब पति के घर आते ही सारे दिन के घरेलू समाचारों की झड़ी लगा देती है या बच्चों की शिकायतें और पड़ोसियों की बातें शुरू कर देती है। ऐसे में पति का मूड अगर किसी बात से ऑफिस में खराब हुआ है तो वो और ज्यादा बिगड़ जाता है, फिर वो ऑफिस की चिड़चिड़ाहट बच्चों पर निकलता है या किसी बात पर पत्नी से झगड़ा शुरू हो जाता है।

एक फर्म में इंजीनियर आशीष अग्रवाल अपनी पत्नी प्रिया की घर आते ही काम बताने की आदत से काफी परेशान हैं। आशीष बताते हैं, 'एक दिन ऑफिस में इतनी बड़ी बात हो

गई कि मैंने सोचा मैं नौकरी ही छोड़ दूंगा, ऐसे मूड में जब घर आया तो प्रिया ने अपनी नई साड़ी निकाल के कहा, अभी बाहर जाइएगा तो फॉल वाले के यहां दे दीजिएगा। मैंने गुस्से में साड़ी ही फाड़ दी, बाद में मुझे अफसोस हुआ पर उस वक्त मैं खुद पर कंट्रोल नहीं कर पाया।' प्रिया जैसी कई स्त्रियां होती हैं जो पति के घर आते ही बिना मूड जाने शुरू हो जाती हैं और अपनी इस छोटी-सी नासमझी के कारण घर का माहौल भी खराब कर लेती हैं।

पारिवारिक तनाव

कभी-कभी पति-पत्नी के बीच तनाव का कारण व्यक्तिगत न होकर पारिवारिक होता है। परिवार की किसी घटना को लेकर उनके बीच भी तनाव हो जाता है। दिल्ली में एक कॉल सेंटर में काम कर रही हिमांशी को जब पता चला कि उसका देवर कुछ दिनों के लिए किसी परीक्षा की तैयारी के सिलसिले में दिल्ली में रहेगा और उसकी ननद भी डिलीवरी के लिए उसके पास दिल्ली आना चाहती है। हिमांशी की काल सेंटर में शिफ्ट बदलती रहती है, इसलिए हिमांशी को सोच-सोच कर काफी तनाव हो गया कि अगर वो ठीक से केयर नहीं कर पाई तो परिवार में उसकी बुराई होगी। उसकी खुद की नौकरी ऐसी है कि उससे अपने ही काम ठीक से नहीं हो पाते हैं। हिमांशी ने जब अपने पति नवीन से कहा तो उन्हें अच्छा नहीं लगा। नवीन ने कहा कुछ दिनों की तो बात है, अब हिमांशी समझ नहीं पा रही थी कि वो कैसे समझाए कि वो ठीक से ध्यान न दे पाई तो उसे कितनी शिकायतें सुनने को मिलेगी। अक्सर ऐसा होता है कि पति-पत्नी के कामकाजी होने पर किसी स्त्री के लिए अन्य भूमिकाएं पूरी पूर्णता के साथ निभाना मुश्किल हो जाता है। जबकि पति अपने परिवार के सदस्यों के साथ हर हाल में पूरे मान-सम्मान की अपेक्षा अपनी पत्नी से रखता है। ऐसे में कभी-कभी परिवार को लेकर भी पति-पत्नी के बीच तनाव हो जाता है।

बच्चों की समस्याएं

पति-पत्नी के बीच में बच्चों की समस्याओं को लेकर भी तनाव हो जाता है। ज्यादातर बच्चे कोई गलती करें तो पत्नी को सुनने को मिलता है कि 'क्या सिखाया है तुमने बच्चों को', कोई अच्छा काम करे तो पति सारा श्रेय 'आखिर बच्चा किसका है' कहकर खुद ले लेते हैं। ऐसे में बच्चों की पढ़ाई-लिखाई या उनकी अन्य समस्याओं से भी पति-पत्नी के बीच में तनाव आ जाता है। बच्चों की जिम्मेदारी पति-पत्नी दोनों की ही होती है, इसलिए एक-दूरे पर लांछन लगाना उचित नहीं है। पति-पत्नी दोनों कामकाजी हैं तो बच्चों का ध्यान थोड़ा-थोड़ा दोनों को ही रखना पड़ेगा। उनके होमवर्क, उनकी निजी समस्याओं के प्रति दोनों को ही जागरूक रहना पड़ेगा। अगर पत्नी हाउसवाइफ है, तो पत्नी बच्चों को ज्यादा अच्छी तरह रख सकती है, लेकिन फिर भी पति को पिता का कर्त्तव्य निभाना जरूरी है। चाहे कितनी ही

व्यस्तता हो, उसे समय निकालकर बच्चों से उनके स्कूल का हाल, उनका होमवर्क इन बातों की जानकारी लेनी ही चाहिए। इससे बच्चों को भी लगेगा कि आप उनमें दिलचस्पी ले रहे हैं। साथ ही आपका मूड भी बच्चों से बात करके ठीक हो जाएगा।

समझदारी है जरूरी

पति-पत्नी के बीच किसी भी कारण से उपजा तनाव उनके दाम्पत्य में दरार न डाल दे, इसके लिए जरूरी है कि उनमें आपस में समझदारी हो। ऐसा भी नहीं करना चाहिए कि सारी समस्याओं को, तनावों को स्वयं तक सीमित रखें, एक-दूसरे से न कहें। पति-पत्नी अपनी समस्याएं एक-दूसरे के साथ नहीं शेयर करेंगे तो कहां करेंगे? बस जरूरत इस बात को समझने की है कि उस बात को कब और कैसे बताया जाए? कुछ लोगों का मानना है कि ऑफिस को घर पर लेकर नहीं आना चाहिए, ये बात कुछ हद तक तो ठीक है, लेकिन अगर कोई बात ऑफिस में ऐसी हो गई, कि जिसकी वजह से मूड ज्यादा खराब है तो व्यक्ति घर में वैसे ही मूड से आएगा। कोई भी व्यक्ति यंत्र नहीं है कि घर आते ही अपना बटन दबा दे सब भूल जाए। सारे दिन होने वाली घटनाओं का असर तो होगा, इसलिए पति-पत्नी घर आकर कुछ समय निकाल कर अपनी समस्याएं एक-दूसरे को बता कर हल्के हो सकते हैं। पत्नी अगर गृहिणी है तो उसे भी समझना चाहिए कि पति के आते ही समस्याओं, शिकायतों का पिटारा खोल कर नहीं बैठ जाना। पति जब फ्रेश हो जाए तब मौका देखकर अपनी बात कहनी चाहिए।

समझें उनके दिल की भी

आमतौर पर पति अपने ऑफिस की समस्याएं पत्नी को बता कर हल्के हो जाते हैं, लेकिन पत्नी की समस्याएं नहीं सुनते हैं। उन्हें इतनी प्राथमिकता नहीं देते हैं। एक प्राइवेट बैंक में कार्यरत रश्मि ने जब अपने पति उदय को ऑफिस में एक सहकर्मी द्वारा किए दुर्व्यवहार की बात बताई तो उदय ने कहा रश्मि तुम्हारे साथ तो हमेशा कुछ-न-कुछ होता रहता है, कहीं तुममें ही कोई कमी तो नहीं। रश्मि उदय की बात से काफी आहत हुई। ऐसा अक्सर होता है कि पत्नी अपने ऑफिस की समस्याएं बताए तो पति 'प्लीज बोर मत करो, क्या ये घिसी-पिटी बातें लेकर बैठ गई।' कहकर बात टालना चाहते हैं, लेकिन जब पति को स्वयं कोई तनाव हो तो 'मूड बहुत खराब है, कोई बात अच्छी नहीं लग रही', फौरन कह देते हैं। इस तरह का व्यवहार एकदम अनुचित है। अगर पत्नी कामकाजी है तो उसकी परेशानियां और तनाव भी उतने ही महत्त्वपूर्ण हैं, जितने कि पति के होते हैं। पत्नी की बातों को नजरअंदाज करेंगे तो ऑफिस का तनाव तो रहेगा, उसे घर पर भी तनाव महसूस होगा। इसलिए पति-पत्नी दोनों को ही एक-दूसरे की मन:स्थिति समझकर समझदारी दिखानी होगी।

यूं दूर करें तनाव

- एक-दूजे के तनाव और परेशानियों को आपस में शेयर जरूर करें। मन की बात कह देने से मन हल्का हो जाता है।
- किसी बाहरवाले से पति-पत्नी को एक-दूसरे की कोई बात पता चले, इससे बेहतर है खुद ही एक-दूसरे को बता दें।
- अगर कोई ऐसी समस्या है जिसे आपस में सुलझाना संभव नहीं है, तो किसी खास दोस्त या काउंसलर की सहायता ले सकते हैं।
- ऑफिस से आने के बाद टीवी देखकर कहीं घूमने का कार्यक्रम बनाकर या बच्चों के साथ खेलकर मूड ठीक करने का प्रयास करें।
- अगर पत्नी गृहिणी है, तो पति का मूड ठीक करने के लिए उसकी पसंदीदा डिश बना सकती हैं या उन्हें कोई सरप्राइज दे सकती है।
- अगर पत्नी का मूड खराब है, तो पति अपनी पत्नी के लिए चाय बनाकर या कहीं घुमाने ले जाकर मन बहला सकता है।
- जीवन में तमाम खूबसूरत बातें भी हैं, सिर्फ तनावपूर्ण बातों को सोच-सोच कर जीवन बोझिल बनाना ठीक नहीं है।

संवाद जरूरी

काउंसलर मधुमती सिंह के अनुसार पुरुषों और स्त्रियों का रिलैक्स करने का तरीका अलग होता है। पुरुषों को ऑफिस से आने के बाद थोड़ा समय चाहिए, वो समाचार-पत्र पढ़ते हैं या टीवी देखते हैं, इसके बाद बातचीत शुरू करते हैं। इसलिए पत्नियों को चाहिए कि जब पति थोड़ा रिलैक्स कर ले तब व्यक्तिगत बातें शुरू करें या वो खुद ही कुछ देर बाद पूछना शुरू कर देते हैं। तनाव को कम करने के आपस में संवाद होना बहुत जरूरी है। कुछ एक्टिविटी पति-पत्नी की एक साथ होनी चाहिए, जैसे वॉक पर जाना, क्लब या स्विमिंग के लिए जाना इत्यादि। एक और महत्त्वपूर्ण बात है कि सेक्सुअल लाइफ भी अच्छी होनी चाहिए। इससे भी तनाव दूर होता है। अच्छी सेक्स लाइफ, आपसी संवाद इत्यादि से ... तनाव दूर करने में सहायता मिलती है।

❖

जानें, बच्चों के तनाव को

हमें लगता है तनाव सिर्फ बड़े लोगों को ही होता है बच्चों को नहीं, बच्चों को किस बात की चिंता। उनको कौन सा घर–गृहस्थी चलानी है या रिश्ते सम्भालने हैं। पर व्यवहार में आए बदलाव जैसे गुस्सा, चिड़चिड़ापन, भूख न लगना, नींद न आना, कम अंक आना आदि बताते हैं कि वह भी तनाव ग्रस्त है।

आठ वर्षीय अमन पिछले कुछ समय से चिड़चिड़ा, शांत व सुस्त–सा रहने लगा था। अमन के इस व्यवहार से उसकी मां बहुत परेशान थी। उन्हें समझ नहीं आ रहा था आखिर अमन को परेशानी क्या है? काफी परेशान होने पर अमन की मम्मी उसे मनोचिकित्सक के पास ले गई। शारीरिक रूप से स्वस्थ अमन से बातचीत के दौरान मनोचिकित्सक अमन के चिड़चिड़ेपन और उदासी का कारण जानने में सफल हो पाए। दरअसल अमन को पढ़ाई में अव्वल रहने के साथ–साथ क्रिकेट में भी अच्छा प्रदर्शन करने के लिए घरवालों की तरफ से लगातार दबाव बना हुआ था, जिससे अमन दबा जा रहा था। उम्र भले ही छोटी थी, लेकिन घरवालों की अपेक्षाओं पर खरा न उतर पाने का दुख उसे अंदर से कचोटता जा रहा था, जिस कारण उसके भीतर कुंठा और चिड़चिड़ाहट घर कर गई थी और धीरे–धीरे वो स्ट्रेस में चला गया। सुनने में बड़ा अजीब जरूर लगता है, लेकिन आजकल के लाइफस्टाइल और बच्चे को ऑलराउंडर बनाने की कोशिश में अक्सर मां–बाप जाने–अनजाने में बच्चे को स्ट्रेस के गर्त में धकेल देते हैं।

यदि आप चाहते हैं कि आपका बच्चा पढ़ाई और खेल–कूद में अच्छा प्रदर्शन करे तो उसके लिए जरूरत है कि आप अपने बच्चे को जानने की कोशिश करें। छोटे–छोटे बच्चों पर कंपटीशन के कारण इतना दबाव बना रहता है कि इतनी छोटी उम्र में उनके लिए इससे

निपटना थोड़ा मुश्किल हो जाता है, लेकिन अभिभावक बच्चों की मनोस्थिति और क्षमता को समझने की कोशिश करें और अपनी अपेक्षाओं को बच्चे पर न लादें। इस तरह के स्ट्रेस को लाइफस्टाइल स्ट्रेस कहा जा सकता है, जिसमें बच्चे पर इस बात का प्रेशर ज्यादा होता है कि वो फलां बच्चे जैसा पढ़ने में तेज क्यों नहीं है या फिर तुम स्पोर्ट्स और म्यूजिकल एक्टिविटिज में बेहतर प्रदर्शन क्यों नहीं करते।

बच्चों में तनाव के लक्षण

- बच्चे का बात-बात पर चिड़चिड़ाना।
- हर वक्त खोए-खोए रहना, किसी भी एक्टिविटिज में ध्यान न देना।
- जरा-जरा सी बात पर रो पड़ना, नाखून काटना, होंठ चबाना इत्यादि।
  फिजिशियन डॉ. अशोक रामपाल के अनुसार स्ट्रेस यद्यपि मानसिक रोग है, लेकिन इसका असर बच्चे के शारीरिक विकास पर भी पड़ सकता है। जैसे-
- बच्चे के पेट में बार-बार दर्द उठना।
- बच्चे में अतिसार जैसा रोग भी हो सकता है।
- शारीरिक तौर पर बच्चे की ग्रोथ में भी बाधा आ सकती है।
- स्ट्रेस के कारण बच्चा या तो बहुत अधिक मोटा हो जाता है या फिर अत्यधिक पतला हो जाता है। **मनोचिकित्सकों का मानना है कि यदि बच्चा स्ट्रेस के दौर से गुजर रहा हो तो उसके साथ निम्न तरीके से अपनाकर, व्यवहार कर उसे स्ट्रेस से बाहर निकाला जा सकता है:-**
- स्ट्रेस के दौरान बच्चे के साथ अधिक-से-अधिक समय गुजारने की कोशिश करें। उसे प्यार व दुलार दें तथा बच्चे को यह महसूस न होने दें कि वो किसी प्रकार की बीमारी से ग्रस्त है।
- मनोचिकित्सक के परामर्श अनुसार दवाइयों का इस्तेमाल करें।
- अभिभावकों को चाहिए कि वे बच्चे से खुलकर बात करें। उसकी अनकही समस्याओं को बिना पूछे समझने की कोशिश करें।
- बच्चे पर अपनी बात मनवाने के लिए दबाव न बनाए, बल्कि उसे समझाकर मनाने की कोशिश करें।
- बच्चे को बाहर घुमाने ले जाएं, उसे नई-नई चीजें दिखाएं व अलग-अलग स्थानों पर घुमाएं, इससे उसके मस्तिष्क में नए-नए विचार आएंगे, जिससे स्ट्रेस को कम करने में मदद मिलेगी।
- सबसे जरूरी बात मनोचिकित्सकों के अनुसार स्ट्रेस के दौरान बच्चे में हार्मोंस भी असंतुलित हो सकते हैं, इसलिए बच्चे के खान-पान पर विशेष ध्यान दें।

❖

डायरी लिखें, तनाव से बचें

यूं तो हर इंसान कुछ न कुछ लिखता ही रहता है फिर वह कंप्यूटर पर हो या कागजों पर, मोबाइल में हो या डायरी में, पर क्या आप जानते हैं कि लिखना जिसे हम अपनी रोजमर्रा की जरूरत समझते हैं यदि उसे नियमित भावानुसार लिखें तो वह लिखना हमारे लिए औषधि बन सकता है। हमें हमारे तनाव से मुक्त कर सकता है।

कहने को जनसंख्या दिन-प्रतिदिन बढ़ रही है, भीड़ बढ़ रही है। इस भीड़ में साथ रहने और साथ निभाने वाले तो कई हैं लेकिन साथ देने वाले और मन को समझने वाले बहुत कम। आदमी भीड़ का शिकार इतना हुआ है कि वह अपने में सिमटकर तन्हा हो गया है और उसकी यही तन्हाई उसके कई दुखों का कारण हो गई है, जिसके कारण वह न केवल शारीरिक एवं मानसिक दोनों तौर पर रुग्ण हुआ है, बल्कि इससे उसके व्यक्तित्व एवं आत्मविश्वास का भी ह्यास हुआ है।

सच तो यह है आज आदमी की मजबूरी भी अजीब होती जा रही है। उसे उन लोगों के साथ रहना पड़ रहा है जिसका साथ उसे चुभता है। ऐसे में वह अपनी दिल की बातें कहे तो किससे? जब कहने का मन होता है तो कोई सुनने-समझने वाला नहीं मिलता और कभी कोई भूले-भटके मिल भी जाए तो खुद की व्यस्तताएं इतनी हो जाती हैं कि कुछ भी कहने का मूड नहीं होता। कभी माहौल नहीं मिलता तो कभी हालात नहीं मेल खाते। रोज-रोज की तन्हाई और उससे उपजी घुटन अवसाद का रूप लेने लगती है और स्थिति इतनी बदतर होने लगती है कि सीने में सांसे बोझ और जीवन बंधन लगने लगता है। अकेले रहने का मन करता है तो कभी मन हताश होकर खुदकुशी का विचार बुनने लगता है। जब अनकही और अकेलेपन का यह सिलसिला इतना गहराने लगता है तो मानसिक एवं शारीरिक रोगों के रूप में शरीर गवाही देने लगता है।

रोग भले ही शारीरिक हो लेकिन उसकी जड़ें आदमी के मन से ही जुड़ी होती हैं। बड़े-बडे जटिल एवं असाध्य रोग अप्रत्यक्ष रूप से मन से ही जुड़े होते हैं, यहां तक कि सेक्स संबंधित 75 प्रतिशत रोग भी मन से ही संबंध रखते हैं। इसलिए कहते हैं न 'स्वस्थ मन ही स्वस्थ तन का आधार है' और 'पहला सुख निरोगी काया' यदि मन स्वस्थ है तो तन स्वस्थ है और तन स्वस्थ है, तो जीवन सुंदर है। इसलिए कह सकते हैं 'स्वस्थ मन ही सुखी जीवन का आधार है।' और आज स्वस्थ व स्वच्छ मन कम ही देखने को मिलते हैं। मिलावट व प्रदूषण बाहरी चीजों तक ही सीमित नहीं है वह कहीं न कहीं आदमी के मन तक भी अपनी पहुंच बना चुका है। मन जो कि आधार है, वह कब और कैसे रुग्ण हो जाता है पता ही नहीं चलता। और क्योंकि मन दिखता नहीं है इसलिए हम उसकी न तो सेहत पर ध्यान देते हैं न ही उसकी खुराक पर। पर जब धीरे-धीरे शरीर रोगों की चपेट में आता है तो उन रोगों से पता चलता है कि खराबी कुछ मन में है, रुकावट कहीं मन की है जो तन पर रोग के रूप में उभर कर आ रही है।

इसलिए मन को स्वस्थ रखना बहुत जरूरी है और मन की स्वस्थता के लिए जरूरी है 'बातचीत'। मन में दबी इच्छाओं एवं भावनाओं को दबाने की बजाए समय-समय पर प्रकट करना चाहिए। बहुत कम बोलना, चुप-चुप रहना, अकेले रहना, किसी काम में मन न लगना, आलस और थकावट महसूस करना, या तो बहुत नींद आना या बहुत कम आना, जरूरत से ज्यादा भूख लगना या भूख उड़ जाना, अपने आप से बातें करते रहना, समूह से बचना, बेवजह चिड़चिड़े रहना या गुस्से से भरे रहना, नजर मिलाकर बात न करना, खोए-खोए रहना, याददाश्त का कम होना, जीवन जीने में कोई रुझान न होना आदि डिप्रेशन के लक्षण हैं। यह सब लक्षण दर्शाते हैं कि आप न केवल डिप्रेशन में हैं बल्कि तन्हा और दुखी भी हैं।

आप न केवल अकेले हैं बल्कि आप खाली भी हैं यानी न तो आपके पास कोई बातें शेयर करने के लिए है और न ही आप किसी क्रिएटिकव एक्टिविटी में शामिल हैं जिसके कारण आप अपने तक ही सीमित हैं। फिर मन की बातें हों या भीतर की ऊर्जा दोनों को ही जब कोई किनारा नहीं मिलता तो आदमी डिप्रेशन का शिकार होने लगता है पूरी तरह से न सही आंशिक रूप से ही सही। यही हालत आदमी को न उसके कार्यस्थल पर संतुष्टि देती है न ही आपसी रिश्तों में। आज यही तो हो रहा है अधिकतर लोग न तो अपने कार्य या व्यवसाय से खुश हैं न ही अपने संबंधों या साथी से।

यह हालत लगभग सभी की होती जा रही है और हो भी जाएगी क्योंकि किसी के पास किसी के लिए वक्त तो बहुत दूर की बात है, इंसान के पास खुद अपने लिए वक्त नहीं है। जमाना होड़ और प्रतियोगिता का है, प्रदर्शन और पहुंच का है। ऐसे में पैसा और स्टेटस ज्यादा जरूरी हो गया है। और इन सब के आगे शौक मरते हों तो मर जाएं, रिश्ते बिखरते हों तो बिखर जाएं, बस यही सोच रह गई है। यह आज का सच है। पर 'सच' है इसका मतलब यह नहीं कि सही है। सही होता तो आदमी की आज जो हालत है वह न होती। लेकिन अब

प्रश्न उठता है करें तो करें क्या? इस स्थिति को सच या झूठ कहकर दर-किनार तो नहीं दिया जा सकता। और रहा सवाल आदमी का, जिन आदतों एवं रहन-सहन या लाइफ स्टाइल का वह आदि हो गया है उसे सरलता से रातों-रात नहीं बदला जा सकता। न तो उसको जबर्दस्ती संवेदनशील बनाया जा सकता है न ही रचनात्मक। यह उसका स्वयं का चुनाव और रुझान है। ऐसी स्थिति में क्या किया जाए? कैसे इंसान अपने मन के जाल से बाहर निकले? कैसे बचे अवसाद से और उनसे जुड़े व होने वाले रोगों से?

जहां न तो दूसरे के पास वक्त है न आपसी संबंधों में विश्वास है वहां 'डायरी लिखना' एक औषधि है या यूं कहें अवसाद का रामबाण इलाज है 'डायरी राईटिंग'। नियमित डायरी लिखने से न केवल मानसिक शांति मिलती है बल्कि व्यक्तित्व का भी विकास होता है। इसके साथ-साथ डायरी लेखन के और भी कई लाभ हैं। डायरी लिखना हमारे लिए किस तरह, क्यों व किस हद तक मददगार साबित हो सकता है जानिए निम्न विश्लेषण से :-

1. कुछ भी लिखने के लिए एकाग्रित होना जरूरी है भले ही वह हमारी सुबह से शाम तक की बातें ही क्यों न हों। कुछ देर के लिए ही सही हम चुप रहना भी सीखने लगते हैं। अपने बारे में सोचने का साहस करते हैं। बहाना बेशक डायरी लिखना हो परंतु जब यही लिखना रोज नियमित दिनचर्या का हिस्सा बन जाता है तो मन एकाग्र होने की कला भी सीखने लगता है।
2. सोचने और लिखने में बहुत फर्क है। लिखने की आदत हमारे अंदर धैर्य के गुण को जन्म देती है। सोचने के लिए हम एक सेकेंड में कुछ भी सोच सकते हैं। हमारे मन के विचारों की गति कलम की गति से कई गुना ज्यादा होती है परंतु जब हम लिखते हैं तो मन-विचार ठहरना सीखते हैं। एक धैर्य पनपने लगता है। यदि अंदर कोई गुस्सा या कुंठा होती है तो कागज तक आते-आते काफी हद तक शांत होने लगती है।
3. लिखना एक आईने की तरह है जो बात हमारे भीतर पूरे दिनभर भरी रहती है तथा जिसको सोचते वक्त कई बार हम जज्बाती व पक्षपाती हो जाते हैं लिखते वक्त कही व सही बात के मायने या तस्वीर साफ होने लगते हैं। हमारी तत्कालीन भावनाएं कागज पर उतरते-उतरते काफी हद तक छन जाती हैं।
4. डायरी लिखते समय एक बात का विशेष ध्यान रखें वो यह कि स्वयं को सच्चा व साफ रखें यानी लिखने में कुछ बनावटी या नकलीपन न हो। जैसा दिन भर मन में चला है, अच्छा-बुरा जैसा भी ज्यों का त्यों लिखें। जैसे भाव, जैस शब्द उठ रहे हैं उन्हें वैसा ही लिखें याद रखें कि आप अपने लिए लिख रहे हैं किसी को दिखाने या स्वयं को लेखक साबित करने के लिए नहीं। इसलिए लिखने में समझदारी का नहीं ईमानदारी का ख्याल रखें।
5. यदि ईमानदारी को कायम रखेंगे तो आप स्वयं को हल्का पाएंगे क्योंकि आदमी के

दुख का कारण है उसका बनावटीपन। आदमी के भले ही कितने ही निकट संबंध क्यों न हों वह सामने वाले को बोलकर कभी भी सौ प्रतिशत नहीं दे पाता और यदि बोलता भी है तो संतुष्ट नहीं रह पाता, इसलिए यदि आप डायरी लिखते हैं तो धीरे-धीरे आत्म-संतुष्टि की ओर बढ़ने लगते हैं।

6. सगा कब गैर बन जाए कहना मुश्किल है। कौन आपकी बात अपने पेट में कब तक पचाएगा यह जानना मुश्किल है। पीठ पीछे आपकी बातों को कौन कितना मजाक बनाएगा यह जानना मुश्किल है। ऐसे में डायरी लिखने से मन में जो असुरक्षा का भाव होता है धीरे-धीरे कम होने लगता है। हम अपने को कन्फ्यूज कम अपने आपको कॉन्फिडेंट महसूस करने लगते हैं। हमारी बातें हम तक ही रहती हैं।
7. संबंध भले ही कितने ही गहरे व पुराने क्यों न हो, हमें दूसरे पर निर्भर बनाते हैं। जब तक हम सामने वाले को दिल की बात कह नहीं लेते हमें चैन नहीं पड़ता और यह आदत भीतर इतनी घर कर जाती है कि साथी यदि दूर हो जाए या आपकी बातों को तवज्जो न दे या कम दे तो उसका प्रभाव हमारे रिश्ते पर तो पड़ता ही है हमारी मानसिकता एवं व्यक्तित्व पर भी पड़ता है। डायरी लेखन हमें आत्मनिर्भर बनाता है। हमें दिल की बात कहने के लिए किसी दूसरे का इंतजार नहीं करना पड़ता और न सामने वाले के मूड या व्यस्तता का खयाल रखना पड़ता है।
8. डायरी लिखना हमें आत्मनिर्भर ही नहीं प्रौढ़ यानी मैच्योर भी बनाता है। लेकिन इसके लिए जरूरी है कि डायरी को न केवल नियमित लिखा जाए बल्कि कुछ दिनों के अंतराल में या सप्ताहांत उसे नियमित पढ़ा भी जाए। जब हम अपना लिखा हुआ पढ़ते हैं, तो सरलता से खुद को देख पाते हैं। अपने मनोभावों का मूल्यांकन कर पाते हैं अपनी स्थिति-परिस्थिति में तुलना कर पाते हैं। हमें अपने द्वारा पूर्व में किए गए बर्ताव व रवैया का सही-गलत का पता चलने लगता है। अपनी कमियां हमें खुद दिखने लगती हैं। अफसोस हो या विश्वास हमें सब कुछ साफ नजर आने लगता है। हमें हमारी न केवल कमियां दिखने लगती हैं बल्कि हमारे अंदर चयन एवं निर्णय करने की क्षमता का भी विकास होने लगता है। हमारे लिए क्या जरूरी है क्या नहीं, क्या प्राथमिक है, क्या गौण आदि सभी कुछ समझ आने लगता है यदि हम अपनी लिखी हुई डायरी को नियमित रूप से लिखने के बाद पढ़ते रहे तो।
9. डायरी लिखने से इंसान के भीतर अभिव्यक्त करने का हुनर भी आने लगता है। जिन बातों को हम कह नहीं पाते या कहकर भी हल्के नहीं हो पाते डायरी लिखने से ऐसा संभव हो पाता है। मन के सपने, इच्छाएं एवं फेंटेसी आदि हम सब अपनी इच्छानुसार लिख सकते हैं यहां तक कि अपने अंदर दबी गालियां, शिकायतें, गुस्सा व कुंठाएं आदि सभी कुछ अभिव्यक्त कर सकते हैं। जब तक मन लबालब भरा रहेगा तब तक भीतर एक 'मवाद' इकट्ठा होता रहेगा और यदि इस मवाद को समय पर बहने का मार्ग

नहीं मिलता तो यह मानसिक रोग की शक्ल लेने लगता है। हमारी डायरी हमारी एक ऐसी मित्र साबित हो सकती है जो हमें ज्यों का त्यों स्वीकार लेती है। हमें खुद को जाहिर करने का पूरा मौका देती है। इसलिए हम धीरे-धीरे उसे भी अभिव्यक्त करने में माहिर हो जाते हैं जिसे या तो हम सबसे छिपाते हैं या जिसका सामना नहीं करना चाहते। सच तो यह है जब हम अपने मन की कर लेते हैं तो स्वयं को हल्का महसूस करते हैं क्योंकि डायरी इसका हमें पूरा मौका देती है।

10. डायरी लिखने से तनाव ही कम नहीं होता याददाश्त भी दुरुस्त होती है क्योंकि जिस बात को हम सोचने के साथ-साथ लिखते भी हैं कहीं न कहीं वह हमारे अंदर पक्की हो जाती है इसलिए स्कूली बच्चों को जिनको याद करने में दिक्कत आती है उन्हें शिक्षक लिख-लिखकर याद करने की सलाह देते हैं और तो और लिखते-लिखते इंसान की भाषा, भाषा शैली व शब्दावली भी निखरने लगती है।

11. इतना ही नहीं लिखने का एक अपना जादू भी है क्योंकि लकीरों को खींचने का, भिन्न-भिन्न आकार बनाने का अपना ही महत्त्व है जिसे 'लाइन थेरेपी' कहा जाता है। आपने स्वयं अनुभव किया होगा जब खाली बैठे होते हैं या फोन पर किसी से बात कर रहे होते हैं कुछ न कुछ आकार बनाने रहते हैं या आड़ी-तिरछी लकीरे खींचते रहते हैं या अपना पसंदीदा अक्षर लिख-लिखकर गाढ़ा करते रहते हैं। ये लकीरे, ये आकार या ये शब्द यूं ही नहीं खिंच जाते इनके पीछे हमारी मनोदशा व मनोभाव होते हैं। जिस तरह के हमारे भाव होते हैं या वर्तमान स्थिति होती है उसी तरह की लाईन, स्ट्रोक्स उनकी बनावट या आकार बनते चले जाते हैं। जो कि हमारे जीवन के अंदर या जीवन में चल रहे उतार-चढ़ाव को दर्शाते हैं। इसलिए जब हम सोचकर मनानुसार लिखते हैं तो विचार तो निकलते ही हैं जाने अनजाने शब्दों के आकार, उनके घुमाव हमारी मानसिक कसरत भी करते हैं जिससे हमारा तनाव भी झरने लगता है। और जब तनाव कम होगा तो मन खुश होगा। मन खुश रहेगा तो मानसिक रोग हमें नहीं होंगे और मानसिक रोग नहीं होंगे तो हमें शारीरिक रोग भी नहीं घटेंगे और अगर घटेंगे भी तो उनके प्रति हमारा नजरिया सकारात्मक होगा। हमारे भीतर रोगों से लड़ने की दृढ़ संकल्पता होगी क्योंकि हमारा मन स्वस्थ होगा। इसलिए डायरी लिखिए और अपने जीवन को और स्वयं को स्वस्थ व सुंदर बनाइए।

❖

तनाव मुक्ति में सहायक ध्यान उपचार

तनाव का मुख्य कारण मानसिक चिंता, तनाव, शारीरिक थकावट व अनिद्रा आदि होता है। जिसके चलते हमारी मांसपेशियां तन जाती हैं, शरीर में रक्त व ऑक्सीजन का प्रवाह कम हो जाता है और सिर भारी होने लगता है। ध्यान हमारे तन-मन को एकाग्र कर उसे शांत करने में मदद करता है। ध्यान से हमारे मन में चल रही चिंताएं व विचार आदि विलीन होने लगते हैं शरीर शिथिल होने लगता है।

ध्यान करने के तरीके कितने हैं या हो सकते हैं और वह कौन-कौन से हैं ? सबको बताना संभव नहीं पर ध्यान के क्षेत्र में जो प्रसिद्ध, प्रमुख विधियां हैं उनकी संक्षिप्त जानकारी निम्न प्रकार से है। जिसमें आपको सुविधा हो आप उस विधि को अपना सकते हैं और अपने मन को शांत कर तनाव से मुक्ति पा सकते हैं।

- क्रिया जिसे आमतौर पर लोग ध्यान के लिए उपयोग में लाते हैं, वह हैं अपनी दोनों भौहों के बीच का स्थान। आंखें बंद करके सुख आसन या पद्मासन में बैठ जाएं और माथे पर जहां बिंदी लगाई जाती है उस स्थान पर ध्यान लगाएं। वहां प्रकाश को देखने की कोशिश करें। इस क्रिया का निरंतर अभ्यास करें और मन को शांत व एकाग्र करें।
- कुछ लोग आंख खोलकर ध्यान करते हैं। ऐसे में या तो वह दीवार पर बिंदू या आध्यात्मिक चिह्न लगाकर या सामने कोई वस्तु जैसे मोमबत्ती की लौ, धीमी रोशनी वाला बल्ब आदि पर नजरे गड़ाकर अपने चित्त को एकाग्र एवं शांत करने की कोशिश करते हैं।

- कुछ लोग अपनी सांस पर ध्यान केंद्रित करके स्वयं को एकाग्र करने की कोशिश करते हैं। इसमें वह अपनी सांसों के आवागमन पर ध्यान देते हैं। नथुनों से नाभि तक जाती सांस तथा नाभि से नथुने तक निकलती सांस पर, सांस की यात्रा पर अपना ध्यान केंद्रित करके मन को स्थिर करने की कोशिश करते हैं।
- कुछ लोग अपने ईष्ट के नाम को अपने ध्यान का माध्यम बनाते हैं। उस नाम को लिखकर या बोलकर उस पर अपना ध्यान केंद्रित करते हैं। जैसे 'ऊं नम: शिवाय' या 'ऊं साई राम।' कुछ लोग इसे लिख-लिख कर स्वयं को एकाग्र करने की कोशिश करते हैं, तो कुछ लोग मन में 'ऊं साई राम' दुहराते हैं और हर शब्द एवं मात्रा पर अपना ध्यान केंद्रित करते हुए उसकी निरंतर पुनरुक्ति करते रहते हैं ताकि मन उस नाम से जरा भी न हटे न ही भटके।
- कुछ लोग ध्यान के लिए शरीर में विद्यमान सात चक्रों व संबंधित रंगों का सहारा लेते हैं। इसके लिए वह एक-एक करके चक्रों पर ध्यान केंद्रित करते हैं और अपने भीतर रंगों को अनुभव करते हैं। इन चक्रों की यात्रा कर वह अपनी ऊर्जा को मूलाधार से सहस्त्रार तक ले जाने की कोशिश करते हैं और मन को एकाग्र करते हैं।
- बहुत लोग मन को एकाग्र करने के लिए, ध्यान में जाने के लिए योग का सहारा लेते हैं। योग में कई आसन व चरण हैं जिसके माध्यम से लोग अपने तन और मन दोनों को शुद्ध करते हैं। योग के, यम, नियम, आसन, प्राणायाम, प्रत्याहार, धारणा, ध्यान और समाधि के जरिए स्वयं को साधते हैं व ध्यान को उपलब्ध होते हैं।
- कई लोग मंत्र जाप के माध्यम से स्वयं को एकाग्र करते हैं फिर ध्यान साधना के लिए शक्ति जुटाते हैं। मंत्र ऊर्जा के भंडार होते हैं। उसके हर शब्द में शक्ति छिपी होती है। उनके उच्चारण से, नियमित जाप से न केवल मन बाहर भटकना बंद करता है बल्कि शक्ति भी अर्जित करता है। फिर वह मंत्र सात्विक हो या तांत्रिक लोग उन्हें संख्या अनुसार, माला के माध्यम से जपते हैं। माला के हर मनके पर, हर मंत्र पर अपना ध्यान केंद्रित करते हुए अपनी एकाग्रता को बढ़ाते हैं ताकि ध्यान करने में आसानी हो।
- कई लोग ध्यान के लिए मौन या एकांत का सहारा लेते हैं। स्वयं को बाहर और अंदर से इतना मौन कर लेते हैं कि भीतर का नाद सुन सकें और उस नाद में स्वयं को डुबा सकें, एकाग्र कर सकें। क्योंकि बोलने सुनने से विचार जन्म लेते हैं और विचार मन में हलचल देते हैं, इसलिए कई लोग एकांत में मौन द्वारा ही ध्यान करने की कोशिश करते हैं।
- चिंतन-मनन के द्वारा भी कई लोग स्वयं को ध्यान के लिए एकाग्र करते हैं। जबकि यह भी मौन साधना का एक अंग है। इसमें जातक अपने विचारों का विश्लेषण करता है, उसका निरीक्षण परीक्षण करता है। उनसे होने वाले लाभ, हानि पर चिंतन करता

है। कैसे और क्यों? वह उनसे प्रभावित होता है इस बारे में सोचता है तथा वह उन सब विचारों से अछूता रहें, उसका उन पर कोई प्रभाव न हो, बाहर कुछ भी हो लेकिन मन की परिधि में कोई आहट न हो, ऐसा स्वयं को बनाता है। इसलिए हर स्थिति एवं परिस्थिति का मूक दर्शक बनता है। जो स्थिति जैसी है, उसे वैसी ही स्वीकारता है। अपने आपको उनसे जुड़ने से बचाते हुए द्रष्टा भाव को जगाता है। विचारों को आने देता है, उनसे भागता नहीं अपने जागरण का माध्यम बनाता है ताकि उनका प्रभाव उस पर न पड़े और मन ध्यान में लग सके।

- कुछ लोग ऐसे भी हैं जो भक्ति के द्वारा स्वयं को या जीवन को साधते हैं। भक्ति ही उनका ध्यान का माध्यम होती है। शास्त्रों में भक्ति के नौ ढंग बताए गए हैं। और वह नौ हैं, श्रवण, कीर्तन, स्मरण, पादसेवन, अर्चन, वंदना, हास्य, सख्य और आत्मचिंतन। भक्ति के इन नौ या इनमें से किसी एक रूप में भक्त स्वयं को जोड़कर रखता है, उसी में मन को रमाए रहता है ताकि मन न भटके, एकाग्र रहे और उस एकाग्रता को भगवान के ध्यान में पूर्ण तरह से समर्पित कर सके और संसार में भटकने से बच सके।
- कुछ लोग कला को ही ध्यान का माध्यम बना लेते हैं। फिर वह नृत्य हो, गायन हो, चित्रकारी हो, शिल्पकारी हो या कुछ भी, कोई भी कला हो। क्योंकि कला कोई भी हो वह तभी उभरती है जब मन एकाग्र हो या यूं कहें किसी भी कला में निपुणता तभी मिलती है जब मन शांत और एकाग्रचित्त हो। सच्चा कलाकार सांसारिक वासनाओं से परे होता है, उसका मन बात-बात पर भटकता नहीं है। वह अपनी कला के जरिए ही स्वयं को एकाग्र करना सीख लेता है। उसकी एकाग्रता ही उसका ध्यान बन जाती है और उसका यही ध्यान परमात्मा से मिलन का माध्यम बनता है।
- कुछ लोग जीवन को, प्रकृति को प्रभु मानते हैं। उनके लिए यह जीवन जीना ही एक साधना होती है इसलिए वह किसी एक खास क्रिया या विधि को ही ध्यान की एकाग्रता का जरिया नहीं बनाते, बल्कि वह हर कार्य को ही ध्यान बना लेते हैं। वह हर कार्य को पूरी सहजता से स्वीकारते हैं। दिन के हर कार्य में आनंद तलाशते हैं। इसलिए वह जिस समय जिस कार्य को करते हैं उस समय केवल उसी कार्य पर केंद्रित होने की कोशिश करते हैं। मन को इधर-उधर भटकने नहीं देते। ऐसे लोग जो भी, जैसे भी कार्य या परिस्थिति के बीच होते हैं उसे पूरे जोश एवं होश के साथ जीते हैं। वह वर्तमान की स्थिति को तवज्जो देते हैं। वह ध्यान को बोझिल नहीं बनाते, उसे व्यावहारिक जीवन में हर पल जीते हैं और परमात्मा को अपने आसपास महसूस करते हैं। ऐसे लोगों का हर कार्य ही ध्यान होता है या बन जाता है।

एकाग्रता की इन तमाम विधियों में से आप किसी को भी अपनी सहूलियत अनुसार अपना सकते हैं और जिससे आपका मन सहमत हो उस विधि का नियमित अभ्यास करें ताकि आपका एकाग्र मन और संग्रहित शक्ति ध्यान के लिए तैयार हो सके और आप परमशक्ति, परमात्मा का अनुभव कर सकें। ❖

तनाव मुक्ति में सहायक नींद

हमारे शरीर के लिए जितना आवश्यक भोजन है उतनी ही आवश्यक नींद भी है क्योंकि, नींद न केवल हमारे शारीरिक बल्कि मानसिक स्वास्थ्य के लिए भी बहुत आवश्यक है, क्योंकि वर्तमान समय में हम भूलना, चिड़चिड़ापन, तनाव, अवसाद तथा एकाग्रता में कमी जैसी समस्याओं का सामना अक्सर करते हैं, परंतु इस बात से अनजान रहते हैं कि इन सभी समस्याओं का कारण हमारी अधूरी नींद भी हो सकती है। सच तो यह है नींद हमें तरोताजा ही नहीं करती हमें स्वास्थ्य भी प्रदान करती है डॉक्टर भी मानते हैं कि कोई दवा भी अपना असर शीघ्र तभी दिखाती है जब रोगी दवाई के साथ-साथ अच्छी गहरी नींद भी लेता है। तनाव के मामले में तो इसका विशेष महत्त्व है क्योंकि अगर अच्छी गहरी नींद तनाव को कम करती है तो इसकी कमी इसे और बढ़ाती है, इसलिए तनाव मुक्त होने के लिए नींद जरूरी है।

क्यों जरूरी है नींद?

हमारा शरीर निरोगी हो इसके लिए बहुत आवश्यक है कि हम पौष्टिक भोजन के साथ-साथ अपनी नींद अवश्य पूरी करें। विशेषज्ञों का मानना है कि अच्छी नींद न सिर्फ हमारे अच्छे स्वास्थ्य का आधार है बल्कि इससे हमारे दिमाग को भी पोषण मिलता है परंतु नींद पूरी न होने की वजह से हमारा शरीर पूरी तरह रिलैक्स नहीं हो पाता है और यदि हम नींद पूरी किए बिना ही लगातार काम करते हैं तो हमारे शरीर को अत्यधिक ऊर्जा की आवश्यकता पड़ती है एवं हमारा रक्त मांसपेशियों की ओर बहने लगता है इस कारण मस्तिष्क में ऑक्सीजन की कमी होती है और इस वजह से वहां स्थित तंत्रिकाओं में तनाव उत्पन्न हो जाता है, जो कई शारीरिक तथा मानसिक रोगों की वजह बनता है। अगर हम पूरी तथा अच्छी नींद लेते

हैं तो वह हमारे संपूर्ण शरीर के लिए ईंधन के समान कार्य करती है। इस संदर्भ में विशेषज्ञों का कहना है कि हमारी नींद कई टुकड़ों में बटी होती है, सर्वप्रथम हमारी भुजाओं, पैरों एवं गर्दन की बड़ी मांसपेशियां सोती हैं तथा अंत में होंठों एवं पलकों की छोटी मांसपेशियां। इसी प्रकार हमारे चेतना केंद्र भी एक-एक कर के सोते हैं, सबसे पहले सूंघने की शक्ति उसके बाद देखने एवं सुनने की शक्ति अवचेतना के आगोश में समा जाती है, परंतु इस अवस्था में भी हमारे महत्त्वपूर्ण अंग जैसे- हृदय, मस्तिष्क एवं नाड़ी क्रियाशील रहते हैं। किंतु इनकी क्रियाशीलता थोड़ी मंद पड़ जाती है इससे हमारे संपूर्ण शरीर की मांसपेशियों को आराम मिल जाता है तथा हम जगते हैं तो ऊर्जा से परिपूर्ण होते हैं।

इसके विपरीत यदि कोई व्यक्ति लंबे समय तक जगता है तो थकान के कारण वह चिड़चिड़ा होने लगता है एवं उसका शरीर तथा मस्तिष्क सुचारू रूप से कार्य नहीं कर पाता है।

नींद विज्ञान के जनक 'विलियमडिमेंट' ने अपने एक अध्ययन के बाद बताया कि पूरी नींद लेने वाले व्यक्ति ऊर्जावान, आत्मविश्वासी, दक्ष एवं कुशल होते हैं।

नींद की उपयोगिता से जीव-जंतु भी भली-भांति परिचित हैं तभी चमगादड़ जैसे निशाचर दिन को सोते हैं, डॉलफिन मछली तैरते हुए ही अपनी नींद पूरी कर लेती है तो वहीं हिरन खड़े रह कर ही सो लेते हैं, परंतु इसके विपरीत साधनों से सम्पन्न हम मनुष्य अपनी नींद के जैविक चक्र को भी पूरा नहीं कर पा रहे हैं।

एक सर्वेक्षण के अनुसार भारत में शहरी आबादी के 64 प्रतिशत लोग सुबह सात बजे से पहले उठ जाते हैं जो विश्व में सर्वाधिक है, इसके साथ ही 61 फीसदी नगरीय क्षेत्र के लोग प्रतिदिन 7 घंटे से भी कम सोते हैं। इसके अतिरिक्त हमारे देश में अब केवल 4 फीसदी लोगों के सोने का समय परंपरागत तरीके अर्थात् सूरज की रोशनी से तय होता है, जबकि 29 प्रतिशत ने माना कि वो आधी रात के बाद नींद की शरण में जाते हैं और 45 प्रतिशत लोगों का कहना था कि वो अपने काम के अनुसार ही नींद का समय तय करते हैं। इन आंकड़ों को देखते हुए हम आसानी से समझ सकते हैं कि क्यों हर दूसरा व्यक्ति वर्तमान समय में अनेक शारीरिक रोगों के साथ-साथ तनाव, अवसाद, एकाग्रता में कमी जैसी समस्याओं से जूझ रहा है।

किस उम्र में कितना सोएं?

प्रत्येक व्यक्ति की उम्र के अनुसार उसके लिए नींद की आवश्यकता भी भिन्न-भिन्न होती है। बच्चों को वयस्कों की तुलना में अधिक नींद की आवश्यकता होती है, क्योंकि बच्चों की अधिकांश ऊर्जा खेलने में जाती है तथा उनको विकास के लिए भी अधिक ऊर्जा की आवश्यकता पड़ती है। यदि किसी बच्चे की आयु एक वर्ष है तो उसके लिए बारह घंटे की नींद

आवश्यक है तथा किशोरवस्था के लिए दस घंटे की नींद आवश्यक है परंतु एक वयस्क के लिए छह-आठ घंटे तथा बुजुर्ग के लिए पांच-छह घंटे की नींद प्रर्याप्त होती है।

नींद से लाभ

1. **तनाव में राहत**- एक शोध से यह पता चला है कि तनाव से मुक्ति के लिए अच्छी नींद रामबाण सिद्ध होती है। जब हम सोते हैं तो अवचेतन अवस्था में रहते हैं जिस कारण हमारे मस्तिष्क की मांसपेशियां शिथिल हो जाती हैं जिससे तनाव कम होता है। इतना ही नहीं यदि हम पूरी नींद लेते हैं तो 'अवसाद' (तनाव का जटिल स्वरूप) से भी बच सकते हैं।
2. **एकाग्रता में वृद्धि**- हम कितनी नींद लेते हैं इसका हमारी एकाग्रता पर बहुत गहरा प्रभाव पड़ता है। प्रायः यह देखा गया है कि जिन व्यक्तियों में अनिद्रा की समस्या पाई जाती है, उनमें एकाग्र क्षमता कम होती है। इसके विपरीत जो लोग नींद पर्याप्त मात्रा में लेते हैं, उनकी एकाग्रता अच्छी होती है। इसलिए डॉक्टर्स का ये मानना होता है कि पूरी नींद लेने से एकाग्रक्षमता में तो सुधार होता ही है साथ ही साथ हमारा दिमाग भी तेज होता है।
3. **रोग प्रतिरोधक क्षमता में वृद्धि**- अमेरिका में हुए एक शोध के अनुसार हमारी सोने की आदतों का हमारी सेहत पर बहुत गहरा प्रभाव पड़ता है। किशोरों पर किए गए इस शोध में यह पाया गया कि उनमें गैस्ट्रोइंटेस्टाइन, जुखाम तथा फ्लू जैसी स्वास्थ्य समस्याएं आज नींद पूरी न होने की वजह से आम हो गई हैं। डॉक्टर्स का ये मानना है कि अगर हम पर्याप्त नींद लेते हैं तो हमारे पूरे शरीर की मांसपेशियों को आराम तो मिलता है, जिससे हमारी रोगप्रतिरोधक क्षमता भी बढ़ती है तथा इसके परिणामस्वरूप हमारा शरीर पूर्ण रूप से स्वस्थ रहता है, इसलिए डॉक्टर्स प्रत्येक बीमार व्यक्ति को दवाई लेने के साथ-साथ अच्छी तरह सोने की सलाह भी देते हैं।
4. **मोटापे से मुक्ति**- शोधकर्ताओं के अनुसार यदि नींद अधूरी रहे तो भूख महसूस करने वाले हार्मोंस का स्तर बदल जाता है तथा पेट भरने वाले और भोजन की मात्रा को नियंत्रित करने वाले 'लेप्टिन हार्मोन' के स्तर में कमी आ जाती है एवं भूख, मोटापे तथा वसा को बढ़ावा देने वाले 'ग्रेलिन हार्मोन' का स्तर बढ़ जाता है, जिससे व्यक्ति में भूख तथा खाने की इच्छा बढ़ जाती है परिणामस्वरूप व्यक्ति मोटापे का शिकार हो जाता है, इसलिए मोटापे से मुक्ति के लिए यह आवश्यक है कि खान-पान तथा व्यायाम का ध्यान रखने के साथ-साथ नींद भी पूरी लें।
5. **मानसिक स्वास्थ्य**-अधूरी नींद हमारे शरीर के साथ-साथ हमारे मानसिक स्वास्थ्य के लिए भी घातक होती है। एक शोध के मुताबिक अच्छी नींद मस्तिष्क की कोशिकाओं

स्वस्थ रखने में सहायक होती है, परंतु अगर नींद पूरी नहीं होती तो दिमाग को नुकसान पहुंचाने वाले मॉलिक्यूल्स अपने काम में लग जाते हैं, साथ ही पूरी नींद न लेने वाले व्यक्ति ही ज्यादातर पागलपन के शिकार होते हैं। अतः पूरी नींद लेकर हम स्वयं को मानसिक रूप से भी स्वस्थ रख सकते हैं।

6. **बुढ़ापे का शत्रु**-अगर नींद पूरी होती है तो बुढ़ापा हमसे कोसों दूर रहता है। शोधकर्ताओं के अनुसार, अधूरी नींद के कारण चेहरे पर झुर्रियां, महीन रेखाएं एवं उदासी भी नजर आने लगती है जिसकी वजह से व्यक्ति थका हुआ नजर आने लगता है तथा उनके चेहरे का जवांपन फीका पड़ने लगता है जबकि पूरी नींद लेने से चेहरे पर ताजगी रहती है एवं उम्र का असर भी देरी से नजर आता है।

अनिद्रा के कारण

1. **बदलती जीवन शैली**- वर्तमान समय में हमारी जीवनशैली बहुत बदल गई है, पुराने समय में जहां लोग जल्दी सोने तथा जल्दी जागने को प्राथमिकता देते थे वहीं आज देर रात तक पार्टी तथा सोशल नेटवर्किंग साइट्स पर चैटिंग करना आम बात हो गई है इन सब के साथ ही आज-कल नव धनाढ्य वर्ग और उच्च वर्ग ने 'दिन को काम और रात को मौज' करने के फलसफे को अपने जीवन का मूलमंत्र बना लिया है, परिणामस्वरूप देर रात पार्टियों का आयोजन तथा उसमें शामिल होने वाले लोगों का प्रतिशत बढ़ा है एवं इस प्रकार लोगों के सोने के घंटों में कटौती हुई है। इसके साथ ही जहां पहले हम केवल पौष्टिक भोजन को ही महत्त्व देते थे वहीं आज फास्ट फूड और जंक फूड हमारे जीवन के अभिन्न अंग बन चुके हैं, यही कारण है कि हम नींद से दूर होते जा रहे हैं और फिर हम नींद के लिए विभिन्न प्रकार की दवाइयों, वाइन आदि का सहारा लेने लगते हैं जिसके परिणामस्वरूप अनेक बिमारियों की सौगात हमें मिल जाती है।
2. **अधिक चाय-कॉफी का सेवन**-अधिक चाय-कॉफी का सेवन भी हमारी नींद के लिए घातक होता है। कॉफी में कैफीन पाया जाता है जो हमारे मस्तिष्क को सक्रिय कर देता है, जिस वजह से हमें नींद नहीं आती, इस कारण से छात्र परीक्षा के दौरान देर रात तक जगने के लिए चाय-कॉफी का सेवन करते हैं परंतु इस बात से अनजान होते हैं कि अधिक मात्रा में इसका सेवन हमें अनिद्रा का रोगी बना देता है। हमें इस बात का ध्यान रखना चाहिए कि सोने और चाय-कॉफी के सेवन के मध्य आठ घंटे का अंतराल अवश्य रहे।
3. **अव्यवस्थित मनोदशा**-सबसे आगे निकलने की चाह तथा विकास के शीर्ष पर पहुंचने की ललक ने मनुष्य को निरंतर क्रियाशील रहने के लिए प्रेरित अवश्य किया

है, परंतु इस व्यस्तता से कई बार हम अपने व्यक्तिगत तथा व्यवसायिक जीवन में तालमेल नहीं बैठा पाते हैं और न ही स्वं के लिए समय निकाल पाते हैं, परिणामस्वरूप जन्म होता है तनाव का तथा हमारी मनोदशा भी व्यवस्थित नहीं रह पाती और हम अनिद्रा के शिकार हो जाते हैं।

4. **रोग**–कई बार हम शारीरिक रूप से अस्वस्थ होने के कारण भी अनिद्रा के शिकार हो जाते हैं। किसी भी प्रकार की शारीरिक पीड़ा या व्याधि की वजह से हमारा मस्तिष्क तनावमुक्त नहीं हो पाता है तथा मस्तिष्क में शारीरिक पीड़ा की वजह से मस्तिष्क में अनेक विचार निरंतर चलते रहते हैं, जिससे हमें नींद आने में परेशानी होती है।
5. **वातावरण**– कई बार हमारे सोने के कमरे में फैली अव्यवस्था अथवा आस–पास का शोरगुल भरा वातावरण हमारे नींद में बाधक बनता है, क्योंकि नींद के लिए एक शांत तथा शोरमुक्त वातावरण की आवश्यकता होती है, साथ ही कमरे में फैली गंदगी तथा अव्यवस्था भी नींद में बाधक होती है।
6. **यात्राएं**–वर्तमान समय में यात्राएं मनुष्य के जीवन का एक अंग बन गई हैं, चाहे वह व्यवसाय से संबंधित हो या फिर किसी अन्य कार्य से। कई बार ऑफिस से घर की दूरी काफी अधिक होती है और वक्त की पाबंदी के कारण लोग समय पर पहुंचने के लिए कुछ घंटे अपनी नींद से कम कर देते हैं, जिसका खामियाजा उन्हें तनाव तथा एकाग्रता में कमी के रूप में चुकाना पड़ता है।

अच्छी नींद के लिए उपाय

1. **व्यवस्थित दिनचर्या**– अच्छी नींद के लिए आवश्यक है कि सोने तथा जगने का एक निश्चित समय निर्धारित करें तथा छुट्टी वाले दिन भी अगर संभव हो तो उसका पालन अवश्य करें। इससे आपको नींद भी समय पर एवं अच्छी आएगी और आप स्वयं को एक नई ऊर्जा से परिपूर्ण भी पाएंगे।
2. **चिंता से बचें**–अत्यधिक चिंता 'चिता' का काम करती है, इसलिए स्वयं को जितना अधिक हो पाए चिंता से दूर रखें तथा जब भी बिस्तर पर सोने जाएं तो केवल उन बातों का ही स्मरण करें जिससे आपको खुशी मिले।
3. **नशे से दूर रहें**–चाय, कॉफी, शराब तथा किसी भी प्रकार का नशा नींद का दुश्मन होता है। शराब में व्याप्त एल्कोहल से हमारे मस्तिष्क की गतिविधियां मंद हो जाती हैं जिससे शुरू में तो नींद आती है परंतु बाद में नींद टूटने लगती है तथा हम अनिद्रा के शिकार हो जाते हैं। इसके साथ ही कोशिश करें कि जितना हो सके नींद की दवा से दूर रहें, क्योंकि यह हमारे लिए बहुत घातक है और इसके लगातार प्रयोग से नींद की दवाओं का सेवन हमारे लिए एक लत बन जाती है तथा इस बात को हम भली–भांति जानते हैं कि किसी भी प्रकार की लत हमारे लिए कितनी घातक सिद्ध होती है।

4. **योग तथा व्यायाम**–व्यायाम से हमारा स्वास्थ्य तो अच्छा रहता ही है साथ ही अगर हम शाम के समय व्यायाम करें तो थकान की वजह से हमें नींद जल्दी व अच्छी आएगी। इसके साथ ही योग, ध्यान तथा आत्मसम्मोहन की विधि का प्रयोग भी अच्छी नींद के लिए उपयोगी सिद्ध होता है। इन सब के अतिरिक्त योग तथा ध्यान का एक लाभ यह भी है कि इनको अभ्यास में उतार लेने के बाद नींद कम लेने के बावजूद भी स्फूर्ति एवं ताजगी को बनाए रखा जा सकता है। इसके अतिरिक्त बिस्तर पर जाने के उपरांत गहरी–गहरी सांसे लेने से भी हम तनाव से दूर तथा नींद के निकट पहुंच जाते हैं।
5. **सुपाच्य भोजन**–अच्छी नींद के लिए यह आवश्यक है कि रात के समय किसी भी प्रकार का गरिष्ठ भोजन न करें साथ ही इस बात का ध्यान रखना भी आवश्यक है कि रात को हमेशा भूख से कम खाएं और यदि संभव हो तो सोने से दो घंटे पहले ही भोजन कर लें पंरतु हमें इस बात का भी ध्यान रखना चाहिए कि हम भूखे न सोएं, क्योंकि भूख की वजह से हमें नींद नहीं आती है और पेट खाली होने की वजह से हमें पेट में जलन तथा गैस आदि समस्याओं का सामना भी करना पड़ सकता है।
6. **स्वच्छ वातावरण**–अच्छी नींद के लिए आवश्यक है कि हमारा कमरा तथा बिस्तर साफ हो तथा कमरे में मच्छर या खटमल न हों साथ ही इस बात का ध्यान रखना भी आवश्यक है कि बिस्तर न तो आवश्यकता से अधिक मुलायम हो न अधिक कड़क तथा इस बात का भी ध्यान रखें कि अधिक भड़कीले रंगों का प्रयोग कमरे में न करें।
7. **नींद आने पर ही लेटें**–यदि आप अच्छी नींद लेना चाहते हैं, तो यह आवश्यक है कि जब आपको नींद आने लगे तो ही बिस्तर पर जाएं। अगर आपको बिस्तर पर लेटने के 20 मिनट बाद भी नींद नहीं आती तो बिस्तर से निकल कर टहलें या कोई पुस्तक पढ़ें ऐसा करने से आपको शीघ्र ही नींद आने लगेगी।
8. **बिस्तर पर काम न करें**–कई व्यक्तियों की आदत होती है कि वो बिस्तर पर बैठ के अपने कई कार्य करते हैं, तो वहीं कुछ लोगों को बिस्तर पर भोजन करने की आदत होती है, यदि आपके अंदर भी ऐसी कोई आदत है तो तुरंत ही उसे त्याग दें क्योंकि नींद पर इसका प्रतिकूल प्रभाव पड़ता है।
9. **लिखने की आदत डालें**–विशेषज्ञों का मानना है कि मन में यदि किसी तरह की भावना घुटन पैदा कर रही है, तो उसे सोने से पहले लिख लें, क्योंकि लिखने से हमारे मन को सुकून मिलता है और मन शांत हो जाता है, जिससे नींद जल्दी आती है।
10. **बाथ लें**–अगर आप अनिद्रा से ग्रसित हैं तो सोने से पहले बाथ या हॉट बाथ लेना आपके लिए उपयोगी सिद्ध हो सकता है, क्योंकि बाथ से आपके दिन भर की थकान दूर होती है। यदि आप हॉट बाथ लेते हैं तो आपके शरीर का तापमान बढ़ जाता है तथा इससे आपको राहत तो मिलेगी ही तथा आपको नींद भी अच्छी आएगी।

11. **माहौल**–अच्छी नींद में हमारे आस–पास का वातावरण बहुत महत्त्वपूर्ण भूमिका निभाता है। अगर वातावरण शांत हो तो हमें नींद अच्छी आती है साथ ही प्रकाश का भी हमारी नींद पर बहुत गहरा प्रभाव पड़ता है कुछ लोगों को बिलकुल अंधेरे कमरे में नींद आती है तो कुछ को कम प्रकाश में सोने की आदत होती है, जिन लोगों को प्रकाश में सोने की आदत हो वो हल्के प्रकाश वाले बल्ब का प्रयोग कर सकते हैं। साथ ही सोने के पहले यदि आप अपनी पसंद का संगीत सुने तो भी वह नींद में सहायक होता है परंतु इस बात का ध्यान रखें की संगीत हल्का हो।
12. **मसाज**–बिस्तर पर जाने के 10 मिनट पहले अपने सिर का हल्के हाथों से मसाज करें। अगर आप चाहें तो किसी तेल का प्रयोग भी कर सकते हैं। मसाज से सिर की मांसपेशियों को राहत मिलती है तथा नसें शिथिल होती हैं जो नींद में सहायक हैं।
13. **गैजेट्स से दूरी**–वर्तमान समय में फोन, कंप्यूटर, टी.वी. इत्यादि हमारे जीवन के अभिन्न अंग बन चुके हैं लेकिन हम इस बात से बिलकुल अनजान होते हैं कि इनके प्रयोग की लत के कारण हम अनिद्रा के शिकार होते जा रहे हैं, इसलिए यह आवश्यक है कि हम सोने के पहले इन चीजों से बिलकुल दूर रहें।
14. **सुगंध का प्रयोग**–चंदन, लैवेंडर तथा गुलाब आदि कुछ ऐसी खुशबुएं हैं जो हमारी नींद में सहायक होती हैं। अगर आप चाहें तो इन खुशबुओं का प्रयोग अपने सोने वाले कमरे में किसी भी रूप (अगरबत्ती, तेल, स्प्रे आदि) में करके इसका लाभ उठा सकते हैं।
15. **तरल पदार्थों के सेवन से बचें**–अच्छी नींद के लिए यह आवश्यक है कि रात के समय अधिक मात्रा में तरल पदार्थों के सेवन से बचें क्योंकि तरल पदार्थों के अधिक सेवन की वजह से बार–बार मुत्रत्याग की आवश्यकता होती है जिस वजह से नींद में अवरोध उत्पन्न होता है।
16. **सूर्य का प्रकाश**–विशेषज्ञों का मानना है कि प्रतिदिन 30 मिनट तक सन बाथ लेने से न केवल हमें विटामिन डी प्राप्त होता है बल्कि इससे 'सेरोटोनिन' का स्तर भी बढ़ जाता है जिससे नींद आने में सुविधा होती है।

अनिद्रा में सहायक भोजन

'जैसा अन्न वैसा मन' ये कहावत तो आप सभी ने सुनी होगी, लेकिन क्या आप जानते हैं कि हम जो भी खाते हैं उसका हमारी नींद पर गहरा प्रभाव पड़ता है तथा हमारी भोजन संबंधित आदतों से हमारी नींद भी प्रभावित होती है। इस संबंध में शोधकर्तओं का मानना है कि अच्छी नींद में हमारे खान–पान की भूमिका बहुत अहम है।

वैज्ञानिकों ने 4500 व्यस्कों को खान-पान और सोने की आदतों का विश्लेषण किया तथा यह पाया कि रोजाना सात से आठ घंटे सोने के लिए शरीर में कैल्शियम, पोटैशियम तथा सेलेनियम जैसे मिनरल्स की आपूर्ति बहुत आवश्यक है। दूध, बादाम, आलू तथा केले में ये मिनरल्स प्रचुर मात्रा में पाया जाता है एवं इनके सेवन से अधूरी नींद की संभावना में 15 से 20 फीसदी की कमी आती है। नींद पूरी होने से अगले दिन सुबह ताजगी का अनुभव तो होता ही है साथ ही तनाव भी दूर होता है, जिससे हमारी एकाग्रता में वृद्धि होती है तथा दिमाग भी तेज होता है। अतः हम निम्नलिखित खाद्य पदार्थों को अपने भोजन में शामिल करके अच्छी नींद के साथ-साथ एकाग्रता को भी प्राप्त कर सकते हैं-

1. **दूध**-जिन व्यक्तियों को नींद आने में समस्या होती है वो यदि सोने से पहले गर्म दूध का सेवन करें तो नींद अच्छी आती है। इसका कारण यह है कि दूध में प्रचुर मात्रा में कैल्शियम होता है जो नींद में सहायक होता है। इसके अलावा चीज, योगर्ट तथा अन्य डेयरी के पदार्थ भी नींद के लिए उपयोगी होते हैं।
2. **बादाम**-आम तौर पर लोग बादाम का सेवन दिमाग तेज करने के लिए करते हैं लेकिन हाल ही में हुए एक शोध में यह बात सामने आई है कि बादाम के सेवन से हमारे शरीर में उन रसायनों की पूर्ति होती है जो हमारी नींद में सहायक होते हैं, इस कारण से बादाम का सेवन हमारी नींद में सहायक होता है।
3. **चावल**-आपने यह बात जरूर महसूस की होगी कि चावल के सेवन के बाद हमारा शरीर भारी सा होने लगता है तथा हमें आलस का आभास होता है परंतु हाल ही में हुए ऑस्ट्रेलिया के एक शोध में यह बात पता चली है कि सफेद चावल में प्रचुर मात्रा में 'ग्लेसमिक इंडेक्स' होता है जो हमारी नींद में सहायक होता है।
4. **हर्बल टी**-कैमोमाइल टी तथा अन्य भी कई हर्बल चायें ऐसी हैं जिनके पीने से हमारी नसों को आराम मिलता है, जिस वजह से हमें नींद सरलता से आ जाती है।
5. **शहद**-शहद में प्राकृतिक रूप से शक्कर तथा ग्लूकोज पाया जाता है जो हमारी नींद के लिए उपयोगी होता है इसलिए हम शहद को अपने आहार में शामिल करके बेहतर नींद पा सकते हैं। आप अगर चाहें तो इसे कैमोमाइल टी अथवा दूध के साथ भी ले सकते हैं।
6. **गर्म पेय पदार्थ**-गर्म पेय पदार्थ हमारी नींद में उपयोगी होते हैं, परंतु गर्म पदार्थ से हमारा तात्पर्य चाय अथवा कॉफी नहीं है। गर्म पेय पदार्थ के रूप में आप हॉट चॉकलेट या गरम दूध का सेवन कर सकते हैं, क्योंकि यह हमारी नींद के लिए उपयोगी होते हैं।
7. **अनाज तथा दालें**-अनाज तथा दालों से कार्बोहाईड्रेट तथा प्रोटीन जैसे महत्त्वपूर्ण पोषण तत्त्व पर्याप्त मात्रा में होते हैं तथा यह सरलता से प्राप्त हो जाते हैं जो हमारी नींद के लिए उपयोगी होते हैं।

8. **वसा**–वसा को प्राय: हम मोटापे से जोड़ कर ही देखते हैं परंतु ऐसा नहीं है। कुछ वसा युक्त पदार्थ जैसे नारियल तेल तथा एमसीटी तेल हमारी नींद के लिए बहुत उपयोगी हैं। साथ ही कुछ वनस्पति तेल भी इसके लिए कारगर हैं।
9. **चेरी**–विशेषज्ञों का कहना है कि प्रतिदिन एक गिलास चेरी के जूस का सेवन अनिद्रा के रोग को पूरी तरह खत्म कर देता है। अत: आप चेरी के सेवन द्वारा अनिद्रा से मुक्ति पा सकते हैं।
10. **सलाद के पत्ते**–सलाद के पत्तों का सेवन भी हमारी नींद के लिए बहुत उपयोगी है। इसका सेवन आप पुदीने के साथ भी कर सकते हैं।
11. **अखरोट**–अखरोट से हमें काफी मात्रा में 'ट्रिप्टोफैन' प्राप्त होता है, इसका प्रयोग नींद के लिए बहुत कारगर होता है।
12. **मछली का तेल**–विभिन्न शोधों द्वारा यह बात सिद्ध हुई है कि मछली के तेल का सेवन न सिर्फ हमारे हृदय तथा मस्तिष्क के लिए उपयोगी होता है बल्कि यह हमारी नींद में भी सहायक होता है।

नींद में सहायक विटामिन्स

निम्नलिखित विटामिंस तथा मिनरल्स के सेवन से आप अनिद्रा को दूर भगा सकते हैं–

1. **कैल्शियम**–कम वसायुक्त योगर्ट दूध, चीज तथा संतरा इत्यादि।
2. **जिंक**–पटसन के बीज, लहसन, डार्क चॉकलेट, ब्राउन राइस, मटर इत्यादि।
3. **कॉपर**–अनाज, बींस, नट्स, आलू हरे साग इत्यादि।
4. **आयरन**–कस्तूरी, आंवला, हरी सब्जियां, जर्क मीट, पालक इत्यादि।
5. **विटामिन बी**–केला, आलू, चिकन, शलगम।
6. **मैगनीशियम**–मछली, कद्दू के बीज तथा हरे साग इत्यादि।

तनाव मुक्ति में सहायक चित्रकला

अधिकतर लोग यही सोचते हैं कि चित्रकारी करना या तो बच्चों का शौक है या फिर यह उन्हीं के लिए जरूरी है जो चित्रकार बनना चाहते हैं। और तो और चित्रों एवं पेंटिंग्स आदि को हम मात्र साज-सजावट का ही एक माध्यम समझते हैं, परंतु सच तो यह है चित्र बनाना या देखना दोनों ही एक प्रकार की चिकित्सा है जो न केवल हमारे मन को शांत व एकाग्र करती है बल्कि हमें स्वस्थ भी रखती है। इतना ही नहीं इसके नियमित अभ्यास से क्रोध, चिड़चिड़ापन, तनाव, अकेलापन तथा याददाश्त संबंधी रोगों को भी ठीक किया जा सकता है। पर कैसे आइए जानते हैं।

कभी आपने सोचा है क्यों हमें किसी चित्र, इंसान, मूर्ति या प्रकृति के आकार-उभार, उनके कोण-घुमाव, उनकी बनावट व रंग संयोजन आदि आकर्षित करते हैं? और जो एक को आकर्षित करते हैं या अच्छे लगते हैं वह जरूरी नहीं कि दूसरे को भी अच्छे लगें, क्यों? क्या चीजें सुंदर-असुंदर होती हैं या फिर हमारी पसंद भिन्न-भिन्न होती है। और अगर एक ही चीज के प्रति पसंद भिन्न होती है तो इसका मतलब भेद कहीं बाहर नहीं भीतर है। क्यों किसी को पहाड़ों के शिखर की चोटियां देखना अच्छा लगता है, तो किसी को बहती नदी की गहराई भाती है? क्यों कोई चित्र हमें डरा देता है तो कोई चित्र हमें अपने में डुबो देता है? इसका मतलब कहीं न कहीं आकारों का, लकीरों व रंगों से बने चित्रों का हमारी मानसिकता व मनोभाव से संबंध होता है। कितनी अजीब बात है लकीरों से खींचे गए आकार और उनमें भरे रंग हमारे मन को प्रभावित कर जाते हैं। सच तो यह है जिसे हम आड़ी-तिरछी लकीरें

कहते हैं या उनसे निर्मित विभिन्न चित्रकारी कहते हैं उनका संबंध हमारे मन, मस्तिष्क, विचार, व्यवहार, स्वभाव एवं मनोदशा से होता है। यही कारण है हर इंसान आर्टिस्ट न होते हुए भी जाने-अनजाने कुछ न कुछ चित्रित करता ही रहता है। भले ही उसकी लकीरें किसी पेंटिंग का रूप ले पाएं या न ले पाएं परंतु मन को व्यक्त तो करती ही हैं और उसे हल्का भी करती हैं।

जी हां लकीरों को खींचने का, भिन्न-भिन्न आकार बनाने का अपना ही महत्त्व है जिसे 'लाइन थैरेपी' कहा जाता है। आपने स्वयं अनुभव किया होगा जब आप खाली बैठे होते हैं या फोन पर किसी से बात कर रहे होते हैं तो कुछ न कुछ आकार बनाते रहते हैं या आड़ी-तिरछी लकीरें खींचते रहते हैं या फिर अपना पसंदीदा अक्षर लिख-लिखकर गाढ़ा करते रहते हैं, या किसी बने-बनाए चित्र पर उसे पेन-पैंसिल से गाढ़ा करते रहते हैं। कभी गोल, कभी चौकोर तो कभी कोई कार्टून या फूल-पत्ती आदि बनाते रहते हैं ये लकीरें, या आकार यूं ही नहीं खिंच जाते, इनके पीछे हमारी मनोदशा व मनोभाव होते हैं।

जिस तरह के हमारे भाव होते हैं या वर्तमान स्थिति होती है उसी तरह की लाइन, स्ट्रोक्स उनकी बनावट या आकार बनते चले जाते हैं। जो कि हमारे जीवन के अंदर या जीवन में चल रहे उतार-चढ़ाव को दर्शाते हैं, इसलिए जब भी हम कुछ जाने-अनजाने बनाते हैं तो लकीर व लकीरों के आकार हमारी मानसिक कसरत भी कर देते हैं जिससे तनाव कम होने लगता है और जब तनाव कम होगा, तो मन खुश होगा, मन खुश होगा तो मन सरलता से शांत और एकाग्र हो सकेगा। इसलिए कभी-कभार ही सही हमें चित्रकारी भी करनी चाहिए ताकि मन शांत और एकाग्र हो सके।

चित्रों का प्रभाव तो हम पर बाल्यकाल से ही पड़ना शुरू हो जाता है। किसी भी बच्चे की शिक्षा का आरंभ ही चित्रों से होता है, क्योंकि शब्दों की तुलना में चित्र जल्दी याद होते हैं। रंगों से भरे चित्र बच्चे को प्रेरित करते हैं किताब को देखने एवं पढ़ने के लिए। चित्रों को देखते-देखते बच्चा कब पढ़ना सीख जाता है उसे स्वयं पता नहीं चलता। जीवन की किसी भी अवस्था में चित्रों का बहुत महत्त्व है। कहने व सुनने से जल्दी कोई भी चित्र जल्दी असर करता है।

चित्र एवं चित्रकारी यह दो ऐसी पद्धतियां हैं जिनके द्वारा व्यक्ति अपने मन की बात एक सफेद कागज पर रंगों के द्वारा उकेर देता है। वह मानसिक रूप से अपने को शांत कर पाता है। किसी चित्रकारी को करते हुए वह अपे मन में चल रहे प्रश्नों के उत्तर खुद ही सुलझाने में लगा रहता है। अच्छे चित्रों को देखने से जहां एक ओर मानसिक तनाव कम होता है और मन प्रेरणा से भर जाता है वहीं दूसरी ओर चित्र बनाने से मन के भाव प्रकट होते हैं तथा मानसिक एवं शारीरिक संतुलन ठीक होता है। चित्रकारी करने से न केवल मन को खुशी मिलती है बल्कि निर्णय लेने की क्षमता का विकास होता है तथा मानसिक संतुलन ठीक

रहता है। अगली बार जब भी किसी चित्र को देखें तो उसके भावों की ओर गहराई से जानने की कोशिश करें तथा अपने आसपास ऐसे चित्र लगाएं जो आपको प्रेरित करें। जो आपको एहसास कराएं जीवन का, आपको आपसे परिचित कराएं।

कला चिकित्सा एक पूर्णत: मनोवैज्ञानिक पद्धति है चिकित्सा की। यह पूरी तरह मनोविज्ञान का अंग है। यह मनुष्य केन्द्रित, व्यावहारिक, पारिवारिक एवं विवरणात्मक इत्यादि प्रकार की हो सकती है।

जब हम किसी चित्र, वास्तुकला अथवा मूर्ति कला को देखते हैं तो हमारे दिमाग में इलेक्ट्रोलाइसिस अथवा लाइट इम्पलसिस होने लगती है, जो कि हमारे दिमाग पर सकारात्मक व नकारात्मक दोनों तरह के प्रभाव डालती है। हमारे शरीर पर उस चित्र का सकारात्मक व नकारात्मक दोनों तरह का प्रभाव पड़ने लगता है। किसी भी चित्र कला को देखकर हमारे मन एवं दिमाग में बहुत प्रकार के भाव उत्पन्न होने लगते हैं। किसी एक पेंटिंग को देखने का हर व्यक्ति का नजरिया अलग-अलग हो सकता है। हर चित्र अपनी एक अलग भावना रखता है। आवश्यक नहीं की उसकी उस भावना को प्रत्येक व्यक्ति समझ सके।

चित्र चिकित्सा के अन्तर्गत चित्र के भावों को गहराई से समझा जाता है। उनके मर्म को महसूस किया जाता है। यह चिकित्सा प्रभावकारी ही तभी होती है जब इसको पूर्ण भावनात्मक होकर समझा एवं किया जाए, क्योंकि यह आधारित ही मनोविज्ञान पर है। कोई व्यक्ति अपने भावों को चित्र से जोड़ कर ही उसको महसूस कर सकता है। हर चित्र का एक ध्येय होता है। जब हम कोई चित्र देखते है तो उसके आधार को समझने की कोशिश करते हैं। हम समझना चाहते हैं कि चित्रकार हमसे क्या कहना चाहता है? क्या उद्देश्य था उसका इस चित्र को बनाने का? यही भावनाएं हमारे मन में उथल-पुथल मचाने लगती हैं। इसलिए कभी किसी चित्र को देखकर हम रोष से भर जाते हैं, तो कभी उत्साह से। कभी हमारा हृदय भर जाता है दुख और पीड़ा से तो कभी प्रफुल्लित हो जाता है।

कला चिकित्सा को देखा जाए तो यह भारत में बहुत प्राचीन है। भारतीय मन्दिर, वास्तु कला एवं चित्र कला इसका एक जीवन्त उदाहरण है। चाहे वह अजन्ता एवं एलोरा की चित्रशैली हो या खुजराहो की वास्तु कला। दोनों ही बहुत ही प्रभावित करने वाली कला थी व इन कलाओं को प्राचीन काल से ही बढ़ावा दिया गया, क्योंकि ये कहीं न कहीं मानव जीवन पर प्रभाव डालती थीं। मनुष्य की प्रेरणा स्रोत बनती थीं। आधुनिक काल में कला चिकित्सा की शुरुआत बीसवीं शताब्दी के मध्य में हुई थी। चिकित्सकों ने इस पद्धति का प्रभाव मनुष्य के मनोविज्ञान, पुनर्वास, कला शिक्षा एवं बाल्य अवस्था आदि पर देखा। ब्रिटिश कलाकार ऐडरिन हिल ने 1942 में इसको कला चिकित्सा (आर्ट थैरेपी) का नाम दिया। उन्होंने क्षय रोगियों पर चित्र एवं चित्रकारी का सकारात्मक प्रभाव देखा। इस विषय पर 1945 में उन्होंने एक किताब भी लिखी 'आर्ट वर्सिस इलनस'। यह चिकित्सा पद्धति विशेष रूप से मन की पीड़ा से ग्रसित व्यक्तियों के लिए लाभकारी साबित हुई है।

जापान के एक चिकित्सालय में लकवे के मरीजों के इलाज का एक हिस्सा चित्र चिकित्सा भी है। जिन मरीजों के हाथ-पैरों में संतुलन नहीं था अथवा कंपन था उनसे चित्रकारी करवाई जाती है। वह जब चित्रकारी करते हैं, तो उनके शरीर में पहले की तुलना में कम कंपन अथवा अधिक संतुलन दिखाई देता है। रोज चित्रकारी करने से उनके मानसिक एक शारीरिक विकास में एक अविश्वनीय परिवर्तन देखा गया है। आखिर यह चित्र बनाने एवं देखने से हमारे अन्दर ऐसा क्या परिवर्तन होता है जो हमें प्रसन्न, दुखी, उत्साहित, हतोत्साहित, नाराज अथवा गुस्सा कर देता है। जीवन का आधार ऊर्जा है। यह ऊर्जा हमें किसी चित्र, किसी आकार या बनावट तथा उसके रंगों से भी प्राप्त होती है।

रंगों का हमारे जीवन पर कितना प्रभाव है यह हम सभी जानते हैं। हरा रंग देखकर मन को सुकून मिलता है। पीला रंग देखकर मन उत्साह से भर जाता है। नीला रंग प्रेरित करता है। लाल रंग कभी प्रेम का तो कभी गुस्से का प्रतीक बन जाता है। रंगों का प्रभाव तो हमारे व्यवहार तक को बदल देता है।

हर चित्र की अपनी एक भाषा एवं शैली होती है। चित्र की भाषा में शब्द नहीं होते वहां तो भावना होती है। यह भी आवश्यक नहीं कि वह भाषा हर कोई पढ़ सके अथवा हर कोई एक ही तरीके से पढ़े। जब हम कोई चित्र देखते हैं तो उसके भावों की गहराई को अपनी मानसिकता, मानसिक क्षमता एवं व्यवहार के अनुसार समझने की कोशिश करते हैं। एक चित्र किसी व्यक्ति को उत्साहित कर सकता है किंतु उसमें क्षमता होनी चाहिए उसको समझने की। इसका उदाहरण यदि दिया जाए तो पत्रिकाओं एवं अखबार में आने वाले राजनीतिक कार्टून हमको गुदगुदाते हैं परंतु क्या एक राजनीति से अनभिज्ञ व्यक्ति अथवा बालक को वो समझ आएगा? नहीं न, क्योंकि वह उस विषय को समझने की मानसिक क्षमता नहीं रखता। चित्र चिकित्सा के अंतर्गत व्यक्ति की पीड़ा को ध्यान में रखकर चित्र बनाए जाते हैं। इससे उसकी मानसिकता एवं मानसिक क्षमता का विशेष ध्यान रखा जाता है। जब कोई पीड़ित व्यक्ति किसी पेंटिंग को देखता है तो वह उससे मन ही मन बातें करने लगता है। उस व्यक्ति का उस चित्र के साथ एक अनदेखा सा रिश्ता जुड़ जाता है। वह उसमें अपनी पीड़ा का एहसास करने लगता है। उसे ऐसा लगता है कि चित्रकार ने यह चित्र सिर्फ उसके लिए बनाया है। उसे उस चित्र में अपने जीवन का प्रतिबिम्ब दिखाई देता है और वह उस पीड़ा से बाहर आने लगता है। यह पद्धति तनाव, मानसिक पीड़ा, अवसाद, विषाद एवं किसी अप्रिय घटना से ग्रसित स्मृतियों को ठीक करने में विशेष कारगर है।

❖

तनाव में मुक्ति में सहायक स्नान

यूं तो हम सब पानी का प्रयोग रोज खाने-पीने, नहाने-धोने आदि के लिए करते ही हैं पर सच तो यह है पानी हमारी प्यास बुझाने के साथ-साथ हमारे तनाव को कम करने में भी हमारी मदद करता है। तनाव से राहत पाने के लिए गर्म व ठण्डे पानी, दोनों का उपयोग किया जाता है। गर्म-गुनगुना पानी न केवल शरीर के रोम छिद्रों को खोलता है, बल्कि कसी व जमी हुई रक्त नलिकाओं को भी ढीला करता है जिससे शरीर के साथ-साथ मस्तिष्क में रक्त का प्रवाह ठीक हो जाता है। नसों में तनाव हल्का होने लगता है और सिरदर्द में आराम मिलने लगता है। गुनगुने पानी से नहाने के बाद यदि आप ठण्डे पानी से नहाते हैं तो यह ठण्डा पानी न केवल आपके खुले रोमछिद्रों को बंद कर देता है बल्कि आपकी रीढ़, मस्तिष्क व पूरे स्नायु तंत्र को भी दुरुस्त करता है। गरम-ठण्डे पानी की यह विधि तनाव, सिरदर्द, माइग्रेन, चिंता व अनिद्रा आदि रोगों में बहुत कारगर है।

ध्यान रहे गर्म व ठण्डे पानी का तापमान उतना ही रखें जितना सरलता से सहन हो। जरूरत से ज्यादा गर्म व जरूरत से ज्यादा ठण्डे पानी का प्रयोग न करें। क्रम गर्म के बाद ठण्डे पानी का हो, ठण्डे के बाद गर्म का नहीं। आप चाहें तो नहाने की बजाए आप गर्म-ठण्डी पट्टी का भी प्रयोग कर सकते हैं। इसके लिए आप तौलिए या पट्टी को गर्म पानी में भिगाएं और फिर रोगी के, चेहरे माथे, सिर एवं गर्दन या दर्द वाले हिस्से पर 15-20 मिनट तक रखते रहें फिर इसी क्रिया को ठण्डे पानी से दुहराएं यानी पहले गर्म पानी की पट्टियों का सेक दें फिर 15-20 मिनट तक ठण्डे पानी की पट्टियों का सेक दें। किसी एक के प्रयोग

से ही रोगी को त्वचा में जलन की शिकायत हो सकती है, इसलिए गर्म व ठण्डे दोनों पानी का प्रयोग बताया जाता है।

नाड़ियों एवं कोशिकाओं को शिथिल व शरीर में रक्त को उपयुक्त रूप से संचारित करने के लिए आप अपने पंजों को पिंडलियों तक, सहनीय गर्म पानी में डालकर भी रख सकते हैं। बेहतर परिणाम के लिए आप पानी में एक चम्मच सरसों के पाउडर को मिला लें और आधे घण्टे तक इस पानी का सेक अपने एड़ी एवं पंजों को दें और फिर देखें कैसे सिरदर्द मिनटों में दूर होता है।

❖

तनाव मुक्ति में सहायक रेफ्लेक्सोलॉजी

मानव शरीर रूपी यंत्र विभिन्न अंगों से मिलकर बना है। प्रत्येक अंग विभिन्न धमनियों और रक्त वाहिनियों द्वारा एक दूसरे से जुड़े होते हैं। हमारे तलवों, हथेलियों, मस्तक, वक्ष इत्यादि के साथ-साथ शरीर के अन्य अंगों में भी कुछ ऐसे विशेष बिंदु होते हैं जिन पर यदि निर्धारित समय तथा विधि के अनुसार अंगूठे या उंगलियों द्वारा दबाव बनाया जाए तो विभिन्न प्रकार के रोगों से मुक्ति पाने में सहायता मिलती है, यह विधि 'रेफ्लेक्सोलॉजी' कहलाती है। यहां हम शरीर में विद्यमान कुछ ऐसे बिंदुओं को बता रहे हैं जो सिरदर्द के साथ-साथ आपको तनाव, माइग्रेन, अवसाद एवं अनिद्रा जैसी समस्याओं से निजात दिलाएंगे।

निम्न बिंदुओं पर आप अंगूठे या उंगलियों के माध्यम से 15-20 मिनट तक दबाएं। इसे आप दिन में 4-5 बार या आवश्यकतानुसार कर सकते हैं सही स्थान या बिंदु पहचानने के लिए चित्र में स्थित अंकों का सहारा लें।

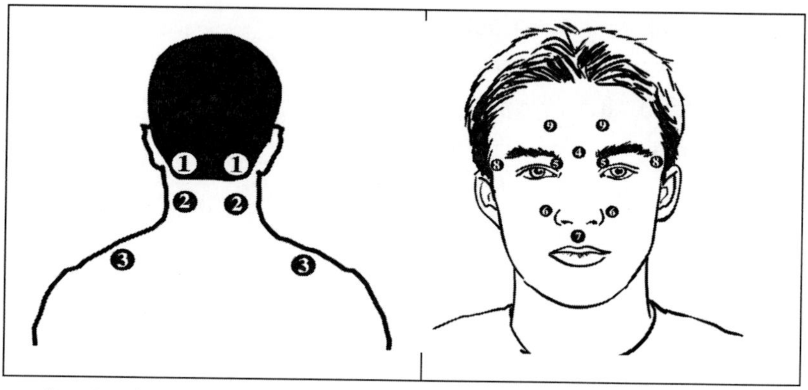

1. ठीक सिर के नीचे, जहां खोपड़ी का आधार होता है।
2. खोपड़ी और गर्दन के आधार के ठीक बीचों बीच या यूं कहें पहले बिंदु से तीन उंगल नीचे।
3. स्तनाग्र (निपल) के ठीक ऊपर सीध में कंधे की हड्डी के पास।
4. दोनों भौंह के ठीक मध्य में जहां नाक और माथा आपस में मिलते हैं।

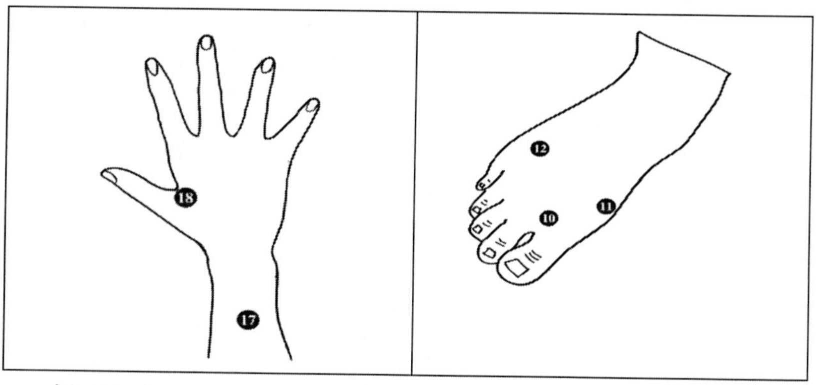

5. चौथे बिंदु से लगभग एक उंगल छोड़कर, जहां भौंह का उभार प्रारंभ होता है।
6. नाक के दोनों नथुनों से लगभग एक उंगल दूर जहां गालों की हड्डी जबड़े की हड्डी से मिलती है।
7. ऊपरी होठ और नाक के ठीक नीचे, बीच का स्थान।
8. भौंहो से लगभग दो उंगल दूर कान की तरफ।
9. माथे के मध्य में दोनों भौंहो से दो उंगल ऊपर।
10. पांव के अंगूठे व पहली उंगली के बीच के स्थान से एक उंगल ऊपर।
11. पांव के अंगूठे की जड़ से तीन उंगल ऊपर तलवों के ओर।
12. पांव की चौथी व पांचवी उंगली के बीच से तीन उंगल ऊपर का स्थान।

13. हंसुली (कॉलर बोन) से तीन उंगल नीचे।
14. सीने के बीचों-बीच का स्थान।
15. कलाई से तीन-चार उंगल ऊपर, बाजुओं में अंदर की तरफ।
16. घुटने से दो इंच नीचे एवं पिंडली की हड्डी से एक उंगल बाहर की तरफ।
17. बाजु के ऊपरी भाग पर, कलाई से तीन उंगल ऊपर, दोनों नसों के बीच।
18. हथेली के ऊपरी भाग पर अंगूठे व तर्जनी उंगली के मध्य का स्थान।

❖

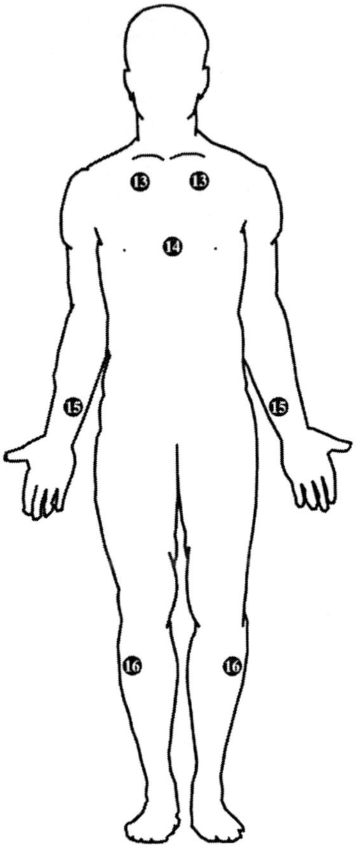

श्वास में छिपा तनाव मुक्ति का मार्ग

हमारे तनाव व चिंता का कारण हमारा अशांत व बेचैन मन होता है परंतु यह मन हमें दिखता नहीं है इसलिए हम इसे सीधे शांत नहीं कर सकते। यह हमारे शरीर में रहता है, यदि हम शरीर को शांत कर लें तो मन को भी शांत किया जा सकता है, क्योंकि शरीर खाली शरीर नहीं है, इस शरीर में मस्तिष्क भी है जो सोचता है, विचारता है। चंचल मन भी है, जो पल-पल बदलता और भटकता है। लेकिन इन सब की अवस्था की खबर हमारे शरीर में चल रही श्वासें दे देती हैं। मतलब हमारा शरीर, मन एवं मस्तिष्क कितना चिंतित है, कितना तनाव में है, कितना भयभीत है, कितना दबाव में, कितना आनंदित है, सबकी खबर हमारी सांसें दे देती हैं। बेचैन सांसें, घबराई सांसें, भयभीत सांसें, गुस्से की सांसें, खुशी की सांसें आदि सब तरह की सांसें हमारी भीतरी अवस्था को दर्शाती हैं।

सच तो यह है कि हमारे शरीर, मन-मस्तिष्क एवं सांसों का आपस में गहरा संबंध है तथा सब एक दूसरे से जुड़े हैं व एक दूसरे को प्रभावित करते हैं। यदि हमारी श्वास शिथिल और शांत होगी तो हमारे विचार भी शिथिल और शांत होंगे। हमारा शरीर शांत होगा तो हमारी नसें तथा उनमें खिंचाव व तनाव शांत होगा।

सांस हमारे जीने का ही नहीं हमारे बेहतर, विशेष तौर पर मानसिक स्वास्थ्य का आधार है। मानसिक तौर पर स्वस्थ रहने के लिए यानी तनाव, अवसाद, चिंता आदि से मुक्त रहने के लिए जरूरी है कि मास्तिष्क में ऑक्सीजन का प्रवाह ठीक ढंग से हो, क्योंकि जिस ढंग से हम हल्की-अधूरी सांस लेते हैं उससे मस्तिष्क में ऑक्सीजन की कमी हो जाती है जो

हमारे मस्तिष्क की नसों में तनाव, खिंचाव व संकुचन पैदा करती है जिसके कारण सिरदर्द व तनाव इत्यादि पैदा होता है।

श्वास का हमारे जीवन से गहरा संबंध है यही वह पहला और आखिरी काम है जो इंसान करता है यानी जब हम पैदा होते हैं तो जो सबसे पहला काम हम करते हैं वह है सांस लेना और जब हम मरते हैं तो सबसे आखिरी में जो हम करते हैं वह है सांस छोड़ना। तभी तो कहते हैं यह जीवन सांसों का खेल है। यह सांसें न केवल हमारे जीवन का आधार हैं बल्कि केंद्र भी हैं। इन्हीं श्वासों के माध्यम से बच्चा मां के गर्भ में पलता व पनपता है। श्वास को शिथिल करने के कई तरीके हैं। आप चाहें तो निम्न विधियों का सहारा ले सकते हैं।

- श्वास को शिथिल करने के लिए किसी शांत वातावरण का चुनाव करें। कोशिश करें वह कक्ष या स्थान स्वच्छ, साफ, दुर्गंध रहित हो।
- कक्ष में अधिक तेज रोशनी न हो।
- अभ्यास के लिए आप गिनती का प्रयोग कर सकते हैं। श्वास लेने की गति एक से छह तक हो और छोड़ने की गति सात से बारह तक यानी जब आप श्वास भरें तब मन में एक से छह तक गिनें तथा जब आप श्वास छोड़ें तब मन में सात से बारह तक गिनें। श्वास के आवागमन को इसी क्रम अनुसार रखें। धीरे-धीरे आप पाएंगे कि मन शांत होने लगा है, विचार कम होने लगे हैं, श्वास शिथिल और शांत होने लगी है। कुछ दिनों के नियमित अभ्यास से आप न केवल स्वयं को अतिरिक्त सकारात्मक ऊर्जा से भरा पाएंगे बल्कि शांत एवं एकाग्र भी पाएंगे।
- श्वास को शिथिल और मन को शांत करने के लिए आप इस विधि को भी अपना सकते हैं। इसमें श्वास की गति को आपको पूर्व विधि अनुसार रखनी है बस छोड़ते वक्त श्वास नाक से न छोड़कर मुंह से छोड़नी है। और श्वास छोड़ते वक्त आपको महसूस करना है कि निकलती श्वास के साथ-साथ आपका तनाव, आपकी थकावट, आपके रोग, कष्ट एवं नकारात्मक विचार आदि भी श्वास के साथ बाहर निकल रहे हैं और आप शांत, हल्के, स्वस्थ और निरोगी हो रहे हैं। साथ ही जब आप श्वास भरें तब महसूस करें कि हर नई श्वास आपको ताजा व नया कर रही है, आप नई ऊर्जा व दिव्यता से भर रहे हैं। आती-जाती श्वास में इन विचारों को बनाए रखें। और आप पाएंगे कि आपका शरीर शांत, श्वास शिथिल और मन विचार शून्य होने लगा है।
- श्वास को शिथिल करने के लिए आप इस विधि का प्रयोग भी कर सकते हैं। इस विधि में श्वास की गति उपर्युक्त बताई गई विधि अनुसार रहेगी। इस विधि में आपको नाक के दोनों छिद्रों से न तो सांस लेनी है न ही छोड़नी है यानी श्वास को एक नथुने से लेना है और दूसरे नथुने से छोड़ना है। उंगली के दबाव से बाएं नथुने को बंद करें और दाएं नथुने से श्वास भरें और श्वास छोड़ने के लिए दाएं नथुने को उंगली के दबाव

से बंद करें और बाएं से श्वास को छोड़ें। इस क्रिया को कम से कम आठ-दस बार दोहराएं, फिर इसका उल्टा करें यानी बाएं नथुने से सांस भरें और दाएं से छोड़ें इसे भी आठ-दस बार करें। इस पूरी विधि को कम से कम पांच बार दोहराएं। ऐसा करने से न केवल आपकी श्वास ऊर्जा संतुलित होती है बल्कि सुष्मना नाड़ी के माध्यम से आपके सातों चक्रों में ऊर्जा प्रवाहित होती है, जो ध्यान व एकाग्रता में आपकी मदद करती है तथा हमें शांत व एकाग्रचित्त करती है।

नाभि पर श्वास देखें

शरीर शिथिल हो जाने के बाद सुखासन में शांत बैठ जाएं। आंखें बंद, पीठ सीधी व हाथ ध्यान मुद्रा में, घुटनों पर रखें। बंद आंखों से सारा का सारा ध्यान अपनी नाभि पर लाएं। नाभि को देखें। नाभि के आस-पास पेट को देखें। जितनी गहराई से आप देखेंगे आप महसूस करेंगे कि आपका पेट आपकी श्वास के साथ-साथ उठ-बैठ रहा है। ऊपर-नीचे, अंदर-बाहर हो रहा है। उठते-बैठते इस पेट को देखें। इसी स्थान पर यदि आप और गहराई से ध्यान देंगे तो आप पाएंगे कि श्वास के साथ-साथ आपकी नाभि भी ऊपर-नीचे हो रही है। न केवल ऊपर-नीचे हो रही है बल्कि फैलती और सिकुड़ती भी है। नाभि के इस फैलने-सिकुड़ने को देखें। महसूस करें कितनी आहिस्ता यह श्वास के उतार-चढ़ाव के साथ बड़ी होती है, छोटी होती है। इस विधि में आपको बस यही करना है। स्वयं को किसी समय सीमा में न बांधें। जितनी देर तक हो सके, श्वास को नाभि पर उठता-बैठता देखें। धीरे-धीरे आपका ध्यान सधता जाएगा और आप ध्यान में उतरते जाएंगे।

श्वास के साथ यात्रा करें

इस विधि में भी आपको सुखासन में, आंख बंद करके, सीधे बैठना है। आप चाहें तो ध्यान मुद्रा में बैठें या फिर अपनी दोनों हथेलियों को एक के ऊपर एक गोद में रख लें। ध्यान प्रारंभ करने से पहले तीन बार गहरी लम्बी श्वास लें और छोड़ें। कुछ पल रुकें। अब नाक से नाभि तक जाती और नाभि से नाक तक आती-जाती श्वास के साथ यात्रा करें। यानी श्वास को कदम-दर-कदम, नाभि तक खिसकता, सरकता महसूस करें जैसे श्वास को नाक से गले, गले से छाती, छाती से पेट और पेट से नाभि तक तथा नाभि से पेट, पेट से छाती, छाती से गले और गले से नथुनों तक आता-जाता महसूस करें। जितनी गहराई से आप देखेंगे उतना ध्यान गहराता जाएगा। शरीर और श्वास शिथिल होता जाएगा और आप अपने भीतर एक गहन शांति अनुभव करने लगेंगे।

नथुनों पर श्वास देखें

इस विधि में भी आपको सुखासन में, आंख बंद करके, सीधे बैठना है। आप चाहें तो ध्यान मुद्रा में बैठें या फिर अपनी दोनों हथेलियों को एक के ऊपर एक गोद में रखें। ध्यान प्रारंभ करने से पहले तीन बार गहरी लम्बी श्वास लें और छोड़ें। कुछ पल रुकें। अब बंद आंखों से अपने नाक के नथुनों को देखें। सारा का सारा ध्यान नाक के छिद्रों पर केंद्रित करें। छिद्रों पर ही ठहरे रहें और छिद्रों में आती-जाती श्वास को देखें। जितनी गहराई से आप नथुनों पर ध्यान देंगे उतनी ही सरलता से आप श्वास को आता-जाता, सरकता-खिसकता महसूस कर पाएंगे। इतना ही नहीं श्वास का गुनगुना पन, उसकी भाप को भी महसूस कर पाऐंगे। बस इस विधि में आपको यही करना है। नाक के छिद्रों पर पहरा देना है ताकि आती-जाती श्वास को देख सकें, महसूस कर सकें।

शुरू-शुरू में यदि आपको श्वास महसूस करने में दिक्कत हो तो आप अपनी नाक और होठों के बीच में अपनी किसी एक उंगली को लेटाकर रखें। ऐसा करने से आप श्वास को आसानी से अपने नाक के छिद्रों में आता-जाता महसूस कर पाएंगे तथा वहां ध्यान केंद्रित करने में आपको सुविधा होगी। श्वास महसूस हो जाने के बाद आप चाहें तो उंगली को हटा सकते हैं। अब बिना उंगली के श्वास को आता-जाता छिद्रों में देखें। इस विधि की भी कोई समय सीमा नहीं है। जितना ज्यादा आप इस विधि को करते हैं उतना ज्यादा ध्यान गहराने लगता है और आपको लाभ होने लगता है।

शरीर को श्वास लेने दें

ऊपर की विधियों में हमने श्वास को शरीर के भिन्न-भिन्न हिस्सों में देखा व महसूस किया। इस विधि में हमें अपने शरीर को देखना है कि वह कब श्वास लेता है कब श्वास छोड़ता है। स्वयं सांस लेने-छोड़ने की फिक्र नहीं करनी।

इस विधि के लिए भी आप सुखासन में बैठ जाएं। आंखें बंद व पीठ सीधी रखें। हथेलियों को एक के ऊपर एक अपनी गोद में रखें। शरीर को शिथिल व शांत करें। इसके लिए ऊपर बताई गई, शरीर को शिथिल करने वाली विधि का प्रयोग करें। शरीर शिथिल हो जाए तो स्वयं को यूं ही बैठा रहने दें। आंखें बंद रखें और बंद आंखों से पूरे शरीर को देखें, बैठे रहें, छोड़ दें ढीला शरीर को, कुछ नहीं करें, बस शरीर की निगरानी करें। शरीर कब सांस लेता है, कब सांस छोड़ता है। ध्यान रखें। न स्वयं सांस लें न छोड़ें। बस बैठे रहें, शरीर को देखते रहें, आप पाएंगे कि आपका शरीर स्वयं श्वास लेगा और स्वयं श्वास छोड़ देगा। श्वास आने के बाद न तो आपको श्वास रोक कर रखनी है न ही स्वयं से उसे छोड़ने का प्रयास करना है। आप पाएंगे कि आपका शरीर स्वयं श्वास छोड़ देगा। जितना आप अपनी श्वास के आवागमन को शरीर पर छोड़ते जाएंगे, उसे देखते जाएंगे, उतना आपका शरीर शांत, श्वास

शिथिल और मन निर्विचार होता चला जाएगा। और आप गहन ध्यान में समाते चले जाएंगे। इस विधि को जितना किया जाए उतना अच्छा है।

जब तनाव का कारण सिरदर्द हो

- जब भी मस्तिष्क को ऑक्सीजन जरूरत अनुसार कम या नहीं पहुंचेगी तो सिर दर्द होगा, इसलिए सिर दर्द न हो, गहरी, लम्बी, नाभि तक, श्वास को भरें। पूरी छाती को श्वास से भर लें और फिर क्षमता व सामर्थ्य अनुसार श्वास को छाती में ही रोकें और श्वास को देखें, उसकी हरकत को महसूस करें। जब आपको श्वास रोकना मुश्किल लगे या जब श्वास छोड़ना जरूरी हो जाए तभी छोड़ें और वह भी नाक से। इस क्रिया को 6-7 बार लगातार करें। फिर बीच में विराम ले, लें यानी श्वास को साधारण तरीके से चलने दें और कुछ देर बाद फिर इस विधि को अपनाएं। राहत मिलने पर रुक जाएं। एक बार में जरूरत से ज्यादा भी इसी विधि को न करें।
- सिर दर्द के कारण यदि तनाव महसूस कर रहे हैं, तो आप इस विधि को भी अपना सकते हैं। श्वास को पूरी गहराई से मुंह से लें और अपने मुख को पूरी हवा से भर लें। सांस भरने से आपका मुंह गुब्बारे की तरह फूल जाएगा। श्वास को भरा रहने दें। अंगूठे और उंगली के माध्यम से अपनी नाक को, छेदों को बंद कर लें तथा मुंह में भरी सांस को कान से बाहर फेंकने का प्रयत्न करें यानी नाक और मुंह को बंद रखें और अंदर की हवा कान के रास्ते से बाहर धकेलें। हालांकि कान से श्वास बाहर निकलेगी नहीं बस कान और मस्तिष्क में उसका दबाव पड़ेगा। थोड़ी देर बाद फिर नाक अैर मुंह को खोल दें और श्वास को बाहर निकल जानें दें। इस क्रिया को एक बार में छह-सात बार से अधिक न करें। ऐसा करने से न केवल आपके मस्तिष्क में ऑक्सीजन पहुंचेगी बल्कि उसमें रक्त का सही संचार भी होगा। जिससे सिर दर्द में आपको राहत मिलेगी और आप अपना ध्यान किसी एक ओर केंद्रित कर सकते हैं।

❖

तनाव का कारण तन का तनाव तो नहीं?

हमारे तन का संबंध सीधा मन से है। देखा जाए तो दोनों का एक दूसरे से परस्पर संबंध है। दोनों की स्थितियां एक दूसरे को प्रभावित करती हैं। काफी संभावना है कि हमारा सिरदर्द हमारे तन के तनाव के कारण हो। फिर वह हमारे उठने-बैठने का ढंग हो या सोने का। घण्टों कम्प्यूटर पर काम करना हो या टेलीफोन पर बात करने का। शरीर की जितनी अधिक नसें तनी रहेंगी उतना उनमें तनाव अधिक रहेगा और यही तनाव फिर सिरदर्द का कारण बन जाएगा।

तनाव का कारण शरीर में नसों व श्वास की जकड़न भी हो सकती है इसलिए जो लोग एक जगह पर अधिक बैठे रहते हैं उन्हें तनाव होने की संभावना अधिक बढ़ जाती है। इसलिए अपने शरीर को एक जगह अधिक समय तक न टिकाएं हो सकें तो थोड़े अंतराल के बाद न केवल अपने शरीर को हिलाते-डुलाते रहें, उनकी स्थिति व मुद्राएं बदलते रहें बल्कि अपना स्थान छोड़कर थोड़ा सा चहलकदमी भी कर आएं, बाहर ताजी हवा लें, कुछ देर नीले आकाश को निहारें, पानी पिएं और फिर काम शुरू करें। यदि आपका कार्य दिनभर बैठने का अधिक है तो रोज सुबह उठकर योगा या एक्सरसाइज अवश्य करें। चाहे कसरत हल्की-फुल्की ही हो पर नियमित जरूर करें।

ध्यान रहे हमारा मस्तिष्क शरीर से अलग नहीं है दोनों एक दूसरे से जुड़े हैं, इसलिए यदि शरीर में अकड़न होगी तो मस्तिष्क में जकड़न होगी। शरीर में तनाव रहेगा तो मस्तिष्क में दर्द रहेगा। इसलिए जब भी बैठें आरामदायक कुर्सी व आसन पर सीधे बैठें। जब भी आप

को लगे कि शरीर में, विशेषतौर पर कंधों और कमर में भारीपन या तनाव सा हो रहा है तो अपने दोनों कंधों को पांच मिनट के लिए एक दम ढीला छोड़ दें, जैसे कि वह है ही नहीं। हथेलियों, जबड़ों और होंठों को पूरी तरह ढीला छोड़ दें। यदि मानसिक एवं शारीरिक तनाव व दर्द से बचना है तो इस एक्सरसाइज को अपनी नियमित दिनचर्या में शामिल कर लें।

ऐसे ही यदि आपका कार्य कम्प्यूटर पर काम करने का अधिक है तो अपने कुर्सी–टेबल की ऊंचाई व दूरी पर विशेष ध्यान दें। कीबोर्ड, माऊस आदि किस कोण व ऊंचाई पर हैं यह भी ध्यान दें। कम्प्यूटर की स्क्रीन का कलर व ब्राइटनेस ज्यादा तेज न हों। जहां पर स्क्रीन हो वहां प्रकाश की अच्छी सुविधा हो। जरूरत से ज्यादा बिना पलक झपकाए स्क्रीन को न निहारें। इससे आपकी आंखों की नसें कमजोर होती हैं जो बाद में सिरदर्द का कारण बनती हैं। इसलिए बीच–बीच में आंखों को न केवल स्क्रीन से हटाएं बल्कि हो सकें तो दोनों हथेलियों को रगड़कर दोनों पलकों पर रखें इससे आंखों को आराम मिलेगा। आंखों में ठण्डे पानी के छींटे मारें तथा पुतलियों का व्यायाम भी करें ताकि उनका तनाव कम हो सके।

जिस तरह कुर्सी–टेबल व हमारे बैठने के ढंग का संबंध हमारे तनाव से है ऐसे ही हमारे बिस्तर–तकिए व सोने का ढंग भी हमारी मांसपेशियों को प्रभावित करता है। जो न केवल हमें रात भर बेचैनी व अधूरी नींद देता है बल्कि हमारे बदन व सिरदर्द का कारण भी बन जाता है। इसीलिए जरूरत से ज्यादा मुलायम गद्दा व ऊंची तकिया भी हमारी रीढ़ की हड्डी को प्रभावित करती है, जो कि आधार है हमारी पीठ और गर्दन में होने वाले दर्द का और यदि यह दर्द जकड़ जाए तो सिर में दर्द होना लाजमी है। ऐसे ही जो लोग घण्टों मोबाइल पर लगे रहते है, उन्हें गर्दन तो टेड़ी, रखनी पड़ती ही है साथ ही उन फोन से निकलने वाली हानिकारक तरंगों का भी सामना करना पड़ता है जो हमारे स्नायु तंत्र को कमजोर बनाती हैं। हमें तनाव व सिरदर्द देती है इसलिए हमें इनका प्रयोग कम से कम या जरूरत अनुसार एक सीमा में करना चाहिए ताकि दर्द को निमंत्रण न मिले।

शरीर को शांत करें

- श्वास को शिथिल करने से पहले यदि आप शरीर को शिथिल कर लें तो श्वास को शिथिल करना आसान होगा तथा आपको परिणाम अच्छे व शीघ्र प्राप्त होंगे। शरीर को शिथिल करने के लिए सबसे पहले एक शांत कक्ष का चयन करें। उस कमरे में प्रकाश को कम रखें। आंखों को बंद कर लें और बंद आंखों से शरीर को पांव के अंगूठे से देखना चालू करें। इस क्रिया को आप लेटकर, सुखासन में या कुर्सी पर बैठकर कैसे भी कर सकते हैं। पांव के अंगूठे से शुरू करें। बंद आंखों से अंगूठे को देखें, वहां ठहरें, देखें कहीं कोई खिंचाव, तनाव, ऐंठन या जकड़न आदि तो नहीं है। कहीं कोई बेचैनी तो नहीं। कहीं कोई नस आदि तो नहीं दब रही ? ठीक से देखें। उस हिस्से या

अंग को ढीला करें और फिर आगे बढ़ें। बंद आंखों से शरीर के हर अंग को ऐसे ही देखें, उस पर ठहरें और ढीला करें। ऐसे ही धीरे-धीरे पूरे शरीर को देखें और शिथिल करें।

इसे क्रम अनुसार इस तरह देखें

पांव का अंगूठा, अंगूठे से जुड़ी उंगलियां, पंजा, ऐड़ी, तलवा, पिण्डलियां, घुटने, घुटने का अंदरूनी भाग, जांघ, कमर, पीठ, पेट, छाती, कंधे, गर्दन, गला, जबड़ा, जीभ, होंठ, थोड़ी, गाल, नाक, आंख, पलक, पुतली, भौएं, माथा, सिर। हर अंग पर ठहरें, रुकें, उसे शांत और शिथिल करें धीरे-धीरे आप पाएंगे कि आपका पूरा शरीर शांत हो रहा है। न केवल शरीर शांत हो गया है बल्कि आपकी श्वास भी शांत हो गई। सच तो यह है कि शरीर को शिथिल करते-करते आपकी श्वास भी शिथिल हो जाती है और आप एक गहन शांति व ऊर्जा से भर जाते हैं।

एक बार शरीर शिथिल हो जाए तो आप ध्यान व एकाग्रता के लिए निम्न विधियां अपना सकते हैं, जिससे न केवल आपकी श्वासें शिथिल होंगी बल्कि आपका ध्यान भी गहराएगा। आपकी एकाग्रता में सुधार आएगा। इसके लिए आप श्वास को निम्न स्थानों पर अनुभव करें।

- यदि आपको शरीर को शिथिल करने में दिक्कत आ रही है तो आप ऐसा भी कर सकते हैं। सुविधा अनुसार बैठ या लेट जाएं। आंखें बंद रखें बंद आंखों से सारा का सारा ध्यान अपने सीधे पैर पर लाएं जितना हो सके मांसपेशियों को जकड़ें, कसें उसमें तनाव व खिंचाव बनाएं। इस तनाव को यूं ही एक से बारह तक गिनती गिनने तक बनाए रखें फिर आहिस्ता-आहिस्ता पैर को शिथिल करें और ढीला छोड़ दें। यही क्रिया शरीर के अन्य अंगों के साथ सिर से पांव तक दोहराएं। यहां तक कि चेहरे के, होठ, नाक, कान, जबड़े, जीभ, आंख, पलक, भौएं एवं माथा आदि के साथ यही करें, उन्हें कसें, तनाव से भरें और फिर उन्हें भी धीरे-धीरे शिथिल करें। धीरे-धीरे आप पाएंगे कि आपका पूरा शरीर शांत होने लगा है। न केवल शरीर, आपकी श्वासें भी शांत और हल्की होने लगी हैं तथा विचार भी कम होने लगे हैं और आप गहन शांति में जाने लगे हैं, शांत हो गए हैं।
- शरीर को शांत और श्वास को शिथिल करने के लिए यह बहुत जरूरी है कि वह आपकी स्वतः ही जरूरत बन जाए यानी शरीर को इतना थका लें कि वह शांत होने की, शिथिल होने की मांग करने लगे। इसके लिए आप किसी नृत्य, कीर्तन या संगीत का प्रयोग करें। उस पर खूब नाचें, उछलें-कूदें। कम से कम बीस से पच्चीस मिनट तक बिना रुके अवश्य नाचें या तब तक नाचें-झूमें जब तक आपके लिए नाचना मुश्किल न हो जाए। फिर इच्छानुसार या तो लेट जाएं या बैठ जाएं और छोड़ दें खुद को, कुछ न करें।

किसी बात की शीघ्रता न करें। ढीला छोड़ दें खुद को और जो भी भीतर हो रहा है। उसके साक्षी बनें। जितना आप उसके साक्षी बनेंगे उतना आप शांत और शिथिल होते जाएंगे। सच तो यह है कि इतनी थकावट या रेचन के बाद आपका शरीर अपने आप शांत होने लगेगा। श्वासें धीरे-धीरे स्वत: ही शांत होने लगेंगी। आप अपने भीतर एक गहन शांति का अनुभव करने लगेंगे। इसके लिए आप ओशो की सक्रिय ध्यान विधि का भी उपयोग कर सकते हैं।

❖

तनाव मुक्ति में सहायक सुर-संगीत

ध्वनि के दो प्रकार होते हैं, एक प्रिय और दूसरी अप्रिय। जैसे- कोई व्यक्ति जब पत्थर उठाकर किसी खंभे पर प्रहार करता है तो उससे उत्पन्न ध्वनि व्यक्ति विशेष को अप्रिय लगती है, परंतु जो ध्वनि वाद्यों से उत्पन्न होती है, वह सभी व्यक्ति अथवा प्राणियों को प्रिय लगती है एवं अपनी ओर आकर्षित करती है। यही ध्वनि 'संगीत' कहलाती है।

हर वाद्य की अपनी ध्वनि होती है जो हम पर अपना विशेष प्रभाव छोड़ती है, साथ ही उन्हें यदि किसी विशेष सुर में अन्य वाद्यों के साथ बजाया जाए तो वह और भी गहराई से असर करती है और यही कारण है जब हम कोई वाद्य बिना सुर के बजाते हैं, तो हमें उनकी ध्वनि कर्कश व तनाव पूर्ण लगती है। ऐसे ही जब कोई बेसुरा गाता है तो उसका गाना हमको चुभता है, सिर में दर्द उत्पन्न करता है। सुर, ताल, लय, शब्द सब मिलकर एक ऊर्जा व कंपन पैदा करते हैं, जिससे शरीर के रोग व हमारी मानसिक अशांति ठीक होती है।

कंपन भी एक प्रकार की चिकित्सा है जिसे 'वाईब्रेशन थैरेपी' कहा जाता है। इस थैरेपी से शरीर में खून का बहाव बढ़ जाता है, गांठें खुलने लगती हैं। नसों में ऐंठन कम होने लगती है, उनका बल निकल जाता है। यदि खून का बहाव शरीर के हर हिस्से में सही से होने लगे तो शरीर की सभी बिमारियां कम होने लगती हैं। शरीर स्वस्थ होने लगता है। संगीत के सुर-ताल एवं वाद्यों का कंपन हमारी नसों को शिथिल करता है व रक्त के संचार को बेहतर बनाता है।

सच तो यह है संगीत से दिल व दिमाग को आराम मिलता है। मस्तिष्क सक्रिय व सक्षम होने के साथ-साथ शांत और शिथिल भी होता है।

संगीत भावनाओं और संवेगों की भाषा है। इसके द्वारा मानव अनेक प्रकार के मनोभावों को परिष्कृत रूप में प्रकाशित करता है। सुख-दुख, आशा-निराशा, आसक्ति-विरक्ति, जय-पराजय आदि अपने मनोभावों को अभिव्यक्त कर मनुष्य कई मानसिक विकारों से बच सकता है। संगीत से मानव भौतिक बंधनों से दूर होकर शांति व आनंद का अनुभव करता है। इससे भावों को जगाया जा सकता है।

संगीत से अवसाद, शारीरिक पीड़ा और थकान में राहत तो मिलती ही है, इसके अतिरिक्त यह हमारे याददाश्त को भी तेज करता है व साथ ही इसके माध्यम से अस्वस्थ शरीर व मन के कारण जितने भी रोग उत्पन्न हैं उनको भी ठीक किया जा सकता है।

स्वयं को एकाग्र, शांत व तनाव रहित करने के लिए भी कई राग हैं जिनके नियमित श्रवण व गायन से मानसिक एवं शारीरिक रोगों को ठीक किया जा सकता है।

सिरदर्द होने के कई कारण हैं जैसे- चिंता, तनाव, अवसाद, थकावट, रक्तचाप, अनिद्रा, सिरदर्द आदि। इन सब में कौन सा राग सहायक है, यह आप निम्न सूची से जान सकते हैं। यदि आप इन रागों को गाना नहीं जानते हैं, तो बाजार में उपलब्ध सी.डी. के माध्यम से भी रागों को सुन सकते हैं व रोगों को दूर कर सकते हैं। आप चाहें तो इन रागों पर आधरित गीत, गजल या भजन आदि को भी सुन या गा कर लाभ प्राप्त कर सकते हैं।

1. **तनाव**-राग कल्याणी भजन, केदाराम, सुधा धनयासी, दरबारी, भैरवी, यमन।
2. **हृदय रोग**-राग शिवरंजनी, राग भैरवी, अल्हैया बिलावल, करहारा प्रिया, वकुलाभरानम्, वराली भजन, वासन्ति या वासन्ता।
3. **रक्तचाप**-ललित राग, राग दरबारी, आनन्द भैरवी, वासन्ति, आसावरी।
4. **मानसिक रोग**-राग केदार, राग ललित शंकरामरनम्, सौरात, जय-जयवंती ।
5. **अनिद्रा**-नीलाम्बरी, मधुवर्षिनी, कोकिलम्, संध्या कल्याणी, श्रुति, भूप, दरबारी कनारा।
6. **डिप्रेशन**-कपि, वकुलाभरानम्।
7. **सिरदर्द**-मधुवर्षिनी।
8. **तंत्रिका विकार**-करहारा प्रिया, मधुवर्षिनी।
9. **आध्यात्मिक ऊर्जा**-देश।
10. **ध्यान एवं एकाग्रता**-कीरवाणी, हिंडोला।
11. **ऊर्जा दायक**-केदाराम, शनमुखप्रिया, सुधा धनयासी।

❖

तनाव कम करने में सहायक मुद्राएं

खाने के लिए व किसी काम को करने के लिए हाथों का प्रयोग करना एक आम बात है, फिर इनकी सहायता से कोई वाद्य बजाना हो या कोई चित्र बनाना, लिखने-पढ़ने से लेकर इशारे आदि करने में इनका भरपूर उपयोग होता है, परंतु इनका इतना उपयोग इनका पूरा व सही उपयोग नहीं है।

यह हथेली, अंगूठा और उंगलियां प्रकृति का सूक्ष्म रूप हैं। जो दिव्य ऊर्जा पंच तत्त्व के रूप में पूरे ब्रह्मांड में व्याप्त है। वह अपने पूर्ण गुणों के साथ हमारे हाथों में भी विद्यमान है परंतु हमें इसका ज्ञान नहीं है। 'मुद्रा विज्ञान' या 'मुद्रा चिकित्सा' के माध्यम से हम न केवल बेहतर मानसिक व शारीरिक स्वास्थ्य पा सकते हैं बल्कि ध्यान एवं योग में इन मुद्राओं की सहायता से परमात्मा को या परम सुख को भी उपलब्ध हो सकते हैं।

ब्रह्मांड अग्नि, वायु, आकाश, पृथ्वी और जल इन पंच तत्त्वों से मिलकर बना है और मानव शरीर भी इन्हीं पांच तत्त्वों से मिलकर बना है। हथेली में मौजूद उंगलियां व अंगूठे पांचों तत्त्व की ऊर्जा को अपने भीतर छिपाए हुए हैं जिन्हें मुद्राओं के माध्यम से उपयोग में लाया जा सकता है। पांचों उंगलियां पांच तत्त्वों का प्रतिनिधित्व करती हैं जैसे-

1. अंगूठा अग्नि तत्त्व को 2. तर्जनी यानी दूसरी उंगली वायु तत्त्व को, 3. तीसरी यानी मध्यमा उंगली आकाश तत्त्व को, 4. चौथी यानी अनामिका उंगली पृथ्वी तत्त्व को तथा पांचवीं यानी कनिष्का उंगली जल तत्त्व को दर्शाती है।

कैसे व कब करें?

मुद्राओं को कभी भी, कहीं भी उठते-बैठते, चलते-फिरते यहां तक कि लेटे-लेटे भी कर सकते हैं परंतु इनका लाभ पद्मासन, सुखासन या वज्रासन में करने से अधिक प्राप्त होता है। सुबह हो या शाम, रात हो या किसी यात्रा के दौरान इन्हें बाहर, बगीचे में, बंद कमरे में या ऑफिस में कहीं भी किया जा सकता है। इन्हें एक ही समय में दोनों हाथों से किया जा सकता है। मुद्रा के दौरान उंगलियों को साधारण रखें उनमें कोई तनाव, खिंचाव या कसाव न हो।

कितनी देर तक करें?

मुद्राओं से लाभ प्राप्त करने के लिए किसी भी मुद्रा को प्रारंभ में कम से कम दस मिनट तक अवश्य करना चाहिए फिर चाहे तो इस अवधि को तीस मिनट से लेकर एक घंटे तक बढ़ाया जा सकता है। यदि एक साथ लम्बे समय के लिए इन्हें करना मुश्किल हो तो आप इन्हें दो-तीन बार में भी कर सकते हैं। यदि इन मुद्राओं को जीवन में नियमित रूप से किया जाए तो साधारण कान के दर्द से लेकर हार्ट अटैक जैसे गंभीर रोग तक को ठीक किया जा सकता है। यूं तो रोगों के अनुसार एक दर्जन से भी अधिक मुद्राएं हैं, परंतु हम यहां केवल उन्हीं मुद्राओं का उल्लेख कर रहे हैं जो तनाव को कम कर एकाग्रता और आत्मविश्वास को बढ़ाती हैं। जैसे- ज्ञान मुद्रा, व्यान मुद्रा, अपान मुद्रा, उत्तर बोधि मुद्रा, ध्यानी मुद्रा, हाकिनी मुद्रा, त्रिमुख मुद्रा, शिव लिंग मुद्रा तथा अहम्कारा मुद्रा आदि।

1. ज्ञान मुद्रा

विधि-आराम से बैठें। अपनी पीठ और गर्दन को सीधी रखें। तस्वीर अनुसार अपनी तर्जनी यानी पहली उंगली और अंगूठे के टिप यानी अग्रभाग को हल्के दबाव के साथ मिलाएं और शेष तीनों उंगलियों को सीधा व ढीला रखें। सुखासन या पद्मासन में बैठकर, हथेली को अपने दोनों घुटनों पर आकाशोन्मुख रखें। रोज बीस से तीस मिनट तक इस मुद्रा का अभ्यास करें।

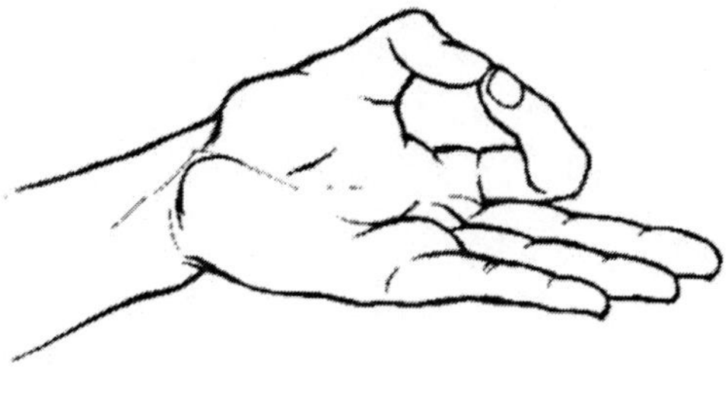

लाभ–इस मुद्रा के नियमित अभ्यास से मन शांत और स्थिर होता है। याददाश्त व एकाग्रता बढ़ती है। तनाव, अवसाद, चिंता, भय और अनिद्रा जैसे रोग दूर होते हैं। आध्यात्मिक उन्नति या आत्म जागरण के लिए यह मुद्रा विशेष उपयोगी है।

2. व्यान मुद्रा

विधि–आराम से बैठें। अपनी पीठ और गर्दन को सीधी रखें। चित्र अनुसार अपनी तर्जनी एवं मध्यमा उंगली के अग्रभागों को अंगूठे के अग्रभाग से हल्के दबाव के साथ मिलाएं तथा शेष दोनों उंगलियां सीधा व ढीली रखें। सुखासन में बैठकर, हथेली अपने दोनों घुटनों को आकाशोन्मुख रखें। रोज पंद्रह से बीस मिनट तक इस मुद्रा का अभ्यास करें।

लाभ–इस मुद्रा के नियमित अभ्यास से तनाव व उच्च रक्तचाप की समस्या दूर होती है, जो कि अच्छी पढ़ाई व एकाग्रता के लिए जरूरी है।

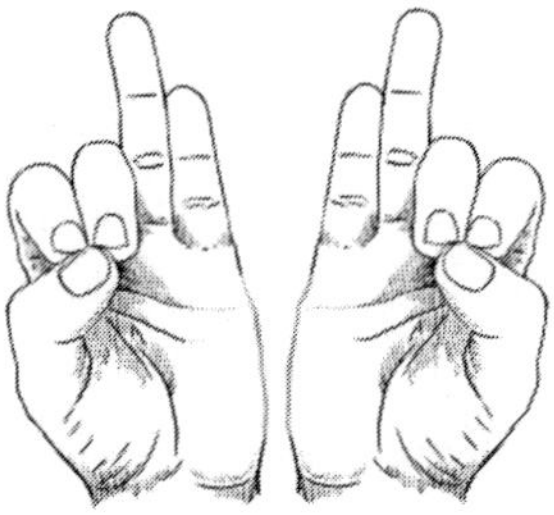

3. अपान मुद्रा

विधि–आराम से सुखासन या पद्मासन में बैठें। अपनी पीठ और गर्दन को सीधा रखें। चित्र अनुसार मध्यमा एवं अनामिका उंगली के अग्रभागों को अंगूठे के अग्रभाग से हल्के दबाव के साथ मिलाएं तथा शेष उंगलियों को सीधा व शिथिल रखें। हथेलियों को दोनों घुटनों पर आकाशोन्मुख रखें। रोज पंद्रह से बीस मिनट तक इस मुद्रा का अभ्यास करें।

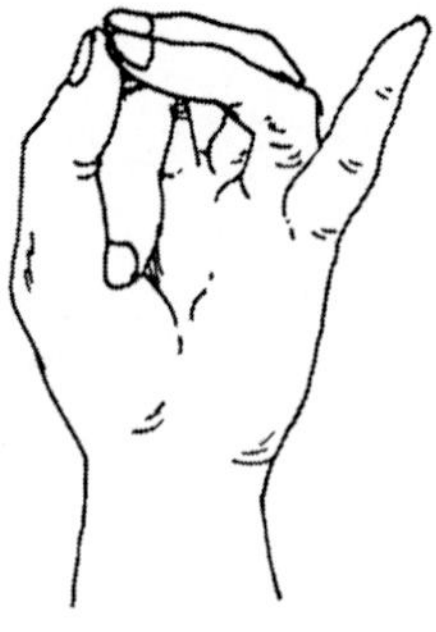

लाभ-इस मुद्रा के नियमित अभ्यास से लिवर एवं गॉल-ब्लैडर संबंधी समस्याएं तो दूर होती ही हैं साथ ही आत्मविश्वास, धैर्य, स्थिरता एवं दिमागी संतुलन में भी सुधार होता है।

4. उत्तर बोधि मुद्रा

विधि-दोनों हाथों की उंगलियों को एक दूसरे में फंसाए। तर्जनी उंगली एवं अंगूठे को अलग करके दोनों उंगलियों एवं अंगूठे के अग्रभाग को जोड़ ले। मुद्रा को कुछ इस तरह बनाएं कि उंगलियां आकाश की ओर हों तथा अंगूठा धरती की ओर हो। इस मुद्रा को गोद में नाभि के पास रखें। इस मुद्रा को कहीं भी, कभी भी, कितनी भी देर के लिए किया जा सकता है।

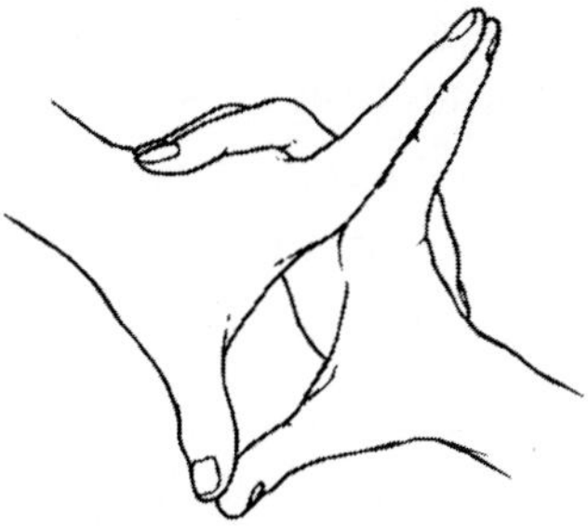

लाभ-इस मुद्रा से शरीर व मन में ऊर्जा का संचार होता है। आलस दूर होता है, तन-मन नई ताजगी से भरता है, जो कि एकाग्रता व कार्य एवं पढ़ाई आदि में सफलता के लिए जरूरी है। इससे अशांत और बेचैन मन शांत होता है। फेफड़ों में श्वास का उचित संचार होता है जिससे भीतर ताजगी बनी रहती है। तनी हुई नसें व श्वास शिथिल होती है। परीक्षा, मंच या इंटरव्यू आदि का भय नहीं रहता। स्वयं से जुड़ने के लिए, ध्यान एवं आत्म रूपांतरण के लिए भी यह मुद्रा प्रभावशाली है।

5. ध्यानी मुद्रा

विधि-दोनों हथेलियों को अपनी गोद में ऐसे रखें कि वह एक कटोरे का आकार लें। बायीं हथेली को नीचे और दायीं हथेली को उसके ऊपर रखें। दोनों अंगूठों के अग्रभाग को हल्के दबाव के साथ मिला लें। इसे सुखासन या पद्मासन में जितनी देर कर सकें उतना अच्छा है।

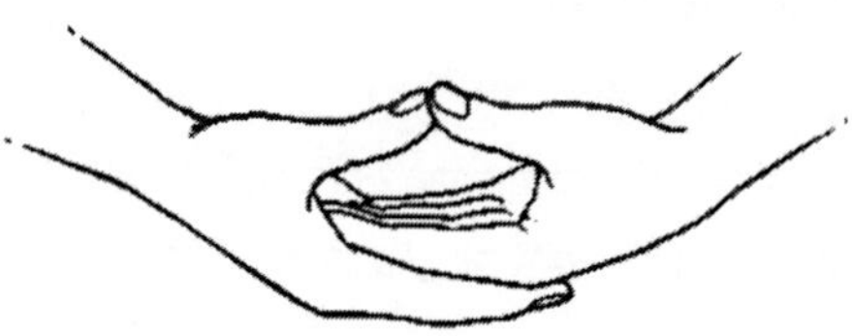

लाभ-ध्यान व साधना के लिए एक प्राचीन व पारंपरिक मुद्रा है इससे एकाग्रता शक्ति बढ़ती है, मन विचार शून्य और शांत होता है। यह मुद्रा जीवन में संतुलन लाती है।

6. हाकिनी मुद्रा

आज के समय में अक्सर लोग शिकायत करते हैं कि वे हमेशा कुछ न कुछ भूल जाते हैं। लेकिन हाकिनी मुद्रा द्वारा आप अपने दिमाग की क्षमता और स्मरण शक्ति बढ़ा सकते हैं। यह मुद्रा व्यक्ति के एकाग्रता के स्तर को बढ़ाने में काफी प्रभावी मानी गई है। हाकिनी मुद्रा का संबंध छठे चक्र यानी तीसरी आंख से है। बहुत पहले मिले किसी व्यक्ति के बारे में याद करने या कुछ समय पहले पढ़ी गई किसी बात को याद करने में यह मुद्रा काफी मददगार साबित हो सकती है। कुछ नया सोचने पर भी इस मुद्रा को करने से बेहतर आइडिया आपके दिमाग में आ सकते हैं। बहुत सारे काम एक साथ करने पर या ज्यादा मानसिक कार्य करने पर भी इस मुद्रा को करके लाभ प्राप्त किया जा सकता है।

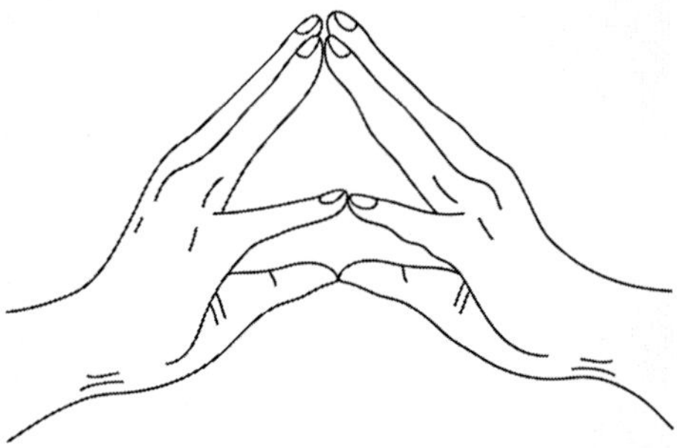

विधि-अपने दोनों हाथों की उंगलियों और अंगूठों के अग्रभागों को आपस में मिलाएं व हाथों के बीच दूरी बनाए रखें। इस बात का विशेष ध्यान रखें कि आपकी हथेलियां आपस में जुड़ने न पाएं।

दिमाग और स्मरण शक्ति बढ़ाने के लिए रोजाना 45 मिनट हाकिनी मुद्रा का अभ्यास करें या फिर 15-15 मिनट करके दिन में तीन बार अभ्यास करना पर्याप्त है।

हाकिनी मुद्रा के अभ्यास के लिए कोई विशेष समय तय नहीं है। किसी भी समय इस मुद्रा का अभ्यास किया जा सकता है।

- यह मुद्रा दिमाग के दाएं और बाएं हिस्से के बीच संतुलन स्थापित करने का काम करती है। दिमाग का बायां हिस्सा तार्किक विचारों से संबंधित है, जबकि दायां हिस्सा सृजन से। दिमाग के दोनों हिस्से जब एक साथ मिलकर काम करते हैं तो परिणाम बेहतर ही आते हैं।
- यह मुद्रा स्मरण शक्ति बढ़ाती है।

- इससे एकाग्रता के स्तर में वृद्धि होती है।
- यह धैर्य में वृद्धि करने में सहायक है।
- इस मुद्रा के अभ्यास से विचारों में स्पष्टता आती है तथा निर्णय लेने की क्षमता में वृद्धि होती है।
- यह मुद्रा श्वसन प्रक्रिया में भी सुधार लाती है जिससे दिमाग को पर्याप्त मात्रा में ऑक्सीजन प्राप्त होती है। दिमाग में ऑक्सीजन का पर्याप्त संचरण दिमाग के स्वास्थ्य के लिए अच्छा है।
- यह मुद्रा विद्यार्थियों के लिए भी उपयोगी है। इस मुद्रा से एकाग्रता में वृद्धि होती है, जिससे लेक्चर के समय सुनी गई बातें उन्हें ठीक से याद रहती हैं और उनके परीक्षा परिणाम भी बेहतर होते हैं।

7. त्रिमुख मुद्रा

त्रिमुख मुद्रा बेहद प्रभावशाली व पारंपरिक मुद्रा है जो कि एकाग्रता का स्तर तथा स्मरण शक्ति बढ़ाने के लिए उपयोग में लाई जाती है।

विधि-दोनों हाथों की मध्यमिका, अनामिका और कनिष्का उंगलियों के पोरों को आपस में जोड़कर रखें। ध्यान रहे हथेलियां आपस में जुड़ने न पाएं। इस मुद्रा का अभ्यास करने के लिए बिलकुल सीधे रीढ़ की हड्डी पर बिना कोई दबाव डाले आरामदायक स्थिति में बैठें। प्रतिदिन दस मिनट का अभ्यास लाभदायक है।

लाभ-

- आध्यात्मिक विकास व उन्नति में सहायक।
- एकाग्रता, ध्यान तथा स्मरण शक्ति बढ़ाने हेतु उपयोगी।
- सिर दर्द में कमी या पूरी तरह इससे छुटकारा दिलाने में मददगार।
- शरीर के आरोग्य में वृद्धि हेतु लाभदायक।

8. शिवलिंग मुद्रा

शिवलिंग मुद्रा को ऊर्जादायक मुद्रा भी कहा जाता है। जब भी आप तनाव या किसी बात से परेशान हों, तो ऐसे में आप इस मुद्रा के अभ्यास से स्वयं को बहुत ही ऊर्जान्वित महसूस करते हैं। इसके अलावा इस मुद्रा के अभ्यास से आरोग्य में भी वृद्धि होती है।

विधि-अपने बाएं हाथ को प्याले (बाउल) की आकृति जैसा बनाएं। इसके बाद दाएं हाथ का मुक्का बनाकर बाएं हाथ के ऊपर रखें, अंगूठा ऊपर उठा होना चाहिए। अपने हाथों को पेट की सीध में रखते हुए इस मुद्रा का अभ्यास करें।

इस मुद्रा को आप अपनी इच्छानुसार कितनी भी देर तक कर सकते हैं। वैसे दिन में दो बार 4 मिनट के लिए इस मुद्रा का अभ्यास करना फायदेमंद है।

लाभ–

- इस मुद्रा को ऊर्जा संवर्धक मुद्रा माना जाता है। ऐसे में थकान, असंतुष्टि या सुस्ती होने पर इस मुद्रा के अभ्यास द्वारा आप स्वयं को ऊर्जान्वित कर सकते हैं।
- अवसाद की स्थिति से निपटने के लिए यह मुद्रा काफी प्रभावशाली है।
- किसी भी प्रकार के मानसिक तनाव व दबाव की स्थिति में भी यह मुद्रा आपके लिए उपयोगी है।

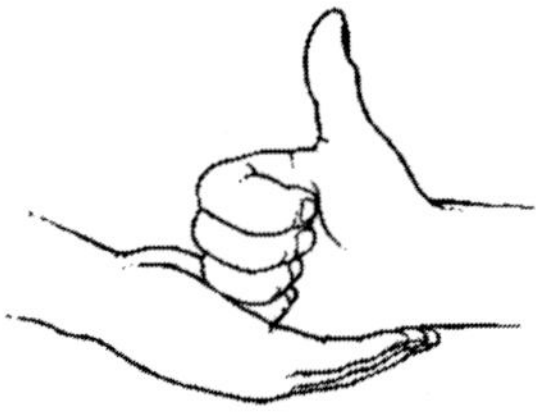

9. स्वीकार मुद्रा

विधि–तर्जनी उंगली को मोड़कर अंगूठे के बीच जगह बनाए रखें। अंगूठे के नाखून का बाहरी निचला हिस्सा छोटी (कनिष्का) उंगली के नाखून से मिलाते हुए यह मुद्रा बनाएं।

लाभ–इस मुद्रा से भावनात्मक व आध्यात्मिक स्तर पर लाभ होता है। निराशा व विरोधी परिस्थितियों की स्थिति में खुद को मजबूत बनाने तथा हताशा के भाव से बाहर निकालने के लिए इस मुद्रा का अभ्यास करें।

10. अहम्कारा मुद्रा

विधि–अपनी तर्जनी उंगली को धीरे से मोड़ें और अंगूठे का ऊपरी हिस्सा तर्जनी उंगली के बीचोबीच ऊपरी हिस्से पर रखें। बाकी सभी उंगलियां सीधी रखें।

लाभ–इस मुद्रा के अभ्यास से आत्मविश्वास व आत्म दृढ़ता में वृद्धि होती है। किसी भी प्रकार के भय का सामना करने के लिए इस मुद्रा के अभ्यास से हिम्मत मिलती है।

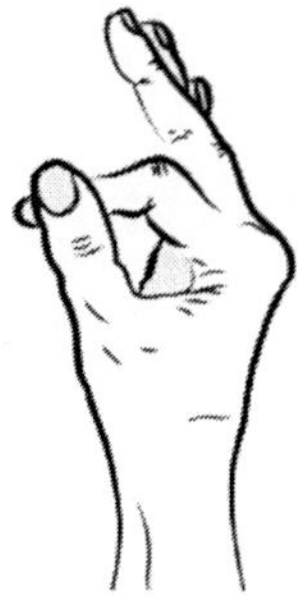

11. प्राण मुद्रा

विधि–कनिष्का और अनामिका दोनों उंगलियों को अंगूठे से स्पर्श करें। इसके बाद बाकी उंगलियों को सीधा रखें।

लाभ–प्राण मुद्रा हमें शक्ति व स्फूर्ति प्रदान करने में सहायक है।

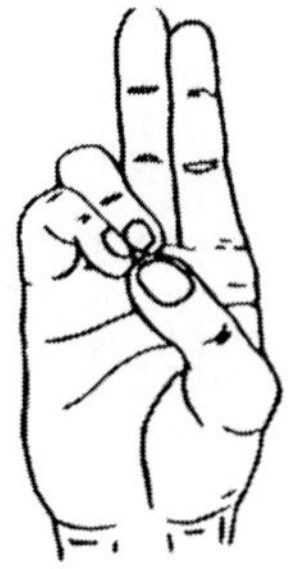

12. शून्य मुद्रा

विधि–मध्यमा उंगली को हथेलियों की ओर मोड़ते हुए अंगूठे से उसके प्रथम पोर को दबाते हुए बाकी उंगलियों को सीधा रखें।

लाभ–इस मुद्रा के अभ्यास से जागरुकता बढ़ती है तथा यह मुद्रा व्यक्ति को धैर्य जैसा गुण भी प्रदान करती है।

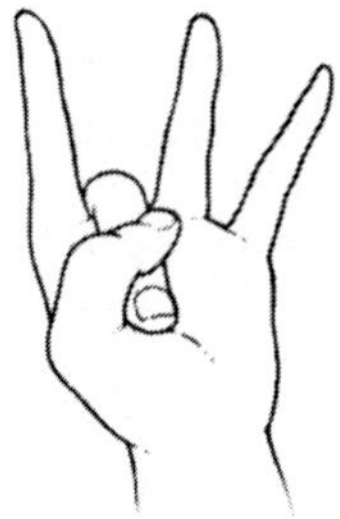

❖

तनाव मुक्ति में सहायक योग व मुद्राएं

चिंता, तनाव, सिरदर्द, माइग्रेन, डिप्रेशन आदि सब एक दूसरे से संबंधित हैं तभी सब एक दूसरे को प्रभावित भी करते हैं। इन सब से राहत पाने के लिए कई चिकित्साएं व पद्धतियां हैं उन्हीं में से एक है योग मुद्रा या मुद्रा विज्ञान। कौन सी मुद्रा हमें इन सब से मुक्त करने में सहायक होती है, आइये जाने।

कैसे, कब व कितनी देर तक करें?

मुद्राओं को कभी भी, कहीं भी उठते-बैठते, चलते-फिरते यहां तक कि लेटे-लेटे भी कर सकते हैं परंतु इनका लाभ पद्मासन, सुखासन या वज्रासन में करने से अधिक प्राप्त होता है। सुबह हो या शाम, रात हो या किसी यात्रा के दौरान इन्हें बाहर, बगीचे में, बंद कमरे में या ऑफिस में कहीं भी किया जा सकता है। इन्हें एक ही समय में दोनों हाथों से किया जा सकता है। मुद्रा के दौरान उंगलियों को साधारण रखें, उनमें कोई तनाव, खिंचाव या कसाव न हो। मुद्राओं से लाभ प्राप्त करने के लिए किसी भी मुद्रा को प्रारंभ में कम से कम दस मिनट तक अवश्य करना चाहिए फिर चाहे तो इस अवधि को तीस मिनट से लेकर एक घंटे तक बढ़ाया जा सकता है। यदि एक साथ लम्बे समय के लिए इन्हें करना मुश्किल हो, तो आप इन्हें दो-तीन बार में भी कर सकते हैं। यदि इन मुद्राओं को जीवन में नियमित रूप से किया जाए तो साधारण कान के दर्द से लेकर हार्ट अटैक जैसे गंभीर रोग तक को ठीक किया जा सकता है। यूं तो रोगों के अनुसार एक दर्जन से भी अधिक मुद्राएं हैं परंतु हम यहां केवल उन्हीं मुद्राओं का उल्लेख कर रहे हैं जो तनाव को कम कर एकाग्रता और आत्मविश्वास को बढ़ाती हैं।

1. अपान वायु मुद्रा

ये मुद्रा करना बहुत आसान है। हाथ के अंगूठे, मध्यमा, अनामिका के अग्रभाग (टिप) को आपस में मिलाएं और तर्जनी उंगली के टिप को अंगूठे के आधार पर रखें इस मुद्रा को 1-3 मिनट तक करें। ये मुद्रा शरीर में बनने वाली गैस को भी कम करती है। यदि आपके सिरदर्द का कारण गैस है तो यह मुद्रा लाभकारी है।

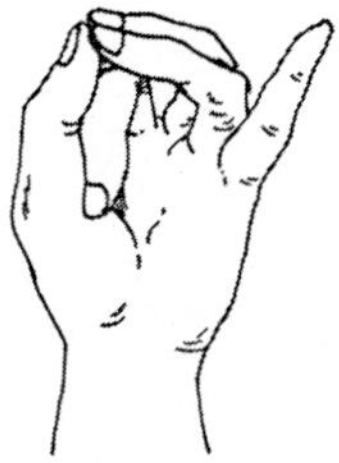

2. महाशीर्ष मुद्रा

तर्जनी और मध्यमा की टिप को अंगूठे की टिप के साथ जोड़ लें और अनामिका की टिप को अंगूठे के आधार पर रखें और छोटी उंगलियों को जितने बाहर की तरफ हो खिंच कर रखें। अपने हाथों को गोद में रखकर हाथ ऊपर आकाश की तरफ रखें। अपने श्वास पर ध्यान लगाएं। इस मुद्रा को 3 मिनट तक करें।

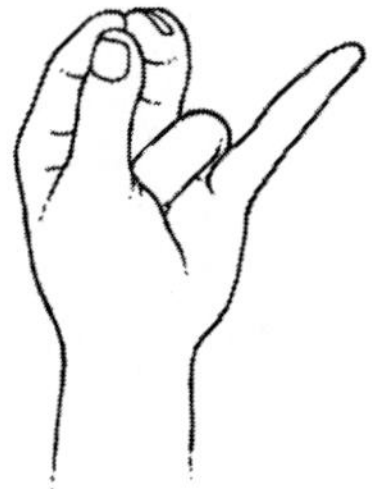

3. वात नाशक मुद्रा

तर्जनी और मध्यमा को अंगूठे के आधार पर रखें और अंगूठे से रोकते हुए दबाएं। सिरदर्द, दांत दर्द, गले में दर्द पर काबू पाने में मदद करता है। जिन लोगों में वात ज्यादा बनता है उनके लिए बहुत उपयोगी है।

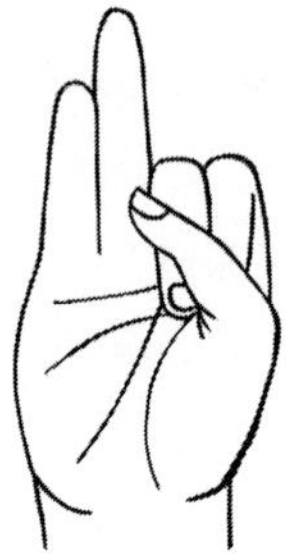

4. अनुलोम-विलोम

अनुलोम-विलोम बहुत ही सरल प्रणायाम है। इससे पुराने से पुराना साइनस सही हो जाता है। पहले हम दाएं हाथ की अनामिका अंगुली से नाक के बाएं छिद्र को दबा लें। फिर दाएं छिद्र से गहरी सांस लें और रोक लें। इसके पश्चात् दाएं हाथ के अंगूठे से दाएं छिद्र बंद कर लें फिर बाएं छिद्र को खोलकर श्वास छोड़ दें। फिर बाएं छिद्र से ही श्वास लें उसे अनामिका अंगुली से बंद करें और दाएं छिद्र से अंगूठा हटाकर श्वास छोड़ दें। इस प्रकार इस क्रिया को 25 से 30 बार करें।

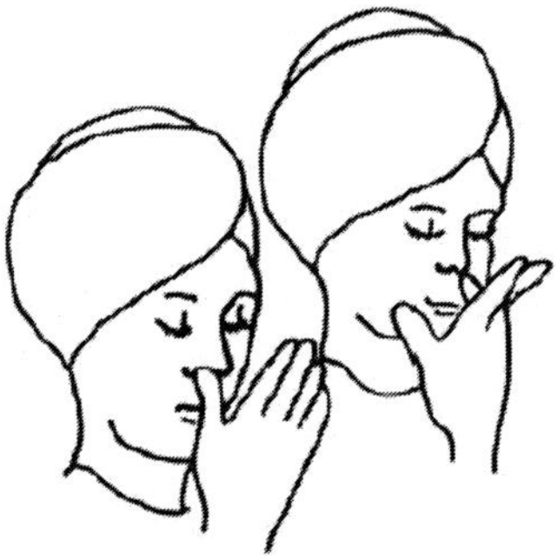

5. वायु मुद्रा

तर्जनी अंगुली को अंगूठे के आधार पर रखें और दबाएं। वायु के अत्यधिक हो जाने पर सिरदर्द होता है और अगर इस मुद्रा को किया जाए तो शरीर से वायु का प्रकोप कम होता है और सिरदर्द नहीं होता। इस मुद्रा को 3 मिनट तक करें। और अच्छे परिणाम पाने के लिए अवधि बढ़ा सकते हैं।

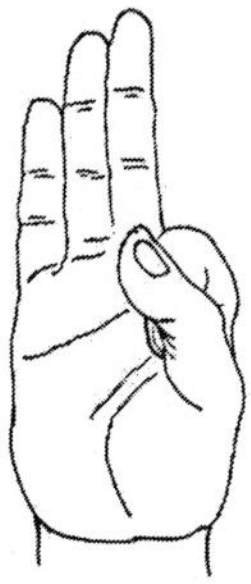

6. ज्ञान मुद्रा

आराम से बैठें। अपनी पीठ और गर्दन को सीधी रखें। तस्वीर अनुसार अपनी तर्जनी यानी पहली उंगली और अंगूठे के टिप यानी अग्रभाग को हल्के दबाव के साथ मिलाएं और शेष तीनों उंगलियों को सीधा व ढीला रखें। सुखासन या पद्मासन में बैठकर, हथेली को अपने दोनों घुटनों पर आकाशोन्मुख रखें। रोज बीस से तीस मिनट तक इस मुद्रा का अभ्यास करें।

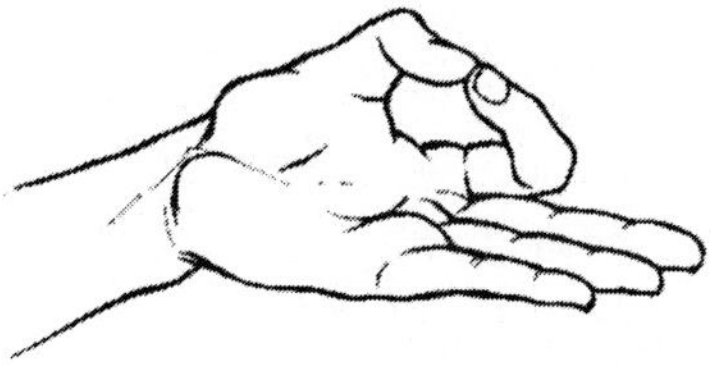

7. ध्यानी मुद्रा

दोनों हथेलियों को अपनी गोद में ऐसे रखें कि वह एक कटोरे का आकार लें। बायीं हथेली को नीचे और दायीं हथेली को उसके ऊपर रखें। दोनों अंगूठों के अग्रभाग को हल्के दबाव के साथ मिला लें। इसे सुखासन या पद्मासन में जितनी देर कर सकें उतना अच्छा है।

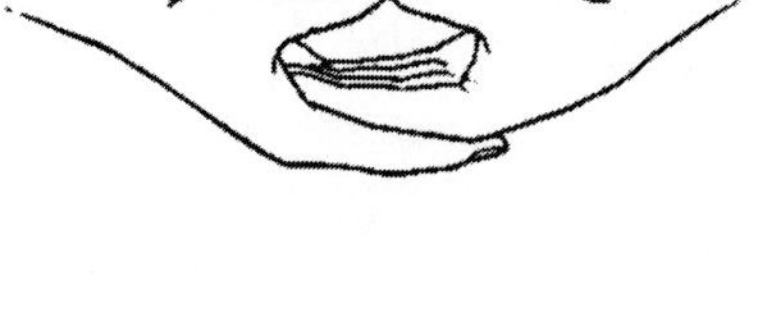

❖

तनाव मुक्ति में सहायक रंग

रंग सिर्फ सौंदर्य बढ़ाने या आकर्षण पैदा करने के लिए ही नहीं होते बल्कि यह हमें कई रोगों से मुक्त करने में हमारी मदद भी करते हैं। मानसिक एवं शारीरिक स्वास्थ्य तथा ध्यान व एकाग्रता में कौन से रंग कैसे व कितने सहायक होते हैं या हो सकते हैं, आइए जानते हैं।

वैज्ञानिक शोध बताते हैं प्रकाश न केवल हमारी त्वचा व हड्डियों के लिए महत्त्वपूर्ण है बल्कि हमारे मानसिक स्वास्थ्य के लिए भी बेहद जरूरी है। जो इंसान रोशनी से बचता है या अंधेरा पसंद करता है वह आम आदमी की तुलना में न केवल कम क्रियाशील व ऊर्जावान होता है बल्कि तनाव, अवसाद जैसे रोगों से भी ग्रसित रहता है। जिस तरह रोशनी के अभाव से खाद्य-मिट्टी में लगा हरा पौधा भी मुरझा जाता है वैसे ही बिना रोशनी के सेवन से मनुष्य का तन-मन भी मुरझा जाता है, इसलिए जिसे हम धूप, प्रकाश या रोशनी कह कर संबोधित करते हैं व अपने चारों ओर देखते हैं वह हमारे लिए एक तरह से औषधि है।

लेकिन यह भी सच है कि जिस धूप, रोशनी या प्रकाश को हम औषधि कह रहे हैं उसका संबंध सिर्फ उसके पीले-सफेद रंग या उसकी गर्माहट से ही नहीं है बल्कि उन सात रंगो से भी है जो उसमें निहित है यानी लाल, नारंगी, पीला, हरा, आसमानी, नीला और बैंगनी रंग। देखा जाए 'रंग चिकित्सा' कुछ और नहीं प्रकाश के माध्यम से प्राप्त हुए रंगों द्वारा चिकित्सा है, क्योंकि हर रंग की अपनी आवृत्ति (फ्रीक्वन्सी) तरंग (वेवलैन्थ) व ऊर्जा (एनर्जी) शक्ति होती है, जिसके माध्यम से वह औषधि के रूप में हमारे स्वास्थ्य व सेहत को लाभ पहुंचाते हैं।

तनाव, सिरदर्द, डिप्रेशन आदि में सहायक रंग

यूं तो किरणों से प्राप्त सातों रंगों का विभिन्न रोगों में अपना विशेष महत्त्व और उपयोग है परंतु हम यहां आपको उन्हीं रंगों के बारे में बता रहे हैं जो हमें कमजोर स्नायु तंत्र के कारण होते हैं, जैसे तनाव, अनिद्रा, क्रोध, असंतोष, अवसाद एवं अधैर्य आदि। इसीलिए हम उन्हीं रंगों का उल्लेख करेंगे जो हमें शांत व तनाव मुक्त करने में हमारी मदद करते हैं, जैसे-

हरा

यह रंग आत्मनियंत्रण और संतुलन प्रदान करने के साथ-साथ शांति, संतोष और धैर्य भी दिलाता है। तनाव को कम कर हमें विश्राम की स्थिति में लाने में यह हमारी मदद करता है। इतना ही नहीं हरा रंग हमारे आत्मविश्वास एवं एकाग्रता में भी वृद्धि करता है।

नीला व आसमानी

यह रंग दिमागी संतुलन और समझदारी बढ़ाने वाला, मस्तिष्क को शांत रखने वाला होता है। इस रंग का संबंध हमारी आत्मा से भी होता है। इस रंग की मदद से मनुष्य की कल्पना शक्ति व ग्रहण क्षमता में भी वृद्धि होती है। गहरी नींद, सिर दर्द, अवसाद, बेचैनी व प्रज्ञा के लिए तो यह रंग विशेष प्रभावशाली है। इतना ही नहीं नीला रंग हृदय गति एवं श्वास को शांत कर रक्तचाप को दुरुस्त करने में भी सहायक है।

बैंगनी

आत्मिक स्तर पर कार्य करने वाला यह रंग ध्यान एवं योग करने की शक्ति को कई गुना बढ़ा देता है। इस रंग के माध्यम से इंसान के विचार शुद्ध होने के साथ-साथ सृजनात्मक भी होते हैं। यह रंग उत्तेजना को कम कर, एकाग्रता को बढ़ाता है। इतना ही नहीं बैंगनी रंग बोरियत और चिड़चिड़ापन भी दूर करता है और हमें उदार व करुणावान बनाता है।

सफेद

हालांकि रंग चिकित्सा में सफेद रंग का स्थान नहीं है परंतु ध्यान एवं एकाग्रता बढ़ाने में सफेद रंग का उपयोग किया जा सकता है, जैसे सफेद रंग की दीवारें, सफेद पर्दे व सफेद वस्त्र यहां तक कि माथे पर चंदन का सफेद टीका भी उपयोग में लाया जा सकता है। आप चाहें तो सफेद फूलों का भी उपयोग कर सकते हैं। सफेद रंग को देखकर न केवल मन में सफाई व स्वच्छता का भाव जगता है बल्कि मन हल्का, निर्भार, शिथिल और शांत भी होता है।

नारंगी या संतरी

यह स्नायु तंत्र (नर्वस सिस्टम) को उत्तेजित करता है। शरीर में कमजोरी, बेचैनी, नींद न आना, अवसाद, चिंता जैसी समस्याओं में यह लाभ पहुंचाता है।

कैसे करें रंगों का सेवन?

यह तो हमने जान लिया कि रंग और मनुष्य का गहरा संबंध है तथा क्या है रंग चिकित्सा का विज्ञान? पर अब प्रश्न उठता है कि इन रंगों का हम सेवन या उपयोग कैसे करें कि हमें इनका लाभ प्राप्त हो सके। इसके लिए आप सहायक रंगों का प्रयोग अपने दैनिक जीवन में निम्नलिखित तरीकों से कर सकते हैं–

- रोग से संबंधित रंग की खाद्य सामग्री अपने आहार में शामिल करें।
- संबंधित रंग के कपड़े और गहने पहनें। संबंधित रंग से जुड़े रत्न भी पहने जा सकते हैं।
- विभिन्न प्रकार की रोशनी वाले लैम्प्स का इस्तेमाल करें।
- रंग चिकित्सा में इस्तेमाल होने वाले रंग-बिरंगे गिलास में पानी पिएं।
- रंग चिकित्सा में उपयोग आने वाले स्नान तेल का प्रयोग करें।
- संबंधित रंग के बिस्तर, चादर व तकियों का इस्तेमाल करें।
- घर की दीवारों व फर्नीचर को रोग संबंधित रंग का बनाएं।
- आप अपने घर का इंटीरियर डेकोरेशन भी आवश्यक रंग के अनुसार कर सकते हैं।
- जितना हो सके संबंधित रंग को आंख बंद करके सोचें, उसकी कल्पना कर मन ही मन उस रंग का एहसास करें। हो सके तो रंग से संबंधित स्थान, फल, फूल, कपड़ा, आदि की गहरी कल्पना भी कर सकते हैं।
- आप चाहें तो अपने सन ग्लासेज यानी धूप के चश्मों तथा धूप में प्रयोग होने वाले छाते को भी संबंधित रंग का चुन सकते हैं।
- रंग चिकित्सा से जल्दी व प्रभावशाली तरीके से फायदा पाने का सबसे आसान उपाय है, पानी को सम्बंधित रंग की बोतल या गिलास में भरकर उसे कुछ घंटों के लिए सूरज की रोशनी में रखें और फिर इसका इस्तेमाल करें। इससे उसमें सूर्य की रश्मियों का भी समावेश हो जाता है जिस कारण इस चिकित्सा का परिणाम अधिक कारगर होता है। आप इस पानी को रोज थोड़ी-थोड़ी मात्रा में पी सकते हैं या इससे त्वचा की मालिश कर सकते हैं। दोनों ही तरीके काफी लाभदायक हैं।

❖

तनाव मुक्ति में सहायक सुगंध

क्या आप जानते हैं जिन सुगंधों का प्रयोग हम स्वयं एवं वातावरण को महकाने व ताजगी प्रदान करने के लिए करते हैं उनके उपयोग से सिरदर्द, तनाव, चिंता, डिप्रेशन एवं माइग्रेन जैसे रोगों को भी ठीक किया जा सकता है?

सुगंध का मनुष्य के जीवन में बहुत महत्त्व है। यह सुगंध न केवल हमको दुर्गंध से बचाती है बल्कि हमें ताजगी का एहसास भी कराती है। सच तो यह है कि सुगंध का मनुष्य के मस्तिष्क एवं मूड से गहरा संबंध है। यही कारण है सुगंध किसी खाने की हो या फूलों की, किसी के शरीर की हो या सेंट-परफ्यूम की, हमारा ध्यान स्वत: ही अपनी ओर अकर्षित कर लेती है व हमें एकाग्र कर हमें ताजा कर देती है।

जिसे हम सुगंध का आकर्षण कह रहे हैं वह और कुछ नहीं हमारे मस्तिष्क एवं नसों का एकीकरण है यानी जैसे ही हमारी नाक किसी सुगंध के आगोश में आती है तो मन, मस्तिष्क, विचार आदि सब तरफ से हट कर एक ओर स्थिर होने लगते हैं, यही 'अरोमा थैरेपी' यानी 'सुगंध चिकित्सा का विज्ञान' है।

सुगंध चिकित्सा का विज्ञान

महत्त्व-क्योंकि मनुष्य का सुगंध को ग्रहण करने का तार सीधा उसके मस्तिष्क से जुड़ा होता है, इसलिए सुगंध विज्ञान जल्दी कार्य करता है। साथ ही मस्तिष्क को सही तरीके से कार्य करने के लिए अधिक मात्रा में ऑक्सीजन की आवश्यकता होती है और एक व्यक्ति जिसे पर्याप्त ऑक्सीजन नहीं मिलती उसे एकाग्रचित्त होने में परेशानी आ सकती है। अरोमा थैरेपी गहरी सांस लेने के लिए प्रोत्साहित करती है जिससे व्यक्ति को अधिक ऑक्सीजन प्राप्त होती है और अधिक ऑक्सीजन से न केवल मस्तिष्क की नसें शिथिल व शांत रहती हैं बल्कि इससे तनाव एवं सिरदर्द से भी राहत मिलती है।

लाभ–यूं तो सिरदर्द व अवसाद आदि के कई कारण हैं पर उनमें से जो मुख्य कारण है, वो है नींद की कमी, बढ़ता तनाव और शरीर में ऊर्जा की कमी। अरोमा थैरेपी यानी सुगंध चिकित्सा इन्हीं तीनों आधारों पर कार्य कर हमारी एकाग्र क्षमता एवं याददाश्त को बढ़ाती है।

सहायक सुगंधें

यूं तो सुगंध चिकित्सा के माध्यम से कई रोगों को ठीक किया जा सकता है परंतु हम यहां उन्हीं सुगंधों का उल्लेख कर रहे हैं जो जिनके प्रयोग से हमारे स्नायु तंत्र को, हमारे मन–मस्तिष्क को राहत मिलती है। क्योंकि सिरदर्द का कारण अनिद्रा, तनाव व चिंता है, इसीलिए हम यहां तीनों में सहायक सुगंधों का उल्लेख कर रहे हैं जो इस प्रकार है।

1. **अनिद्रा**–नींद पूरी न होने की वजह से एकाग्रता में कमी आती है, चंदन, नींबू लैवेंडर, मारजोरम की खुशबू से अनिद्रा की समस्या को दूर किया जा सकता है।
2. **तनाव**–चैमोमाइल, साइट्रस, लैवेंडर, यूकेलिप्टस, अदरक ब्लैक पेपर के खुशबुओं के प्रयोग से तनाव की समस्या को दूर किया जा सकता है।
3. **याददाश्त तथा एकाग्रता**–रोजमेरी, पिपरमेंट, नींबू, तुलसी, चंदन, पाईन तथा लौंग की खुशबू एकाग्रता बढ़ाने में सहायक तो सिद्ध होती ही है साथ ही इन खुशबुओं के प्रयोग से याददाश्त भी तेज होती है।

कैसे करें सुगंध का सेवन?

किस रोग में कौन सी सुगंध लाभदायक है यह तो पता चल गया, परंतु सुगंध का उपयोग या सेवन कैसे करें? यह जानना भी जरूरी है। सुगंध चिकित्सा (अरोमा थैरेपी) का लाभ आप किसी प्रोफेशनल अरोमाथैरेपिस्ट की सहायता से तो उठा ही सकते हैं, साथ ही संबंधित सुगंध का लाभ आप निम्नलिखित विधियों द्वारा घर पर स्वयं भी प्राप्त कर सकते हैं–

1. **स्प्रे**–स्प्रे की खाली बोतल में पानी के साथ कुछ बूंदें अरोमा तेल की मिला लें। इसका प्रयोग आप रूमफ्रेशनर की तरह कर सकते हैं। अगर आप चाहें तो इसे अपने कपड़ों पर इत्र की तरह भी लगा सकते हैं।

   उदाहरण–अगर आप अच्छी एकाग्रता के लिए इसका प्रयोग करना चाहते हैं तो चंदन या लैवेंडर के तेल को पानी के साथ मिला कर स्प्रे की तरह उसका प्रयोग कर सकते हैं।
2. **मोमबत्ती**–इस विधि का प्रयोग आप बाजार में मिलने वाली 'अरोमा कैंडल्स' की सहायता से भी कर सकते हैं या फिर जिस भी सुगंध का प्रयोग आप करना चाहते हैं तो उस तेल की दो बूंदें जलती हुई मोमबत्ती के ऊपरी हिस्से (पिघले हुए मोम पर) पर डालें। इसकी खुशबू पूरे कमरे में फैल जाएगी।

3. **रूई द्वारा**-अरोमा तेल की कुछ बूंदें रूई के फोहे (टुकड़े) पर डाल कर इसे घर के विभिन्न स्थानों पर रख सकते हैं। अगर आप चाहें तो इस टुकड़े को अपने पर्स में भी रख सकते हैं।
4. **नहाने के पानी में**-बेहतर लाभ के लिए अरोमा तेल की 6-7 बूंदें नहाने के पानी में डालकर भी इसका प्रयोग कर सकते हैं।
5. **पट्टी द्वारा**-किसी कपड़े या रुमाल को मोड़ कर एक पट्टी का रूप दें। इस पर 6-7 बूंदें संबंधित तेल की डालें। जब भी इसका प्रयोग करना चाहें तो इस पट्टी को अपने ललाट पर रखें।
6. **अरोमा लैम्प**-सुगंध चिकित्सा में अरोमा लैम्प का प्रयोग आज-कल आम है। इसमें अरोमा ऑयल की कुछ बूंदों को पानी में मिलाकर, दीए की लौ या बिजली के माध्यम से पैदा हुई सुगंधित गर्म पानी की भाप से प्राप्त किया जाता है इससे वातावरण में चारों ओर सुगंध फैलती रहती है।
7. **अगरबत्ती**-सुगंध फैलाने व प्राप्त करने का सबसे सस्ता, सरल व आम माध्यम है अगरबत्तियां। यह न केवल आराम से मिल जाती हैं बल्कि इनका उपयोग भी सरल है। सुगंध चिकित्सा के लिए इनका उपयोग भी किया जा सकता है।
8. **प्राकृतिक फूल व फल**-कृत्रिम तेल व परफ्यूम आदि भले ही अच्छी खुशबू देते हों परंतु जो बात प्राकृतिक वस्तुओं से प्राप्त सुगंध में है वह बनावटी सुगंधों में नहीं। प्राकृतिक वस्तुओं से प्राप्त सुगंध न केवल शुद्ध होती है बल्कि इसका असर भी गहरा होता है। इसलिए संबंधित सुगंधों का यदि प्राकृतिक सेवन संभव है, तो उनका उपयोग अवश्य करें। यानी संबंधित फूलों से घर या टेबल को सजाएं जिससे न केवल घर सुंदर लगेगा बल्कि महकेगा भी। ऐसे ही आप सुगंध के लिए संबंधित फलों का उपयोग भी कर सकते हैं, यानी उन्हें खाने से पहले जी भरकर सूंघें भी।

सावधानी-प्रत्येक व्यक्ति की प्रकृति एक दूसरे से भिन्न होती है इसलिए हो सकता है कि आपको किसी विशेष सुगंध से एलर्जी हो, जो आपको पता न हो इसलिए किसी चिकित्सक या विशेषज्ञ की सलाह भी आवश्यक है।

❖

तनाव मुक्ति में करें कल्पनाशक्ति का प्रयोग

सिरदर्द का एक अहम कारण हमारा मानसिक तनाव है जो किसी एक बात का मन में घर कर जाने से होता है। जिसके कारण मन न केवल विचारों से भरा रहता है बल्कि उस स्थिति, दृश्य, संवाद आदि को बार-बार सोचता रहता है। हमारा मन किसी एक या सीमित विचारों में बंध जाता है, उसी एक बात को लेकर बैठा रहता है और यह स्थिति इतनी गहरी हो जाती है या हमारे अवचेतन मन तक प्रविष्ट कर जाती है कि आदमी सोते-जागते हर कार्य में उसी विचार या बातों से खुद को घिरा पाता है। ऐसे में मन को तनाव दे रहे विचार या विचारों से खुद को खाली करना बहुत जरूरी है। अपने मन को एक विचार से निकालकर दूसरे विचारों में लगाने के लिए हमें अपनी कल्पनाशक्ति का प्रयोग करना चाहिए ताकि मन को कहीं और उलझाया जा सके। भले ही सिरदर्द या तनाव से मुक्ति पाने का यह स्थाई प्रयोग नहीं है पर यदि हमारे तनाव या सिरदर्द का कारण हमारे विचार हैं, तो यह एक असरकारक प्रयोग है। यदि मन अपनी कल्पनाओं या नए विचारों के माध्यम से स्वयं को वर्तमान स्थिति से दूर रखने में सक्षम होना सीख जाए तो वह तानव मुक्त रह सकता है।

एक तरीके से हम इसे आत्मसम्मोहन की विधि भी कह सकते हैं।

क्या है आत्मसम्मोहन?

मन को स्वयं के सुझाव या कल्पना से एक जगह केंद्रित करने का नाम ही आत्मसम्मोहन है। आत्मसम्मोहन के जरिए हम स्वयं को इतना सम्मोहित कर लेते हैं या कर सकते हैं

कि स्वयं वैसा ही महसूस करने लगते हैं जैसा हम कल्पना करते हैं। स्वयं को तनाव रहित महसूस करना हो या हवाओं में उड़ता हुआ देखना। स्वयं को पहाड़ों की वादियों में महसूस करना हो या फिर समुद्र की लहरों में हिलोरे खाते हुए देखना। आत्मसम्मोहन के माध्यम से स्वयं को किसी प्रसिद्ध व्यक्ति से लेकर किसी हीरो की तरह भी खुद को महसूस किया जा सकता है।

हम कितनी गहराई से किसी चित्र, विचार या कल्पना में शामिल होते हैं तथा उसे कितना जीवंत महसूस कर पाते हैं इसका भी बहुत प्रभाव पड़ता है। ध्यान रखें आप जिस भी चीज की कल्पना करें, उसे इतनी बारीकी से, छोटी-छोटी चीजों के साथ ऐसे अनुभव करें जैसे कि वह आपके साथ घट रही है।

मान लीजिए आप अपनी रोजमर्रा की एक जैसी दिनचर्या से ऊब गए हैं या इतने व्यस्त हैं कि घूमने का या मन अनुसार कुछ करने का समय ही नहीं है या फिर किसी बात या काम को लेकर बहुत तनाव में हैं, ऐसे में जो चीज, स्थान, इंसान या उपलब्धि आदि आपको राहत और संतुष्टि दे सकती थी जिसे आप नहीं कर पा रहे हैं, तो उसके बारे में सोचें।

कुछ उपयोगी प्रयोग

- यदि आपको पहाड़ों का शौक है, तो आंखें बंद कर लें और महसूस करें कि आप बड़ी-बड़ी पहाड़ियों की चोटियों पर घूम रहे हैं। चारों ओर घना जंगल है, गहन शांति में पक्षियों की आवाज आपके कानों में पड़ रही है, वह भी भिन्न-भिन्न पक्षियों की। आप सूरज और बादलों के इतने करीब हैं कि जैसे कि वह अपके हाथों में आ जाएंगे। नदी की कल-कल, झरनों का शोर, गीली मिट्टी और हरी घास की खुशबू। खिलते फूल व रंग बिरंगी तितलियां। ठंडी-सुहानी, ताजी-खुली हवा और इस हवा में आप खुलकर अगंड़ा रहे हैं, आपका मन-मस्तिष्क एवं तन नई ताजगी व ऊर्जा से भर रहा है। वहां आपको तंग करने वाला कोई नहीं है बस आप अकेले या इच्छानुसार साथी के साथ हैं। आप वह कर रहे हैं जो आप करना चाहते हैं जैसे, आप ध्यान करना चाहते हैं या चुपचाप बैठकर प्रकृति को निहारना चाहते हैं, गीत गुनगुनाना चाहते हैं, कोई किताब पढ़ना चाहते हैं। बांसुरी-गिटार आदि कोई वाद्य बजाना चाहते हैं। कार या बाइक पर उन रास्तों पर ड्राइव करना चाहते हैं आदि जैसी भी इच्छा है उस काम में स्वयं को संलग्न करें व उसे महसूस करें। अपने आप इस कल्पना के माध्यम से आप पाएंगे कि न केवल मन एकाग्र व शांति से भर गया बल्कि तनाव रहित होकर नई ऊर्जा से भी भर गया। इतना ही नहीं बल्कि आप ऐसा महसूस करेंगे कि जैसे कि आप वहीं से आए हैं। ध्यान रखें आपकी कल्पना जितनी वास्तविकता के निकट होगी आप पर आत्म सम्मोहन का उतना ही सकारात्मक असर होगा।

- आप चाहें तो अपनी कल्पनाओं के माध्यम से किसी मंदिर में भी प्रवेश कर सकते हैं तथा साक्षात् दर्शन जैसा आनंद अनुभव प्राप्त कर सकते हैं।
  आंखें बंद करके बैठ या लेट जाएं। शरीर को ढीला करें फिर जिस मंदिर में जाकर आपको सुकून मिलता है उस मंदिर के दर्शन आंखें बंद करके करें। एक-एक चित्र को बंद आंखों से देखें। देखें, मंदिर की सीढ़ियां, सीढ़ियों के किनारे बैठे लोग व सजी दुकानें, आंगन में भक्तों की कतार। शंख एवं घंटों का नाद। आरती एवं पूजा के स्वर। फूलों एवं आभूषण से सजी मूर्तियां। चारों ओर से उठती अगरबत्ती एवं फूलों की सुगंध और लोगों की तालियों, भजन-मंत्रों आदि का स्वर आपको भक्तिमय माहौल में डुबा रहा है। और आप ध्यान और मस्ती में डूबते चले जा रहे हैं। इसी भाव और अवस्था से आप अपने इष्ट की मूर्ति को निहारें यानी एक-एक अंग पर आहिस्ता-आहिस्ता ध्यान दें और सर से पावों तक देखें जैसे सिर, माथा, आंख, नाक, गला, होंठ, थोड़ी, गर्दन... शरीर की मुद्रा, वस्त्र, शृंगार आदि सबको अपनी बंद आंखों से निहारें और महसूस करें कि आप उनके समक्ष हैं और उनकी कृपा आप पर बरस रही है। ऐसा करके जब आप अपनी आंख खोलेंगे तो आप वास्तव में अपने भीतर एक रूपांतरण अनुभव करेंगे।
- आप चाहें तो अपने घर की सजावट की कल्पना भी कर सकते हैं कि कैसा घर बनाएंगे, उसमें कैसे व कितने कमरे होंगे, उन कमरों का आकार व रंग कैसा होगा? कहां व कैसा सोफा होगा, घर कैसी जगह में होगा? आदि की कल्पना में जा सकते हैं और स्वयं को एकाग्र कर सकते हैं।
- आप चाहें तो अपने प्रेमी या दोस्त से हुई मुलाकात के बारे में कल्पनाओं के जरिए गहराई से सोच सकते हैं और वही ताजगी पा सकते हैं जो आपको उसमें पहली बार मिलने पर हुई थी या फिर जैसी मुलाकात आप भविष्य में चाहते हैं उस इच्छा को कल्पित कर सकते हैं। सब कुछ ऐसे विजुवलाइज करें कि जैसे वह सब आपके साथ घट रहा है और आप पाएंगे कि आपके प्रेमी या दोस्त से आपकी कोई भी दूरी नहीं वह सदा आपके पास, आपके साथ हैं।

आत्मसम्मोहन के माध्यम से न केवल हमारी एकाग्र क्षमता बढ़ती है बल्कि मन शांत और आनंदित भी रहने लगता है। जीवन में शिकायतें कम होने लगती हैं व आत्मसंतुष्टि का भाव जागने लगता है।

❖

तनाव, सिरदर्द व डिप्रेशन में उपयोगी आसन

तनाव चाहे शारीरिक हो या मानसिक हमेशा ही हमारे लिए हानिकारक होता है। जब हम बहुत अधिक तनावग्रस्त होते हैं तो सिरदर्द के शिकार होते हैं और जब यही तनाव जटिल हो जाता है तो डिप्रेशन का रूप ले लेता है। ऐसे में हम आपको बता रहे हैं कुछ ऐसे आसनों के बारे में जो हमें इन समस्याओं से मुक्ति दिलवा सकते हैं।

1. **बाल आसन**-घुटने मोड़कर वज्र आसन में बैठ जाएं और अपने दोनों हाथ आगे की तरफ खींचते हुए श्वास को बाहर निकाल दें और हाथों को दुबारा वापस खींचते हुए श्वास लेते हुए वापस वज्र आसन में आ जाएं। इस आसन को 3 से 5 बार करें। ये आसन सारे शरीर में शिथिलता लाता है और शरीर के तंत्रिका तंत्र को शांत करता है। इसकी अवधि एक बार में 10-15 सेकण्ड तक रखें।

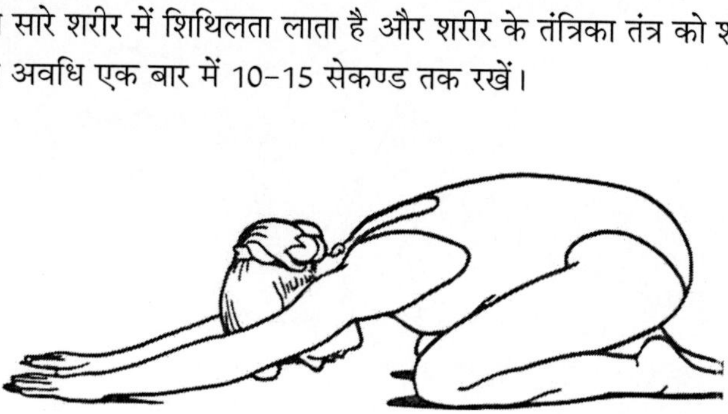

2. **सेतुबंध या कंधार आसन**-कमर के बल शव आसन में लेट जाएं और अपने घुटने मोड़ लें। घुटने मोड़कर धीरे-धीरे अपने टखनों को पकड़ लें और श्वास लेते हुए अपनी कमर को उठाएं। धीरे-धीरे श्वास निकालते हुए वापस आ जाएं। इस प्रकार इस आसन को 3 से 5 बार करें। इस आसन से चिंता, थकान, पीठदर्द, सिर दर्द, अनिद्रा, यहां तक कि उच्च रक्तचाप जैसी समस्याओं से भी छुटकारा पाया जा सकता है। इसकी अवधि एक बार में 15 से 20 सेकेण्ड रखें।

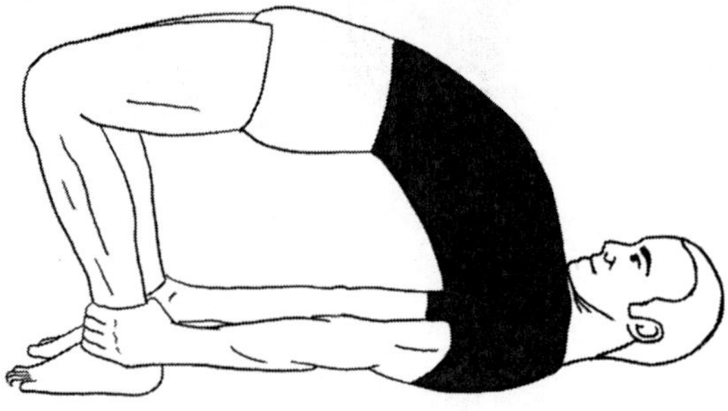

3. **उत्तान आसन**-सीधे खड़े हो कर श्वास को धीरे-धीरे बाहर की तरफ निकालते हुए अपने पैरों की तरफ झुकें और वापस श्वास लेते हुए हाथों को ऊपर की तरफ खींचते हुए फिर सीधे खड़े हो जाएं। इस प्रकार इस आसन को 2 से 4 बार करना। इस आसन को दो आसनों के बीच एक संक्रमण की तरह किया जाता है। ये आसन जांघों के लिए, कूल्हों के लिए, तनाव, थकान और हल्के अवसाद को दूर करने में सहायक है। ये हमारे शरीर के रक्त प्रवाह को भी सहज करता है। इसकी अवधि एक बार में 5 से 10 सेकेण्ड रखें।

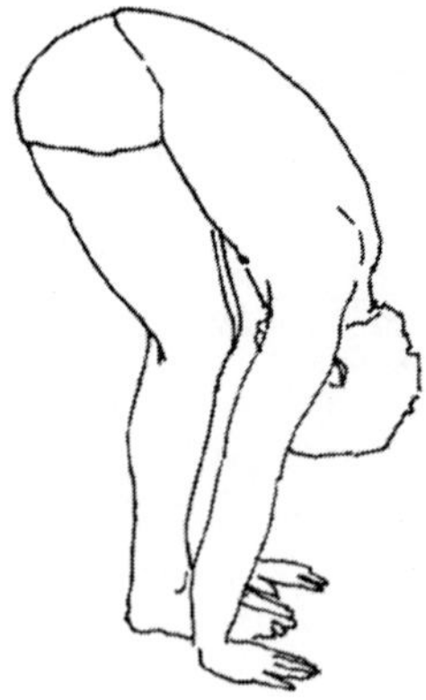

4. **गरुण आसन**–सीधे खड़े हो जाएं फिर दाएं टांग के ऊपर बाईं टांग को ले आएं। फिर दाएं हाथ के ऊपर बाएं हाथ से लपेट लें और श्वास को अच्छे से बाहर निकाल दें। इस आसन को 2 से 3 बार करें। इसकी अवधि एक बार में 5 से 10 सेकेण्ड रखें। ये पीठ के ऊपरी हिस्से और कूल्हों को खोलने में सहायक है। एकाग्रता और संतुलन बढ़ाने और बनाए रखने में ये आसन बहुत लाभकारी है।

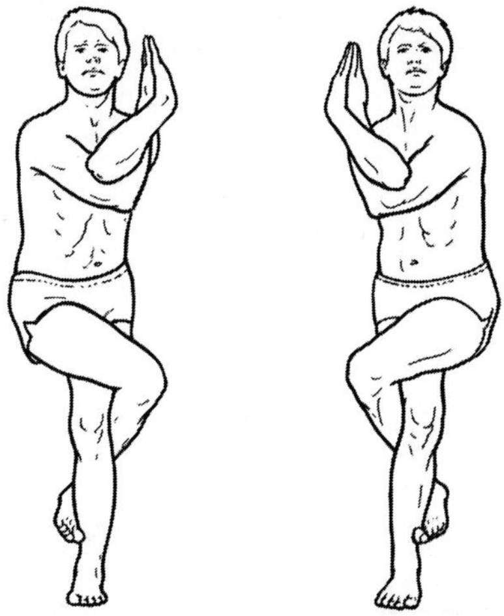

5. **शव आसन**–सीधे कमर के बल लेट जाएं। हाथ की हथेलियां आकाश की ओर शरीर से एक फुट दूर रखें, टांगों के बीच भी एक से दो फीट दूरी रखें।

   पूरे शरीर को ढीला छोड़ते हुए श्वास को अच्छे से पेट के अंदर लें और धीरे-धीरे बाहर निकालें। इस आसन को 3 से 5 मिनट या 10 मिनट तक भी कर सकते हैं। ये आसन शरीर को पूर्णतः आराम देता है। ये आसन श्वास को धीमें-धीमें करते हुए तंत्रिका को गति प्रदान करता है।

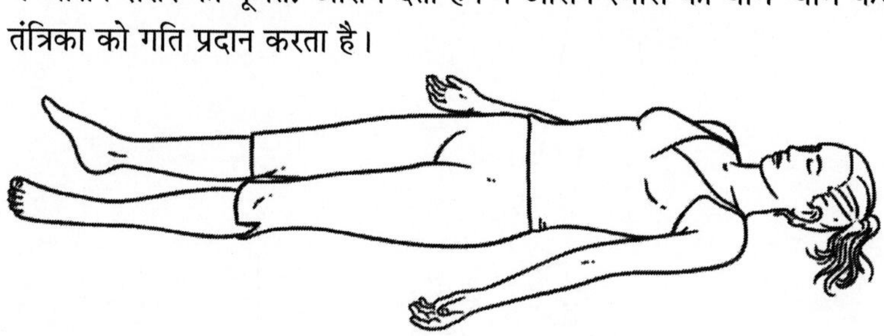

6. **त्रिकोण आसन**–सीधे खेड़े हो जाएं फिर दोनों टांगों को 2 फीट तक खोलें। अब किसी भी एक तरफ (दाएं या बाएं) झुकें और जिस तरफ झुकें हैं उसी ओर का हाथ जमीन पर रख दें और दूसरा हाथ ऊपर की ओर ले जाएं और श्वास को बाहर निकाल

दें। इस प्रकार ये आसन दोनों ओर से करें (दाएं और बाएं)। इसकी अवधि 15 से 20 सेकेण्ड एक बार में रखें। यह पाचन तंत्र पर प्रभाव डालता है। ये चिंता, ऑस्टियों पोरोसिस और साइऐटिक (sciatic) जैसी बीमारी के लक्षणों को दूर करने में मदद करता है।

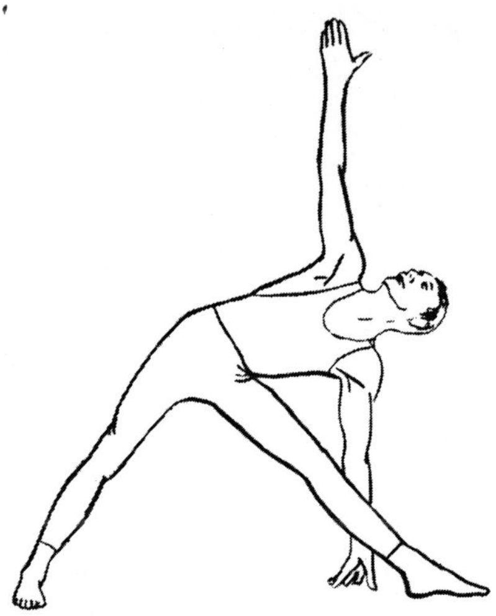

7. **विपरीतकरणी आसन**–जमीन पर लेट जाएं और टांगों को किसी दीवार पर ऊपर की तरफ उठा लें और अपने शरीर को बिलकुल ढीला छोड़ दें। इस आसन से हृदय की मांसपेशियों को आराम मिलता है और तन–मन को जीवनीशक्ति मिलती है। इस आसन को 5–10 मिनट तक करना चाहिए।

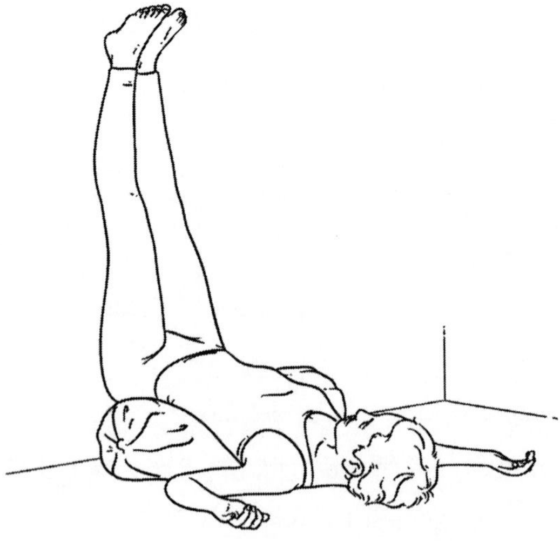

8. **मर्जर्य आसन**–अपने हाथों और घुटनों को फर्श पर (catpose) चारपाया जानवर की तरह रखते हुए खड़े हों। अब श्वास को अंदर की तरफ खींचते हुए ऊपरी कमर को उठाएं और फिर धीरे-धीरे श्वास छोड़े। रीढ़ की हड्डी को अच्छे से ऊपर की तरफ खींचें श्वास को अच्छे से लें और छोड़ें। ये आसन आपकी रीढ़ की हड्डी को आराम देता है। आपकी निचली कमर और ऊपरी कमर दोनों को लचीला बनाता है। इस आसन को लगातार 10 से 20 बार करें। इसकी अवधि एक बार में 5 से 10 सेकेण्ड तक हो।

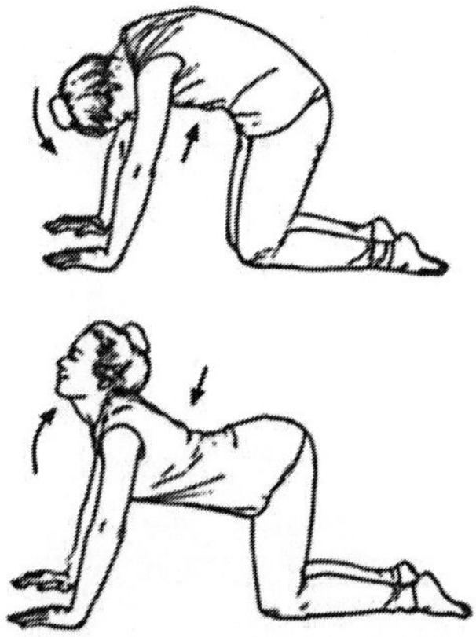

9. **हास्य योग**–हास्य योग आपको सबसे जल्दी तनाव रहित करता है। दिन में कम से कम एक बार 5 मिनट तक खुलकर हंसे। कोई ऐसी घटना याद करें या कोई चुटकुला याद करें जिससे आप को खुलकर हंसी आये। हास्य योग से हमारे पूरे फेफड़े और पेट अच्छे से हिलते हैं और हमारे शरीर से सारे विजातीय द्रव्य और विजातीय श्वांस बाहर आ जाते हैं।

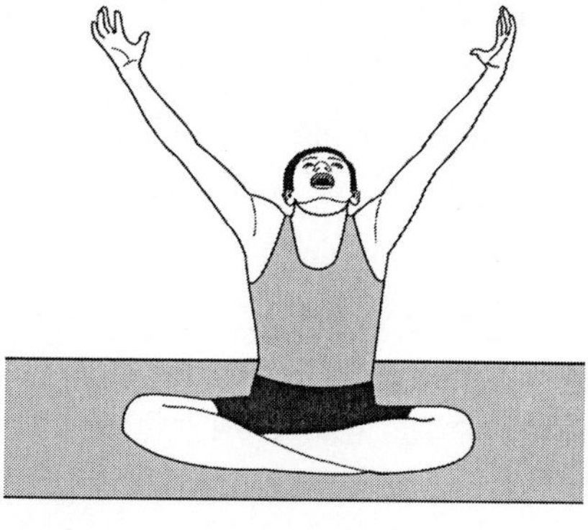

10. सुखासन

अगर आप योगासन करते हैं तो आपको पता होगा कि यह योग की सबसे आसान विधि है इसलिए इसे सुखासन के नाम से जाना जाता है। यह योग श्वास-प्रश्वास और ध्यान पर आधारित है। इसको करने से घुटने 90 डिग्री मुड़ते हैं, जिससे उन्हें दर्द से आराम मिलता है। सुखासन से पैरों का रक्त-संचार कम हो जाता है और अतिरिक्त रक्त अन्य अंगों की ओर संचारित होने लगता है जिससे उनमें क्रियाशीलता बढ़ती है। यह तनाव हटाकर चित्त को एकाग्र कर सकारात्मक ऊर्जा को बढ़ाता है। इससे आपको अधिक मानसिक शांति मिलती है।

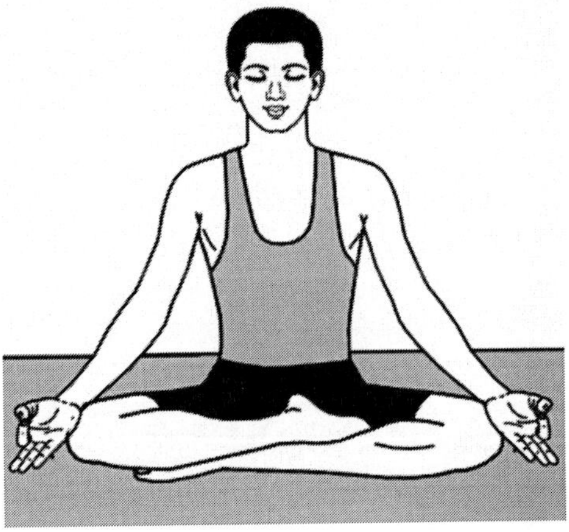

विधि-इस योग को आप जमीन पर बैठकर अथवा कुर्सी पर बैठकर भी कर सकते हैं। योग करते समय सिर और रीढ़ की हड्डी सीधी होनी चाहिए। अभ्यास के दौरान नाक से सांस लेना और छोड़ना चाहिए। योग अभ्यास के दौरान इस बात का ख्याल रखें कि छाती स्थिर हो और पेट में सांस के उतार चढ़ाव का एहसास हो। पालथी लगाकर बैठें एवं दोनों पैरों को एक दूसरे के ऊपर लाएं। दोनों हाथों को घुटनों पर और हथेलियों को आकाशोन्मुख ऊपर की ओर रखें। कंधों को आरामदायक स्थिति में झुकाएं और कोहनियों को थोड़ा पीछे रखें एवं छाती को ऊपर की ओर तानकर फैलाएं। इस आसन का अभ्यास कम से कम 5-10 मिनट अवश्य करें बाकी अधिकतम की कोई सीमा नहीं है।

11. पद्मासन

इस आसन को करना बड़ा ही आसान है, इसलिये आप इसे बिस्तर पर बैठे-बैठे भी कर सकते हैं। दाहिने पैर के अंगूठे को बाएं हाथ से पकड़कर घुटने मोड़ते हुए दाहिने पैर के पंजे को बाईं जांघ के मूल पर रखिए। फिर बाएं पैर के अंगूठे को दाहिने हाथ से पकड़कर घुटने

मोड़ते हुए बाएं पैर के पंजे को दाहिनी जांघ के मूल पर रखिए। दोनों घुटने भूमि पर टिके हों और पैर के तलवे आकाश की ओर उन्मुख हों। रीढ़, गर्दन व सिर सीधा रखें। हथेलियों को घुटनों पर रखिए या एक हथेली को दूसरी पर रखकर गोद में रखिए। आंखें बंद कर सांसों को गहरा खींचते हुए सामान्य गति कर लें।

आसन से वापस लौटने के लिए पहले बाएं पैर के पंजे को दाहिने हाथ से पकड़कर लंबा कर दें। फिर दाहिने पैर के पंजे को बाएं हाथ से पकड़कर लंबा कर दें और पुनः दंडासन की स्थिति में आ जाए। यह एक ओर से किया गया आसन है अब आप पहले बाएं पैर को जंघा पर रखकर इस आसन को करें।

अवधि/दोहराव-प्रारंभ में यह आसन 30 सेकंड के लिए करना चाहिए फिर सुविधानुसार समय को बढ़ाया जा सकता है। इस आसन में पारंगत होने के लिए इसे दो से तीन बार करना चाहिए।

सावधानी-पैरों में किसी भी प्रकार का अत्यधिक कष्ट हो तो यह आसन न करें। साइटिका अथवा रीढ़ के निचले भाग के आसपास किसी प्रकार का दर्द हो या घुटने की गंभीर बीमारी में इसका अभ्यास न करें।

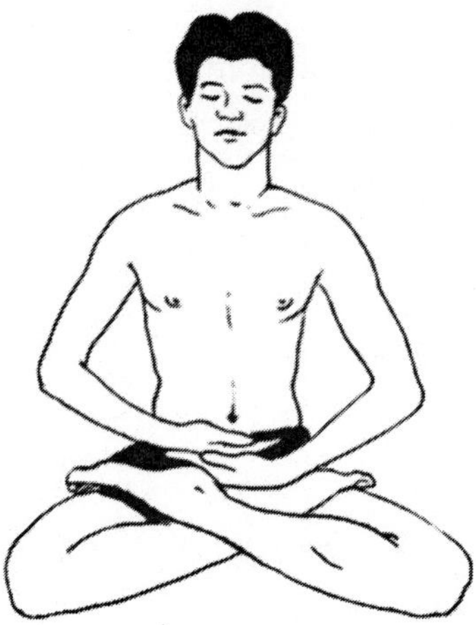

शीर्षासन

शीर्ष यानी सिर। सिर के आधार पर किए जाने के कारण इस आसन को शीर्षासन कहते हैं। शीर्षासन से रक्त का प्रवाह ठीक होता है, पूरे शरीर की मांसपेशियां एक्टिव हो जाती है। रक्त प्रवाह बढ़ने से दिमाग सक्रिय होता है, स्मरण शक्ति काफी अधिक बढ़ जाती है, ग्रंथियों की कार्य प्रणाली दुरुस्त होती है, डिप्रेशन(अवसाद) के शिकार लोगों के लिए भी यह फायदेमंद है।

विधि-शीर्षासन करने के लिए सबसे पहले दरी बिछा कर समतल स्थान पर वज्रासन की अवस्था में बैठ जाएं। अब आगे की ओर झुककर दोनों हाथों की कोहनियों को जमीन पर टिका दें। दोनों हाथों की उंगलियों को आपस में जोड़ लें। अब सिर को दोनों हथेलियों के मध्य धीरे-धीरे रखें। सांस सामान्य रखें। सिर को जमीन पर टिकाने के बाद धीरे-धीरे शरीर का पूरा वजन सिर पर छोड़ते हुए शरीर को ऊपर की ओर उठाना शुरू करें। शरीर का भार सिर पर लें। शरीर को सीधा कर लें। इस अवस्था को शीर्षासन कहा जाता है। कुछ देर इसी अवस्था में रहने के बाद पुनः उसी अवस्था में आने के लिए पहले पैर को घुटने से मोड़ते हुए धीरे-धीरे घुटनों को पेट की तरफ लाते हुए पंजों को भूमि पर रख देते हैं। फिर माथे को भूमि पर टिकाकार कुछ देर इसी स्थिति में रहने के बाद सिर को भूमि से उठाते हुए वज्रासन में बैठकर पूर्व स्थिति में आ जाए। जिन्हें ब्लड प्रेशर की शिकायत है वह इस आसन को न करें। अगर आंखों की कोई बीमारी है तो भी इसे नहीं करना चाहिये। साथ ही वे लोग जिन्हें गर्दन में दर्द या कोई अन्य समस्या है, उन्हें भी यह आसन नहीं करना चाहिये।

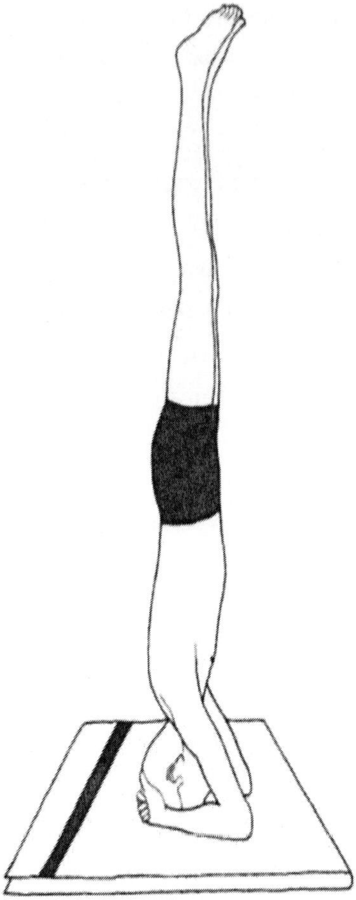

❖

पशुओं से दोस्ती दे तनाव से मुक्ति

भले ही पशुओं आप को अपने शौक, मनोरंजन, रक्षा या भोजन हेतु पालें पर क्या आप जानते हैं कि पालतु पशु हमें तनाव मुक्त रखने में भी सहायक होते हैं। इनकी मौजूदगी न केवल हमारा ध्यान आकर्षित कर हमारा मनोरंजन करती है बल्कि यह हमारे शरीर एवं वातावरण की नकारात्मक ऊर्जा को सकारात्मक रूप में बदलकर हमें तनाव से दूर भी रखते हैं। इसका प्रयोग आजकल 'पैट थेरेपी' के रूप में भी किया जा रहा है।

विदेशों में पैट थेरेपी पर काफी काम किया जा रहा है। इसके तहत जो तथ्य सामने आए हैं, वे यही स्पष्ट करते हैं कि पालतू जानवर आक्रामक मनोवृत्ति के इंसान को भी पालतू यानी अनाक्रमक बनाने में सहायक होते हैं। इसके अतिरिक्त मानसिक रूप से परेशान बच्चे या भावनात्मक स्तर पर तनाव झेलते बच्चे, जानवरों के संग साथ में, अपना दुख भूलकर या उनके साथ समय बांटकर, सहज होने का प्रयास करते देखे गए हैं।

डॉक्टरों के अनुसार पशु न केवल मनोवैज्ञानिक लाभ देते हैं। बल्कि इनके सान्निध्य में हृदयगति भी असामान्य से सामान्य होती पाई गई है। कहते हैं कि पालूत जानवर पालने वाले हृदयरोगी दूसरों की अपेक्षा अधिक दिन जीवित रहते हैं। यह भी देखा गया है कि जिनके घरों में पशु पक्षी होते हैं। और जो उन्हें सच्चा स्नेह देते हैं, वे कम बीमार पड़ते हैं। निश्चित रूप से आने वाली सदी में पालतू जानवरों का सान्निध्य रोगियों के लिए एक सस्ता उपचार साबित होगा। मेरा पाठकों से अनुरोध है कि वे अपने बच्चों को एक छोटा-मोटा जानवर पालने से न रोके। विकास की प्रक्रिया में यह पशु-पक्षी का प्रेम निश्चित रूप से उन्हें मदद करेगा। जो

बच्चे जानवर पालते हैं, वे उनकी देखभाल करके शुरू से ही दूसरों की जिम्मेवारी उठाने का पाठ सहज ही सीख जाते हैं। जो स्नेही एवं उदार होते हैं, वे ही जानवर पाल सकते हैं। अपने प्रिय जानवर को समय पर पूरा खाना देना, उसे नहलाना- साफ करना, उसके रहने की तथा खाने के बर्तनों की सफाई, उसके स्वास्थ्य की चिंता करना, उसे प्रतिदिन टहलाना, उससे बातें करना व खेलना यह सभी क्रियाकलाप बच्चे को अनुशासित व जवाबदेह बनाते हैं।

कामकाज से थककर लौटने पर घर में घुसते ही अपने पालतू पशु पक्षी का हर्षोन्माद, उसकी आंखों से प्यार से भरा स्वागत और वह भी साल के तीन सौ पैंसठ दिन तो अपने बच्चे या घर के अन्य सदस्य भी नहीं कर सकते। पर इनका निश्चल प्रेम पाकर थकान काफूर हो जाती है। भीतर का अवसाद पल भर में दूर हो जाता है।

छोटे पालतू जानवरों के सान्निध्य से बीमार लोगों को स्वास्थ्य लाभ कराने की योजना साल 1790 में इंगलैंड के सेनेटोरियम में शुरू की गई थी। आज स्थिति यह है कि वैज्ञानिकों को इस थ्योरी के ठोस प्रमाण बराबर मिल रहे हैं कि पालतू जानवरों के संग-साथ व स्नेह के कारण हृदय गति सामान्य होती है। मौन रहने वाले लोग बातचीत करने लगते हैं। शैतान व सदैव अशांत रहने वाले बच्चे शांत हो जाते हैं। चार साल की आयु का एक बच्चा असामान्य था। वह चुपचाप घंटों बैठा रहता उसे आसपास बिखरे खिलौनों में तनिक भी रुचि न थी। उसके परेशान माता-पिता उसे पैट थेरेपिस्ट के पास ले गए। थेरेपिस्ट अपने पालतू कुत्ते को क्लीनिक में ले आया। कुत्ते को देखकर अचानक सदा चुपचाप रहने वाला बच्चा बोला टॉमी-टॉमी उस दिन के बाद से वह बच्चा न केवल कुत्ते से, बल्कि उस थेरेपिस्ट से भी खुल गया लगभग दस महीने के बाद वह सामान्य बच्चों की तरह बोलने, हंसने व खेलने लगा।

शायद इसके पीछे जानवरों का निश्चय प्यार ही होता है जो मनुष्यों को सहज बनाने में मदद करता है। जानवर न तो आपको जवाब देते हैं। न आपसे झगड़ते हैं, न ही आपकी आलोचना करते हैं और न ही आप पर रौब जमाते हैं। उनके यही सब गुण आपको अपरिमित आनंद देते हैं। अगर आपमें से कुछ लोगों ने पालतू जानवर पाल रखे हैं। तो आपको निश्चित रूप से उनके सान्निध्य में शारीरिक और मानसिक सुख अवश्य मिलता होगा और भौतिक अर्थ में अकेला होने पर भी अकेलेपन का अहसास नहीं होता होगा।

❖

वास्तु दोष भी देता है टेंशन

वास्तु दोष एक ऐसा दोष है जिससे न केवल हमारी जिंदगी में विभिन्न प्रकार की मुसीबतें आती हैं बल्कि यह हमारे टेंशन व डिप्रेशन का कारण भी बन सकता है, लेकिन यह भी सच है कि वास्तु के विभिन्न उपायों द्वारा हम इससे मुक्ति भी पा सकते हैं। प्रस्तुत है वास्तु सम्बन्धी कुछ उपाय।

वास्तुशास्त्र एक गहन शास्त्र है जिसमें भूखंड व भवन के बहुत से दृष्टिकोण जैसे ढलान, ऊंचाई, विस्तार कटाव, मिट्टी की गुणवत्ता, निर्माण में प्रयोग होने वाले सामान की गुणवत्ता, हल्का भारी, भूखंड का आकार आदि जैसे भूखंड का विकृत आकार भी रोग व यहां तक की मृत्यु तक देने की क्षमता रखते हैं।

वास्तुशास्त्र के नियम प्रकृति के सिद्धांतों पर आधारित हैं। जैसे वास्तुशास्त्र में प्रकृति में व्याप्त उत्तरी ध्रुव की चुंबकीय शक्ति को मानव के सिर के समकक्ष तथा दक्षिण ध्रुव को मानव के पैरों के समकक्ष माना गया है। प्रकृति और मानव जीवन के इसी सामंजस्य के समीकरण निहित उद्देश्यों की प्राप्ति के लिए कुछ नियमों, का प्रतिपादन वास्तुशास्त्र ग्रंथों में किया गया है। निर्जीव कहे जाने वाले पंचमहाभूतों पर आधारित वास्तुशास्त्र की विशेषता है कि इसमें निर्जीव का कोई स्थान ही नहीं है। वास्तुशास्त्र भूखंड में या भवन में केवल सजीवता का दृष्टिकोण रखता है। जिस प्रकार शरीर में आत्मा की कल्पना की जाती है, उसी प्रकार वास्तुशास्त्र भवन में देवताओं के वास को मान्यता देता है।

ईशान दिशा में चूंकि वास्तुपुरुष का सिर माना जाता है जिसमें आज्ञा (क्राउन) चक्र स्थित होता है। इस दिशा में किसी प्रकार के वास्तु नियमों की अवहेलना करने पर मानसिक

कष्ट, उन्माद, मिर्गी, पागलपन, सिरदर्द, मानसिक चिंता व तनाव उत्पन्न हो सकता है परन्तु इन रोगों के इन निर्माण सम्बन्धी आंतरिक कारण के आलावा बाहरी कारण भी हो सकते है जैसे-

- भूखंड के आस-पास की मिट्टी यदि काले रंग सदृश्य है तो मानसिक रोग अवश्यम्भावी है।
- भूखंड के आसपास कारखाने व उद्योग आदि हैं तो वहां प्रदूषण के कारण वायु दूषित होगी जो सिरदर्द व अन्य प्रदूषण जन्य रोग दे सकते हैं।
- भूखंड या आवास का श्मशान के समीप होना भी अशुभ व नाना प्रकार के रोगों को आमंत्रित करता है।
- आवासीय भवन का किसी धार्मिक संस्थान जैसे मंदिर, मस्जिद, गुरुद्वारे, अथवा गिरिजाघर के पास होना भी आपकी शांति व नींद को भंग कर सकता है जिसके कारण उसमें रहने वाले सिरदर्द व तनाव से ग्रसित हो सकते हैं।

निर्माण संबंधी कारण

- ईशान दिशा में शौचालय का निर्माण करने से घर के सभी सदस्य प्रभावित हो सकते हैं और उन्माद व पागलपन, जड़बुद्धि हो सकते हैं तथा यह रोग समय के साथ-साथ बढ़ते जाते हैं व कुछ समय पश्चात् उग्र रूप धारण कर लेते हैं जिनका इलाज भी कठिन हो जाता है।
- ईशान दिशा में किसी प्रकार का कटाव संतान में शारीरिक व मानसिक विकृति देता है। इसके अतिरिक्त इस दिशा में भारी सामान भी न रखें।
- पूर्व दिशा में वास्तु सम्मत निर्माण न होने से मस्तिष्क का दौरा हो सकता है।
- आग्नेय (South East) दिशा में सेप्टिक टैंक विशेषत: महिला सदस्यों में मानसिक उन्माद, डिप्रेशन देता है।
- आग्नेय (South East) दिशा में कुंआ या बोरिंग मानसिक संताप व अवसाद देते हैं दक्षिण दिशा में यदि उत्तर दिशा की अपेक्षा अधिक ढलान है, तो मानसिक चिंता व अवसाद आदि भवन में रहने वाले पुरुष सदस्यों को होता है।
- नैऋत्य (South-West) दिशा में बोरिंग अथवा गड्ढा होने पर फोबिया व किसी विशेष वस्तु, स्थान व कार्य से डरने की बीमारी की प्रबल सम्भावना होती है।
- उत्तर-पश्चिम (North West) दिशा में वास्तु दोष होने पर व्यक्ति को बड़बड़ाने व छोटी-छोटी बातों को भूलने की बीमारी हो सकती है।
- दक्षिण दिशा यदि ईशान की अपेक्षा अधिक नीची है तो आकस्मिक दौरे, व पागलपन तक हो सकता है।

- ईशान दिशा के उत्तरी दिशा में सेप्टिक टैंक मानसिक रोगों तथा अन्य शारीरिक रोगों को बनाये रखता है व घर में कोई न कोई सदस्य बीमार रहता है।
- ईशान दिशा में ओवरहेड टैंक तनाव देता है।

किसी भी उपरोक्त उल्लिखित केवल एक वास्तु दोष का विचार कर दोष बताना समझदारी नहीं है। वास्तु दोष का विचार प्रशिक्षित वास्तु परामर्शकर्ता द्वारा भूखंड व आवास के समग्र निर्माण व कमरों की व्यवस्था को देखने के बाद किया जाने वाला तकनीकी कार्य है।

इसी प्रकार जहां तक इन वास्तु दोषों के निदान की बात है तो सबसे सरल उपाय तो निर्माण संबंधित दोषों को दूर करके निदान किया जा सकता है परन्तु यदि किसी भी कारणवश संभव न हो तो अन्य वैदिक परिहार जैसे वास्तु शांति, ग्रह दोष निवारण पूजा, मंत्र जाप, दान, हवन आदि द्वारा करने चाहिए इसके आलावा फेंग-शुई, पिरामिड यन्त्र, क्रिस्टल आदि की सहायता भी ली जा सकती है। यद्पि आजकल आधुनिक कम्युनिकेशन के साधनों द्वारा ऐसे बहुत से वास्तु दोष निदान टेलीविजन इंटरनेट आदि के माध्यम से बताये जाते हैं जो या तो कभी-कभी गलत या व्यर्थ होते हैं।

जिस प्रकार बिना चिकित्सक को दिखाए स्वयं चिकित्सा करना रोग के निदान की जगह रोग को बढ़ा सकता है। उसी प्रकार बिना ठीक प्रकार से वास्तु दोष का परिहार स्वयं बिना किसी प्रशिक्षित वास्तुविद के करना भी अवांछित परिणाम दे सकता है।

निवारण के उपाय

- ईशान कोण में फव्वारे, झरने व फूल-पौधे लगाने से भी मानसिक उलझने कम होती हैं।
- पूर्व दिशा में तुलसी का पौधा लगाएं।
- सुबह के समय पूजा अवश्य करें व घर को घूप अगरबत्ती आदि से सुगंधित करें।
- वास्तुशास्त्र के अनुसार घर में सफेद, नीला, गुलाबी व हल्का बैंगनी रंग का प्रयोग मस्तिष्क को शांत रखता है।
- भवन निर्माण करते समय इस बात का ध्यान रखें कि घर के उत्तर दिशा में बड़ी खिड़कियां व पश्चिम दिशा में छोटी खिड़कियों का निर्माण कराएं।
- उत्तर दिशा में जल चित्रित पेंटिंग न लगाएं व घर में युद्ध आदि से संबंधित चित्रों का प्रयोग भी सजावट हेतु न करें।
- अग्नेय कोण में रसोई घर का निर्माण कराएं।
- घर की साफ-सफाई का ध्यान रखें।
- दीवारों पर अगर सीलन या जालें हैं तो फौरन उसे दूर करें। ❖

ग्रह नक्षत्र भी हो सकते हैं टेंशन की वजह

वैदिक शास्त्रों में 'यथा पिण्डे तथा ब्रह्माण्डे' का सिद्धांत प्राचीनकाल से प्रचलित है, अर्थात् जो नियम सौर जगत में जैसे सूर्य, चन्द्रमा आदि ग्रह प्रकृति का संचालन करते हैं ठीक वही नियम शरीर में स्थित सौर जगत की इकाई का संचालन करते हैं।

ज्योतिष शास्त्र में सभी बारह राशियां शरीर के किसी न किसी शारीरिक अंग का प्रतिनिधित्व करती हैं और सभी ग्रहों की भी अपने-अपने तत्त्व जैसे पृथ्वी, अग्नि, वायु जल इत्यादि होते हैं। कुंडली के विभिन्न भावों का भी अपना स्वभाव यह निर्धारित करता है कि उपस्थित बीमारी स्थिर, अस्थिर या आती-जाती रहेगी, क्योंकि बारह भाव स्थिर, अस्थिर व द्विस्वभाव के सूचक हैं। किसी भी रोग का निर्धारण करते समय भाव, उसमें उपस्थित राशि व उसकी प्रकृति तथा ग्रहों की प्रकृति, ग्रहों का पारस्परिक सम्बन्ध व दृष्टि संबंध को समग्र रूप से विचार किया जाता है कि रोग ठीक होगा अथवा नहीं, या होगा तो कितने समय में ठीक होगा। किसी एक अवयव का विचार करके रोग का आकलन करना त्रुटिपूर्ण होगा बारह राशियों में मेष राशि विशेष रूप से मस्तिष्क, माथा, शरीर का प्रतिनिधित्व करती है। मेष राशि से विशेषतः सिरदर्द, मानसिक तनाव, उन्माद एवं अनिद्रा तथा मुख व नेत्र रोगों आदि का विचार किया जाता है।

जिस प्रकार किसी भवन की नींव उसको चिरआयु प्रदान करने में अपनी महत्त्वपूर्ण भूमिका निभाती है ठीक उसी प्रकार किसी की कुंडली उसके शरीर की नींव का आकलन करने में सहायक होती है जो ग्रह हमारी कुंडली में निर्बल हैं वे ग्रहों के कम अंश, चलित

अवस्था, या कुंडली में किसी नीच राशि या भाव में या शत्रु राशि आदि में होने के कारण उस राशि तथा भाव संबंधित रोग देने की क्षमता रखते हैं।

ज्योतिष संबंधित कारण

सौरजगत में स्थित ग्रह नक्षत्रों के साथ हमारा सतत संबंध ग्रहों की गति, स्थिति एवं रासायनिक परिवर्तनों के अनुरूप हमें प्रभावित करता रहता है। यह बात प्रत्यक्ष प्रमाणित है कि जलवायु परिवर्तन, ऋतुपरिवर्तन, भूकम्प तथा ज्वारभाटों का, सूर्य तथा चंद्रमा की कलाओं से सीधा संबंध है। जिसके कारण विभिन्न प्रकार के रोग हो सकते हैं जैसे- पागलपन, उन्माद, सिरदर्द, मिर्गी, बड़बड़ाना, आदि मानसिक रोगों के कारणों का आकलन केवल एक ग्रह से नहीं किया जा सकता परन्तु 'चन्द्रमा' की भूमिका की भी उपेक्षा नहीं की जा सकती। चन्द्रमा का मनुष्य की भावनाओं एवं आकांक्षाओं आदि से कारक रूप में संबंध है। कुंडली का चतुर्थ भाव-भावनाओं का भी प्रतिनिधित्व करता है। इसी प्रकार ग्रहों में बुध और भावों में प्रथम व पंचम बुद्धि के द्धयोतक हैं।

जैसे चन्द्रमा की कलाएं समुन्द्र के जल को प्रभावित करती हैं, उसी प्रकार शरीर में हमारे रक्त प्रवाह को भी प्रभावित करती हैं, रक्त की असामान्यता अन्य दिनों की अपेक्षा पूर्णिमा को मिर्गी, उन्माद, रक्तचाप तथा मानसिक रोग अपनी पराकाष्ठा पर होते हैं।

निर्बल चन्द्रमा सामान्य सिरदर्द, तनाव, अवसाद तथा अन्य ग्रहों से पीड़ित होने पर उनकी प्रकृति के अनुसार बहुत सी अधिक समय तक रहने वाली मानसिक बिमारियों का कारण होता है।

सूर्य ग्रह से चन्द्रमा का संबंध माइग्रेन (आधासीसी) देता है।

निर्बल मंगल ग्रह से होने वाला सिरदर्द अधिक परिश्रम के कारण या तनाव के कारण हो सकता है।

वात पित्त आदि के कोप से मन मस्तिष्क में दबाव या तनाव से तथा सिर में चोट लगने से सिरदर्द होता है, वात, पित्त आदि से उत्पन्न सिरदर्द का विचार सूर्य से, मानसिक तनाव से उत्पन्न सिरदर्द का विचार चन्द्रमा से तथा चोट से होने वाले सिरदर्द का विचार मंगल आदि पाप ग्रहों से करना चाहिए। फलित ग्रंथों में सिरदर्द, तनाव के निम्न योगों का वर्णन किया गया है इन योगों में उत्पन्न व्यक्ति सिरदर्द से दुखी रहता है ये योग इस प्रकार हैं-

- राहु, मंगल एवं शनि तीनों एक ही राशि में स्थित हों।
- सूर्य की दशा में शुक्र के अन्तर्दशा आने पर सिरदर्द होता है।
- तृतीयेश जिस नवांश में हो उस राशि का स्वामी जिस नवांश में हो उस राशि का स्वामी केंद्र में पाप ग्रहों के साथ हो एवं दृष्ट हो।

- कुंडली में लग्न में पाप ग्रह की राशि हो तथा गुरु एवं चन्द्रमा पाप ग्रहों के साथ हों।
- बुध की दशा में मंगल की अन्तर्दशा आने पर सिरदर्द होता है।
- शनि लग्नेश होकर लग्न में बैठा हो तथा वह पाप ग्रहों से युत एवं दृष्ट हो तो सिर में चोट की संभावना होती है।
- लग्न में राहु हो व पाप ग्रहों से युति व दृष्ट हो।
- मंगल लग्नेश होकर लग्न में बैठा हो तथा वह पाप ग्रहों से युति संबंध बनाये एवं दृष्ट हो तो भी सिर में चोट लगने की प्रबल संभावना होती है।
- सूर्य की महादशा में सूर्य की अन्तर्दशा में सिर से संबंधित रोग होते हैं
- सूर्य की महादशा में बुध (नीच) की अन्तर्दशा में डिप्रेशन व तनाव होता है।
- चन्द्रमा की महादशा में यदि चन्द्रमा (नीच) की अन्तर्दशा हो या चन्द्रमा पाप ग्रहों से संबंध बनाये तो व्यक्ति डिप्रेशन से ग्रसित हो सकता है।
- चन्द्रमा की दशा में केतु की अन्तर्दशा मानसिक रोग देती है।
- मंगल की दशा में मंगल से त्रिक स्थान में स्थित सूर्य की अन्तर्दशा मानसिक रोग, सिर में चोट के कारण सिरदर्द देती है।
- गुरु की दशा में शनि (त्रिक स्थान में या नीच) की अन्तर्दशा मानसिक रोग दे सकती है।
- गुरु की दशा में सूर्य (गुरु से 6,8,12 में स्थित) की अन्तर्दशा सिरदर्द देती है।
- शनि की दशा में शुक्र (6,8,12 में स्थित, नीच या अस्त) की अन्तर्दशा या पापी ग्रहों से युत शनि मानसिक कष्ट, भय, व्याकुलता आदि देता है।
- शनि की दशा में शनि (8,12 या अस्त या पाप ग्रह से युत)की अन्तर्दशा मानसिक कष्ट देती है।
- शनि की दशा में राहु की अन्तर्दशा मानसिक रोग प्रदान करती है।
- केतु की दशा में केतु से 6,8,12 में स्थित सूर्य की अन्तर्दशा घोर मानसिक कष्ट देती है।
- केतु की दशा में बुध की अन्तर्दशा जो त्रिक स्थान में बैठा हो और पापी ग्रहों से युक्त हो मानसिक संताप व उन्माद देता है।
- शुक्र की दशा में सूर्य की अन्तर्दशा जो पापी व नीच राशि में 6 व 8 भाव में बैठा हो विभिन्न प्रकार के मानसिक रोग, गुस्सा, सिरदर्द व माइग्रेन आदि देता है।
- शुक्र की दशा में (शुक्र से 8, 11) में पापी केतु की अन्तर्दशा सिरदर्द, मनोरोग व डिप्रेशन देती है।

निदान

- ग्रहों के अशुभ प्रभाव से निदान पाने के लिए रत्न, मंत्र, औषधि, दान एवं स्नान आदि का वर्णन शास्त्रों में किया गया है जिसे ग्रह चिकित्सा कहा जाता है रत्न धारण करते समय ग्रहों के अनुकूल व प्रतिकूल प्रभावों का विचार करके ही रत्न धारण करना चाहिए। इसी प्रकार ग्रहों के मन्त्रों का जाप भी लाभ प्रदान करता है परन्तु स्वास्थ लाभ के लिए लग्नेश का रत्न विशेष लाभ देता है।
- सूर्य नमस्कार व गायत्री मंत्र का जाप सभी प्रकार के मानसिक रोगों का अचूक निदान है व अन्य बहुत समस्याओं का समाधान है।
- माता का आशीर्वाद प्रतिदिन प्राप्त करें तथा घर से जाते समय माता का चरण स्पर्श अवश्य करें।
- चांदी की बनी वस्तुएं किसी से उपहार में न लें तथा दूध, चीनी व सफेद वस्तुओं का दान किसी स्त्री को करें।
- सफेद कपड़े न पहने।
- नारियल पानी पियें व पिलायें।
- अपने अतिथि को पानी अवश्य पिलायें

स्फटिक की माला दान करें

- 'ओम श्राम श्रीं श्रौं सः सोमाय नमः' मंत्र का जाप सोमवार व विशेषतः पूर्णमासी को अवश्य करें।
- घर में शंख नाद भी लाभप्रद होता है।
- पानी अधिक पियें, हरी घास पर चलें, छोटी इलायची व सौंफ का सेवन करें।
- गौ सेवा अधिकाधिक करें।

मोती, चन्द्रकांत मणि

चन्द्रमा का रत्न प्राकृतिक मोती अथवा उपरत्न चन्द्रकांत मणि है जो मनोबल को बढ़ाने में सहायक होता है। चन्द्रमा मन का कारक है। मोती शीतलता दायक रत्न है। दिमाग को ठंडा रखने के साथ-साथ व्यक्ति को तनाव मुक्त व क्रोध मुक्त रखने में भी बड़ा ही सहायक है। यहां तक कि रक्तचाप जैसी गम्भीर बिमारियों में भी इसका लाभ देखा गया है।

सातमुखी रुद्राक्ष

मनोबल व आत्मविश्वास को बढ़ाने में इसका लाभ चमत्कारिक रूप से माना गया है। डिप्रेशन व तनाव मुक्ति में इसका प्रयोग अमोघ है। इससे व्यक्ति का चिड़चिड़ापन भी दूर हो जाता है।

श्वेतार्क

श्वेत आकड़ा की जड़ को लाल रंग के कपड़े में डालकर दाहिनी भुजा पर शनिवार के दिन पहनने से आत्मविश्वास में बढ़ोतरी होती है। श्वेतार्क से डिप्रेशन व तनाव भी कम किया जाता है। इससे इन्फीरीऑरिटी कांप्लेक्स भी समाप्त होता है। इसके अतिरिक्त कई दिव्य रत्न, जड़िया तथा रुद्राक्ष, भद्राक्ष और यंत्रादि हैं, जो कि व्यक्ति को अनेकानेक मानसिक व्याधियों से मुक्त करते हैं। आत्मविश्वास, क्रियाशीलता तथा रचनात्मकता का विकास कर व्यक्ति को ऊर्जावान व सतत क्रियाशील बनाने में भी सहायता प्रदान करते हैं।

❖

मानसिक रोगी बनाता सोशल मीडिया

कहते हैं न अति किसी भी चीज की अच्छी नहीं होती। किसी वस्तु का जरूरत से ज्यादा इस्तेमाल हमें नुकसान पहुंचा सकता है। आज सोशल मीडिया का अधिक प्रयोग हमें किस प्रकार हानि पहुंचा रहा है, इससे हम सभी परिचित हैं।

आज के समय में कोई इंसान आपको कहीं मिले न मिले पर व्हाट्सएप, फेसबुक, ट्विटर, इंस्टाग्राम, पर जरूर मिलेगा। इन सोशल ऐप की दीवानगी लोगों के सर चढ़कर बोल रही है और यही दीवानगी कई बिमारियों का आधार भी बन रही है। एडिक्शन बन चुके यह ऐप लोगों को मानसिक रोगी बना रहे हैं। आज लोगों की दिन की शुरुआत इन्हीं ऐप से ही शुरू होती है और इन्हीं पर खत्म होती है। सुबह उठते ही सबसे पहला काम इन ऐप पर क्या हलचल चल रही है उसको चेक करना होता है, और धीरे-धीरे यह आदत कब बीमारी बन जाती है इसका हमें एहसास ही नहीं होता। वर्चुअल दुनिया में लोग इस कदर खो गए हैं कि असली दुनिया उन्हें नकली लगने लगी है। लोग जब तक इन ऐप पर रहते हैं तब तक तो वह लोगों से अपने को जुड़ा हुआ महसूस करते हैं, लेकिन इससे बाहर आते ही वह अकेले पन का शिकार हो जाते हैं। जिससे वास्तविक रिश्तों पर असर पड़ता है। फलस्वरुप तनाव, चिंता, अनिद्रा, चिड़चिड़ापन आम रोग बन चुके हैं। दिन के कई घण्टे हम इन ऐप का प्रयोग करने में बर्बाद करते हैं, जिसका असर हमारे दिमाग पर पड़ता है। फेसबुक या अन्य सोशल साइट पर हमारे स्टेटस पर किये गये नकारात्मक कमेंट हमको विचलित करते हैं।

कैलिफोर्निया यूनिवर्सिटी में किए अध्ययन में यह बात सामने आई थी कि फेसबुक पोस्ट पर ज्यादा संख्या में लाइक न मिलने पर व्यक्ति तनाव में आ जाता है। यहां तक कि वो अपने दोस्तों से फोटो पर लाइक करने को भी बोलते हैं। यदि हम किसी भी कारणवश फेसबुक या व्हाट्सएप चेक नहीं कर पाते तो हम बैचेन हो जाते हैं। यह बेचैनी हमें आक्रामक, चिड़चिड़ा बना रही है। बच्चें, युवा तो इससे सबसे ज्यादा प्रभावित देखे जा सकते हैं।

वहीं इसका अधिक प्रयोग हमारी याददाश्त और एकाग्रता को भी प्रभावित करता है। हर समय ऑनलाइन रहने से हमारा दिमाग हमेशा व्यस्त रहता है। जिससे हमारे मस्तिष्क को आराम बिलकुल नहीं मिलता। जिससे मस्तिष्क को जानकारी सुरक्षित रखने का समय नहीं मिल पाता और हमारी याददाश्त प्रभावित होती है।

कहते हैं न, अति किसी भी चीज की अच्छी नहीं होती, यही बात इसके साथ भी लागू होती है। यह बात सही है कि इसके प्रयोग से दूर बैठे लोगों के साथ हमारी दूरियां कम हुई हैं, पर यह बात भी उतनी ही सच है कि साथ बैठे लोगों के साथ हमारी दूरियां बड़ी हैं।

आज हम अपना अधिकांश समय इन्हीं साइट्स का इस्तेमाल करने में बर्बाद करते हैं। खाना खाते समय, टी.वी. देखते हुए या आपस में ही किसी से बात क्यों न कर रहे हों फिर भी हम बीच-बीच में अपना फोन चेक करते रहते हैं। यह डिजिटल रिश्ते हमारे वास्तविक रिश्तों को प्रभावित कर रहे हैं। इसके कारण हमारे व्यवहार, जीवनशैली में कई नकारात्मक प्रभाव देखे जा सकते हैं।

यह बात सच है कि सोशल मीडिया सूचना तंत्र का एक प्रभावी माध्यम है। जिसके माध्यम से खबरें बहुत जल्दी फैलती हैं। अब इसी बात का फायदा कई असामाजिक तत्त्व भी उठाते हैं। वो सामाजिक, धार्मिक उन्माद फैलाने वाली गलत खबरें फैलाते हैं। जिसके कारण लोगों की मानसिकता पर प्रभाव पड़ता है और कई लोग तो भड़काऊ संदेश देखने के बाद घिनौना अपराध भी कर बैठते हैं।

सोशल मीडिया आज लोगों की जिंदगी का अहम हिस्सा बन चुका है। इनसे दूर होते ही हम बेचैन हो जाते हैं। सोशल मीडिया का यह नशा हमारे स्वास्थ्य, हमारे संबंधों को खराब कर रहा है। हम इसके गुलाम बन बैठे हैं। बस, ट्रेन, मेट्रो आदि में सफर के दौरान आप एक बार नजर उठा कर देखें तो जान जाएंगे कि किस हद तक हम इसकी गिरफ्त में हैं। अधिकांश लोग आपको अपने मोबाईल का इस्तेमाल करते ही दिखेंगे। इसमें कोई शक नहीं इसके प्रयोग से हमें कई फायदे हैं, किन्तु बात बस इसके सही प्रयोग की है। अब यह हमारे हाथ में है कि हम इसका उपयोग कैसे करते हैं।

मानसिक रोगी बना रहे हैं टीवी सीरियल

आज के बदलते माहौल में बदलाव सिर्फ तकनीकी सुविधाओं या फैशन को लेकर नहीं आया है। हमारे मनोरंजन की दुनिया में भी व्यापक स्तर पर बदलाव हुए हैं, जिन्होंने हमारी मानसिकता को काफी हद तक बदल कर रख दिया है। हमारी इस बदली मानसिकता का खामियाजा भुगत रहे हैं हमारे रिश्ते और खुद हम। टीवी की दुनिया में आदर्शों व बुराइयों का चित्रण इतने व्यापक पैमाने पर किया जाने लगा है कि हम उसी को हकीकत मानकर उस दुनिया में जीने लगे हैं। इस दुनिया से बाहर निकलकर जब हमारा सामना वास्तविक दुनिया से होता है, तो हमारा अबोध मन उसका सामना करने से कतराता है। हम टीवी के रिश्तों की तुलना अपने रिश्तों से करने लगते हैं और जब वे रिश्ते हमारी उम्मीदों पर खरे नहीं उतरते तो उनमें दरार आ जाती है या फिर हम खुद ही कई मानसिक बिमारियों के शिकार हो जाते हैं।

काल्पनिक दुनिया में जीते हैं दर्शक

टीवी के इस तिलस्मी संसार में या तो सारे रिश्ते बहुत अच्छे दिखाए जाते हैं या फिर अपने ही अपनों के खिलाफ साजिश करते नजर आते हैं। दरअसल, आज विभिन्न चैनलों व उन पर प्रसारित होने वाले कार्यक्रमों की बाढ़ सी आ गई है। इन कार्यक्रमों में दिखाए गए परिवारों को देखकर आम जन इनके मोह जाल में फंसता जा रहा है। आज हर लड़की अपनी होने वाली सास में टीवी सीरियल की सास की जैसी छवि ढूंढती है लेकिन जब टीवी के

मोह पाश से बंधन टूटता है, तो वे सच्चाई का सामना करने में सहज नहीं हो पाती हैं। यही असहजता या तो उनके पारिवारिक रिश्तों में दरार लाती है या फिर मानसिक रोगों के लिए अवसर उपलब्ध कराती है। ऐसा ही कुछ हाल युवाओं का अपने जीवन साथी को लेकर भी है। इन सीरियल्स का उनके दिलो-दिमाग पर ऐसा असर पड़ा है कि वे अपने जीवन साथी में वही संभावनाएं ढूंढने लगते हैं, जो कि तथाकथित टीवी सीरियलों में दिखाई जाती है। टीवी-सीरियलों में बढ़ा-चढ़ा कर दिखाई गई चीजें लोगों के मस्तिष्क पर कुछ ज्यादा ही हावी हो गई हैं। इन सीरियल्स की दास्तां सिर्फ लोगों के रिश्तों में आई दरार तक ही सीमित नहीं रह गई है। दर्शकों में इन सीरियलों में दिखाए गए किरदारों से इस कद्र अपनापन व भावनात्मक लगाव हो गया है कि वे इन्हें अपने अपनों की तरह चाहने लगे हैं। सीरियल की कहानी में इनके साथ कुछ भी गलत होने पर दर्शकों के हृदय पर भी चोट लगती है। वे भी भावनात्मक रूप से आहत होते हैं।

संदेह के घेरे में रिश्ते

इन सीरियलों में अपनों द्वारा अपनों के लिए ही साजिश की जाने की प्रवृत्ति से आज लोग अपने संबंधियों व मित्रों को संदेह की दृष्टि से देखने लगे हैं जो कि निश्चित रूप से समाज के लिए अच्छा नहीं है। इससे आपसी रिश्तों में बुराइयां ज्यादा पनप रही हैं। इसका सबसे बड़ा दुष्परिणाम ये हो रहा है कि हम एकाकी होते जा रहे हैं। अपने रिश्तों पर से ही हमारा विश्वास उठता जा रहा है। सीरियल्स के कारण हमारी जिंदगी में आया ये अकेलापन हमारे दिलों-दिमाग पर हावी होता जा रहा है। इसके कारण प्रत्यक्ष व परोक्ष रूप से न केवल हमारे दैनिक कार्य, कार्यक्षमता, प्रतिभा प्रभावित हो रही है बल्कि हम कई रोगों की चपेट में आते जा रहे हैं।

एकाकीपन का शिकार होते लोग

आजकल तो लोगों पर सीरियल का ऐसा जादू चढ़ा है कि अपने पंसदीदा सीरियल के प्रसारण के समय वे अपने परिवार वालों से बात करना भी पसंद नहीं करते। जबकि रात का वह समय जब सभी अपने-अपने कार्यस्थलों से लौटते हैं तो ऐसे में परिवार के लोगों को एक-दूसरे के साथ की ज्यादा जरूरत होती है। ऐसे में बजाय एक दूसरे का साथ देने के वे आपस में अपने-अपने पसंदीदा कार्यक्रम को लेकर लड़ते रहते हैं। बेचारा टीवी का रिमोट इस हाथ से उस हाथ उलझता रहता है। पर आप मानें या न मानें लेकिन इस झगड़े का परोक्ष परिणाम आपके रिश्ते पर भी पड़ता है, पर हम इनसे अनजान रहते हैं। इसके अलावा टीवी के समय में वे किसी का आना या किसी के घर जाना पसंद नहीं करते। सीरियल के चक्कर में बस टीवी के सामने चिपके रहते हैं। इससे लोगों में से अपनत्व का भाव समाप्त

हो रहा है। शायद समाज में बढ़ रहे अपराध व किसी के साथ हुई दुर्घटना के बाद लोगों का अंसवेदनशील रवैया इसी 'बॉलीवुड' की देन है। यही कारण है कि आज जब हमारी आंखों के सामने किसी के साथ कुछ भी गलत हो जाए, तो हम आंखें मूंदे खड़े रहते हैं क्योंकि मानवीय रिश्तों के साथ तो हमारी संवेदनशीलता समाप्त हो चुकी है। अगर कहीं संवेदनशीलता बची है तो वह है सीरियल्स के किरदारों के साथ।

दर्शकों में पनपता रोष व हीनता भाव

इसके अलावा सीरियल्स में लगातार रिश्तों, रीति-रिवाजों व रस्मों का मजाक बनाया जाता है। यहां पर एक ही स्त्री व पुरुष का अनेक बार दूसरे लोगों के साथ विवाह होना दिखाया जाता है। परिस्थिति व सीरियल की कहानी के अनुरूप नायिका का विवाह कई बार करवाया जाता है। वो भी पूरी शानो-शौकत से। हमारे समाज में जैसा विवाह संभ्रान्त घराने में होता है, इन धारावाहिकों में एक गरीब परिवार भी वैसा विवाह बड़े आराम से कर लेता है। हर चैनल के धारावाहिकों में प्यार और पैसा खेलने की चीज हो गए हैं। यहां हर समय करोड़ों रुपयों की बातें, आलीशान महल, महंगे जेवरात, कीमती परिधान ऐसे दिखाए जाते हैं मानो यही हमारे भारत का सच है शेष गरीब लोग तो इस दुनिया के प्राणी है ही नहीं। जबकि ये हमारे भारत के सच से कोसों दूर है। भारत का आम आदमी तो सीरियल की इस चकाचौंध को सिर्फ सीरियल में ही देख सकता है। वास्तविक जीवन में तो उसका इन सब चीजों से कोई सरोकार है ही नहीं। हमारे समाज का आम आदमी अपने लिए दो वक्त की रोटी की जुगत में ही अपना जीवन बिता देता है। इस तरह के आलीशान विवाह व आम आदमी का भी इस तरह शान से जीना तो सिर्फ टीवी सीरियल में ही दिखाया जा सकता हैं। पर बावजूद इसके विवाह के समय काफी धूमधाम व लेन-देन आदि कुप्रथाएं इन धारावाहिकों में आम हो गई हैं। टीवी पर इस तरह की चीजें दिखाकर हम न केवल अपनी सभ्यता व संस्कृति पर प्रहार कर रहे हैं बल्कि समाज को गलत राह भी दिखा रहे हैं। इनमें दिखाई जाने वाली धूमधाम व लेन-देन के चलते समाज में दहेज प्रथा को बढ़ावा मिल रहा है। न केवल समाज में दहेज प्रथा जैसा गलत संदेश जा रहा है बल्कि स्वयं भावी दूल्हा-दुल्हन भी अपने वैसे ही विवाह के सपने बुनने लगते हैं। अपनी इन ख्वाहिशों के पूरा न होने पर उनमें एक झुंझलाहट, रोष व हीनता की भावना पनपने लगती है जो कि उनके भविष्य व स्वास्थ्य के लिए सही नहीं है।

इसके अलावा जो खासियत इन धारावाहिकों की है वो है पारिवारिक कहलाए जाने वाले इन सीरियलों में अश्लीलता व रोमांस की पराकाष्ठा। इन पारिवारिक धारावाहिकों की खासियत होती जा रही है कि आप इन्हें पूरे परिवार व बच्चों के साथ बैठकर नहीं देख सकते। नायक-नायिकाओं का हर समय रोमांस सीरियल्स की टी.आर.पी. बढ़ाने का एक

जरिया बन गया है। जबकि सच्चाई तो यह है कि ये हमारे समाज पर नकारात्मक प्रभाव डाल रहे हैं, अपराधों को बढ़ावा दे रहे हैं। रोमांस की सभी सीमाओं को लांघते इन सीरियलों को अपना दायरा समझना होगा। क्योंकि हमारे द्वारा देखी गई हर चीज हमारे दिलो-दिमाग पर कहीं न कहीं व्यापक रूप में असर करती है।

अवसाद ग्रस्त बनाते रियलिटी शोज

इन सबसे हटकर अगर हम बात करें रियलिटी शोज की, तो यहां भी परिणाम निराशाजनक ही हैं। इन दिनों टीवी चैनल्स पर रियलिटी शोज की बाढ़ सी आ गई है। चाहे वह शो डांस का हो, गाने का, कॉमेडी का या फिर खाने का। बड़ों से लेकर बच्चे तक इसकी चकाचौंध में अपने जीवन में अंधकार भरते जा रहे हैं। रियलिटी शोज की इस बढ़ती रफ्तार के कारण आज बच्चे व बड़े पढ़ाई व कॅरियर पर ध्यान देने की बजाय इन शोज में भाग लेना ही अपने जीवन का उद्देश्य बना चुके हैं। सभी अपने लक्ष्य से भटकते जा रहे हैं।

इस भटकाव के बीच देश के बच्चे, बूढ़े, युवा सभी जुटे हैं किसी भी तरह से इनमें भाग लेने के लिए। जिन लोगों को इस शो का प्रतिभागी बनने का मौका मिल जाता है, वे क्षण भर के लिए खुश हो जाते हैं तथा जिन्हें मौका नहीं मिलता वे निराश होकर हीनता बोध से ग्रस्त होते जाते हैं। मानसिक स्तर पर वे कई रोगों का शिकार हो जाते हैं। हालांकि जिन्हें इन शोज का हिस्सा बनने को मिलता है, उनका जीवन भी स्वर्ण आभा से उज्ज्वल नहीं होता। शो में भाग लेने के बाद बीच शो से निकलना उनमें कुंठा व अवसाद को जन्म देता है। रही बात विजेताओं की, तो सच तो ये है कि उनके जीवन में भी सदा के लिए चांदनी नहीं आती। शो खत्म होने के बाद लोग बड़ी आसानी से उन्हें भी भूल जाते हैं। उनमें से कुछ की किस्मत अच्छी होती है, जिन्हें जीवन में दोबारा कोई अवसर मिलता है, अन्यथा बाकी तो गुमनामी के अंधेरों में ही अपना जीवन गुजार देते हैं। इसके कारण लोग अवसाद का शिकार होते जा रहे हैं।

समाज में बढ़ती आपराधिक प्रवृत्ति

रियलिटी शो के नाम पर दर्शकों व प्रतिभागियों की मानसिकता के साथ जो खिलवाड़ होता है, उसे तो वे ही बेहतर समझ सकते हैं जो इन शोज का हिस्सा रह चुके हैं या जिनके परिवार के सदस्य ऐसे शोज का हिस्सा बनने के लिए लालायित हैं। दूसरी तरफ अगर हम बात करें इन शोज की सफलता की, तो हम देखेंगे कि अपने शो को हिट बनाने के लिए कार्यक्रम के निर्माता-निर्देशक हर सीमा का उल्लंघन कर रहे हैं। कभी अश्लील कॉमेडी द्वारा मनोरंजन तो कभी इन शोज में महिलाओं की छवि को धूमिल करते व्यंग्य, तो कभी किसी रियलिटी शो में छोटे-छोटे अबोध बच्चों से अश्लील नृत्य करवाना या खतरनाक स्टंट

करवाना। इन सबके बीच आखिर कुछ है जो नहीं दिख रहा है, तो वह है युवाओं का समाज से कटना, अपनी शिक्षा छोड़कर इस चकाचौंध में स्वयं को अवसाद ग्रस्त करना। और तो और लाइट, कैमरा और एक्शन के इस खेल में मासूम बच्चों से उनका बचपन छीना जा रहा है। जो उनका मानसिक अहित तो कर ही रहे हैं साथ ही साथ उनका बचपन छीनकर समाज को मानसिक रूप से विकलांग नागरिक दे रहे हैं, जिसकी परिणति होती है विभिन्न अपराधों में।

आज समाज में बढ़ रहे अपराधों के लिए काफी हद तक टीवी कार्यक्रमों की बदलती रूपरेखा व विषय वस्तु ही जिम्मेदार है। यदि समय रहते इसे नहीं रोका गया तो एक विक्षिप्त समाज के लिए कोई और नहीं, बल्कि हम सब उत्तरदायी होंगे। क्योंकि अगर दोष कार्यक्रम व चैनल्स के निर्माता-निर्देशकों का है, तो उससे कहीं ज्यादा हम उन्हें बढ़ावा देने के लिए दोषी हैं। क्योंकि वो हम ही हैं जो अपने बच्चों के साथ बैठकर इस तरह के कार्यक्रमों का आनंद लेते हैं। जिसकी वजह से इन कार्यक्रमों की टी.आर.पी. बढ़ती है और चैनल्स को ज्यादा से ज्यादा मात्रा में ऐसे कार्यक्रम परोसने का अवसर मिलता है। अगर हम स्वयं अपने व अपने परिवार के लिए अपनी सीमा, अपनी मर्यादा निर्धारित कर दें तो टीवी में बढ़ती अश्लीलता व उसके द्वारा उत्पन्न मानसिक विक्षिप्तता या अपंगता को रोका जा सकता है।

सच तो यह है कि हमारे मनोरंजन के लिए सीरियल एक अच्छा माध्यम है लेकिन सीरियल्स का प्रस्तुतीकरण अच्छा होना भी एक अनिवार्य शर्त है ताकि समाज में एक अच्छा संकेत जा सके। हालांकि कई चैनल्स की तरफ से समाज में अच्छे संदेश प्रसारित करने वाले कार्यक्रमों की शुरुआत हुई थी, पर बदलते परिवेश में वे भी अपने लक्ष्य से भटक गए और खामियाजा भुगतना पड़ा दर्शकों की मानसिकता को। टीवी देखना कोई बुरी बात नहीं है लेकिन आपको ही इस बात का ध्यान रखना है कि इन कार्यक्रमों की विषय वस्तु को आप स्वयं पर हावी न होने दें तथा किसी भी कीमत पर इससे आपकी मानसिकता प्रभावित न हो या आप किसी भी प्रकार के मानसिक रोगी बनने से बचें। इसी में आपका व समाज का हित निहित है।

❖

डिप्रेशन-कारण, लक्षण और निवारण

वर्तमान समय में व्यक्ति का जीवन बहुत बदल गया है। पहले जहां व्यक्ति अपने जीवन में संतोष को महत्त्व देता था आज वो इतना अधिक महत्त्वकांक्षी हो गया है कि वह आराम को भूल कर केवल भाग-दौड़ में यकीन करने लगा है परिणाम स्वरूप वह चैन तथा सुकून से कोसों दूर चला गया है और यह भी एक वजह है कि आज डिप्रेशन (अवसाद) जैसी समस्या आम हो गई है। कभी दुख, तकलीफ, बीमारी तो कभी इच्छित कार्यों में सफलता न मिलने पर निराश तो हम सभी होते हैं, लेकिन कभी-कभी निराशा या हताशा इतनी अधिक बढ़ जाती है कि वो डिप्रेशन का रूप ले लेती है। ये एक भयंकर मानसिक स्थिति है जिसमें रोगी आत्महत्या तक कर सकता है।

क्या है डिप्रेशन?

उलझे सवाल, निराशा से भरे उत्तर किसी भी इंसान को उस मोड़ पर ले आते हैं जहां उम्मीदें खत्म हो जाती हैं, या बहुत ही कम रह जाती है। जब स्थिति ऐसे नाजुक मोड़ पर पहुंच जाती है तो परिणाम बहुत ही घातक या फिर जानलेवा हो जाते हैं। ऐसे में जरूरत है, तो इस स्थिति पर वक्त रहते अंकुश लगाने की, क्योंकि ये स्थिति जन्म देती है डिप्रेशन को। डिप्रेशन की सबसे बड़ी वजह होती है चिंता व तनाव। डिप्रेशन सिर्फ बीमारी नहीं है और न ही दिमागी कमी है बल्कि ये तो ऐसी मानसिक स्थिति है जिसमें सकारात्मक नतीजे तक पहुंचने की इंसान की क्षमता समाप्त हो जाती है और नकारात्मक सोच इतनी अधिक बढ़

जाती है कि सब कुछ खत्म सा लगता है। इसे कहते हैं डिप्रेशन। मनोचिकित्सकों के अनुसार साइकोलॉजिकल, बायोलॉजिकल सोशल कारण मिलकर ही किसी व्यक्ति को डिप्रेशन का शिकार बनाते हैं, क्योंकि ये दिमाग में सिरोजोनिन लेवल कम होने पर होता है। ये समस्या वृद्ध, जवान, बच्चे, स्त्री, पुरुष किसी को भी कभी भी अपनी चपेट में ले सकती है। परंतु इसका इलाज संभव है और ये नियम से दवा खाने पर पूरी तरह से ठीक भी हो जाता है। नियमित उपायों से इसके दोबारा उभरने की संभावना भी नहीं होती है। डिप्रेशन को शुरुआती अवस्था में ही पहचान लिया जाए और उसका इलाज शुरू कर दिया जाए। डिप्रेशन से त्रस्त व्यक्ति के पारिवारिक लोगों का अपनत्व व प्यार भरा व्यवहार डिप्रेशन की पहली दवा होती है, जो मरीज के लिए दुआ व दवा दोनों का कार्य करता है।

क्यों होता है डिप्रेशन?

हर व्यक्ति कभी न कभी उदास या परेशान अवश्य होता है तथा अपने जीवन में कभी-कभी किसी समस्या का सामना करने से वह नकारात्मक भी हो जाता है लेकिन यह सब कुछ समय के लिए होता है जो कि एक सामान्य बात है, लेकिन यह भावना यदि लंबे समय तक आपका साथ न छोड़े तो उसे हल्के में न लें, क्योंकि यह अवसाद का लक्षण हो सकता है। दूसरे शब्दों में अगर बोलें तो अवसाद एक ऐसा विकार है जिसके कारण व्यक्ति में उदासी, निराशा, आत्मसम्मान में कमी अकेलापन जैसी भावनाएं उत्पन्न हो जाती हैं तथा व्यक्ति सामाजिक रूप से स्वयं को असुरक्षित महसूस करने लगता है। कहने को तो वह केवल मानसिक रूप से बीमार होता है परंतु यदि लंबे समय तक इसका इलाज नहीं किया गया तो परिणाम बहुत घातक हो सकते हैं। विभिन्न छोट-छोटे कारणों तथा स्थितियों की वजह से व्यक्तियों में डिप्रेशन की समस्या उत्पन्न होती है, जैसे-

1. **अकेलापन**-यह सच है कि मनुष्य एक सामाजिक प्राणी है तथा वह चाहे स्वीकार करे या न करे उसे किसी न किसी के साथ की आवश्यकता अवश्य पड़ती है। अकेलापन कुछ समय तक भले अच्छा लगे परंतु एक समय के बाद उसी अकेलेपन से व्यक्ति घबराने लगता है। अपनी भावनाओं को व्यक्त करने के लिए तथा भावनात्मक सहयोग के लिए मनुष्य को किसी के साथ की जरूरत होती है, लेकिन जब वह नहीं मिलता तो व्यक्ति के अंदर की भावनाएं उसे नकारात्मक होने लगती हैं तथा वह डिप्रेशन का शिकार हो जाता है।
2. **लाचारी**-लाचारी भी किसी व्यक्ति को भावनात्मक रूप से कमजोर तथा नकारात्मक बनाती है फिर वह लाचारी व्यक्ति के अंदर किसी अपंगता के कारण उत्पन्न हुई हो या फिर बुढ़ापे में क्षीण हुई ऊर्जा की वजह से, क्योंकि अपंग, अपाहिज तथा वृद्ध व्यक्तियों को किसी न किसी कार्य के लिए दूसरों पर आश्रित होना पड़ता है। जिसके

कारण कभी-कभी उन्हें लोगों द्वारा उपेक्षा का सामना करना पड़ता है जिसकी वजह से वो तनावग्रस्त हो जाते हैं तथा कभी-कभी यह डिप्रेशन का कारण भी बनता है।

3. **सामाजिक सहयोग की कमी**-प्रत्येक व्यक्ति उसी जगह पर सुरक्षित महसूस करता है जहां पर उसे अपनेपन का एहसास हो तथा सामाजिक रूप से सहयोग प्राप्त हो परंतु जब इन चीजों की कमी होती है तो वह स्वयं को असुरक्षित महसूस करता है तथा डिप्रेशन का शिकार हो जाता है।
4. **असफलता**-कई व्यक्तियों की आदत होती है कि वह खुद को बस कामयाब देखना चाहते हैं तथा थोड़ी सी भी असफलता को वो स्वीकार नहीं कर पाते और स्वयं को निराशा के रसातल में धकेल देते हैं यह परिस्थिति डिप्रेशन का कारण बन जाती है।
5. **कटु अतीत**-सुख तथा दुख जीवन के दो पहिए हैं जो जीवन भर हमारे साथ रहते हैं परंतु कभी-कभी मनुष्य को कुछ ऐसे कटु अनुभव हो जाते हैं जिनसे मनुष्य चाहकर भी नहीं निकल पाता तथा लगातार कटु अतीत की यादों में रहने के कारण डिप्रेशन की चपेट में आ जाता है।
6. **रिश्तों में खटास**-कई बार रिश्तों में आई खटास भी मनुष्य को डिप्रेशन की चपेट में ले जाती हैं। मनोवैज्ञानिकों का मानना है कि आजकल की भागदौड़ भरी जिंदगी में रिश्ते सम्हालना मनुष्य के लिए कठिन हो गया है, जिससे मनुष्य भावनात्मक रूप से आहत होता है इस वजह से आज डिप्रेशन अधिक देखने को मिलता है।
7. **लगातार तनावपूर्ण अनुभव**-लगातार तनावपूर्ण अनुभव लोगों में डिप्रेशन को बढ़ा रहा है फिर चाहे वह काम तथा परिवार में सामंजस्य बैठाने से संबंधित हो या फिर पढ़ाई या असफलता से।
8. **अत्यधिक प्रेशर (दबाव)**-कई बार कार्य, पढ़ाई या जिम्मेदारियों का अत्यधिक प्रेशर भी लोगों में डिप्रेशन को जन्म देता है तथा असफलता का कारण बन जाता है।
9. **बेरोजगारी**-रोटी, कपड़ा और मकान इंसान की मूलभूत आवश्यकता है जो पूरी होती है रोजगार से, परंतु जब व्यक्ति बेरोजगार होता है तथा अपनी आवश्यकताओं और जिम्मेदारियों को पूरा नहीं कर पाता तो डिप्रेशन का शिकार हो जाता है।
10. **अत्यधिक कर्ज**-जब किसी व्यक्ति के ऊपर अत्यधिक कर्ज होता है और उसे उतारने का कोई जरिया नहीं होता, तो वह लगातार चिंता में डूबा रहता है तथा स्वयं को उस स्थिति से निकाल पाने में असमर्थ पाता है, तो डिप्रेशन की चपेट में आ जाता है।
11. **बीमारी**-कोई भी व्यक्ति आजीवन बिलकुल स्वस्थ रहे यह एक दुर्लभ बात है, परंतु यदि कोई व्यक्ति लगातार लंबे समय तक बीमार रहता है तथा स्वस्थ नहीं हो पाता है तो उसके अंदर की ऊर्जा क्षीण होने लगती है तथा वह नकारात्मक भी हो जाता है एवं कई बार वह नकारात्मक्ता से लंबे समय तक निकल नहीं पाता तथा डिप्रेशन का शिकार बन जाता है।

12. **निराशावादी दृष्टिकोण**–मनोवैज्ञानिकों का मानना है कि निराशावादी लोगों में ही प्राय: डिप्रेशन की समस्या देखने को मिलती है। इसका कारण यह होता है कि वह अपने निराशावादी रवैये के कारण समस्याओं तथा चुनोतियों को और जटिल बना देते हैं तथा अपनी हार का निर्धारण पहले ही कर लेते हैं जिस वजह से इनमें तनाव तथा डिप्रेशन अधिक पाया जाता है।
13. **मौसम**–मौसम का व्यक्ति के मूड पर बहुत गहरा प्रभाव पड़ता है। मानसून के दौरान व्यक्तियों में डिप्रेशन की संभावना अधिक होती है, क्योंकि मानसून के दौरान वातावरण में आद्रता उमस की अधिकता होती है जो व्यक्ति के अंदर बेचैनी पैदा कर देती है। इस प्रकार के डिप्रेशन को 'मानसून डिप्रेशन' के नाम से जाना जाता है।

डिप्रेशन के प्रकार

1. **मेजर डिप्रेशन**–ऐसा किसी दुखद घटना के घटने के कारण होता है। इसे इमोशनल डिसऑर्डर कहते हैं। इस अवस्था में कभी–कभी रोगी खुदखुशी भी कर बैठता है।
2. **टिपिकल डिप्रेशन**–ये वो डिप्रेशन है जिसमें बीमार खुशी व गम किसी से भी शेयर नहीं करता। एन्जॉय शब्द उसके जीवन में होता ही नहीं है वो अपने में ही उलझा रहता है।
3. **साइकॉटिक डिप्रेशन**–इस डिप्रेशन में बीमार को अनजान आवाजें सुनायी देती हैं, काल्पनिक चीजें दिखाई देती हैं। हर बात पर शक रहता है और खुद से बात करता है।
4. **डिस्थीमिया**–इस डिप्रेशन में इंसान सब कुछ सही होते हुए भी खुशी महसूस नहीं करना चाहता। अज्ञात भय से वो बेवजह परेशान रहता है।
5. **पोस्टपार्टम**–ये डिप्रेशन डिलिवरी के बाद महिलाओं में होता है, जिसमें लगता है कि वो बच्चे को संभालने में सक्षम है।
6. **मेनिया**–इस डिप्रेशन में हताशा कारण होती है जैसे फेल होना, परीक्षा में, व्यापार में, तरक्की न होना, शादी न होना आदि।

डिप्रेशन के लक्षण

कुछ लक्षणों के आधार पर डिप्रेशन की पहचान की जा सकती है–

1. भूख बहुत अधिक या बिलकुल कम लगना।
2. लगातार नकारात्मक विचार आना तथा चाह कर भी सकारात्मक नहीं सोच पाना।
3. अनिद्रा या अत्यधिक नींद आना।
4. चिड़चिड़ापन तथा छोटी–छोटी बात पर गुस्सा आना।
5. जीवन का व्यर्थ लगना तथा आत्महत्या का प्रयास करना।
6. सामाजिक जीवन से खुद को अलग कर लेना।

7. अचानक किसी प्रकार के नशे का शिकार हो जाना या पहले से अधिक नशा करना।
8. सरल से सरल कार्य को करने के लिए एकाग्र न हो पाना।
9. बिना वजह रोने की इच्छा होना।
10. खुद को अकेला तथा असहाय समझना।
11. अचानक आत्मविश्वास में गिरावट।
12. अचानक खुश तथा अचानक ही उदास हो जाना।
13. स्वयं में ऊर्जा का अभाव महसूस करना।
14. किसी भी चीज को याद न रख पाना।
15. स्वयं को बेवजह ही अपराध बोध से ग्रस्त कर लेना।
16. सिर दर्द, पाचन क्रिया में गड़बड़ी आदि शारीरिक लक्षणों का उपचार के बाद भी ठीक न होना।
17. खुद की साज-सज्जा या स्वच्छता का ध्यान रखना बंद कर देना।
18. अचानक वजन का बढ़ना या कम होना।

डिप्रेशन के उपचार

डिप्रेशन या अवसाद के रोगी को किसी मनोचिकित्सक या डॉक्टर से इलाज तो कराना ही चाहिए परंतु अपने स्तर पर भी निम्नलिखित उपायों द्वारा डिप्रेशन से छुटकारा पाया जा सकता है, जैसे-

1. **सकारात्मक सोच**-नकारात्मक विचारों को जितना अधिक हो सके स्वयं से दूर रखें, क्योंकि डिप्रेशन की जड़ ही नकारात्मक विचार होते हैं। सकारात्मक विचारों से मन को पोषण तथा शरीर को ऊर्जा प्राप्त होती है। सकारात्मक सोच में सहयोग के लिए आप अच्छी तथा सकारात्मक किताबें भी पढ़ सकते हैं एवं मनोरंजक फिल्में देख कर भी स्वयं को सकारात्मक रख सकते हैं।
2. **कलात्मक कार्य**-डिप्रेशन से निकलने के लिए कलात्मक कार्यों से बहुत अधिक सहायता मिलती है जैसे-पेंटिंग, सिंगिंग, डांसिंग, कुकिंग, गार्डनिंग आदि। इन कार्यों में अगर आपकी रुचि है तो आप इसे स्वतंत्र रूप से भी कर सकते हैं या फिर इसके लिए कोई क्लास भी ज्वाइन कर सकते हैं।
3. **रिश्तों को समय दें**-डिप्रेशन ग्रस्त व्यक्ति स्वयं को अपनी ही बनाई नकारात्मक दुनिया में कैद कर लेता है और अपने रिश्तों से दूर होता जाता है। जो कि बहुत घातक है, क्योंकि मनुष्य को यदि भावनात्मक सहयोग मिलता है तो वह किसी भी प्रकार की शारीरिक या मानसिक समस्या से आसानी से छुटकारा प्राप्त कर लेता है, इसलिए आवश्यक है कि वह अपने रिश्तों को समय दे।

4. **सामाजिक बनें**-डिप्रेशन या अवसाद से निकलने के लिए यह आवश्यक है कि सामाजिक रूप से स्वयं को क्रियाशील बनाया जाए। लोगों से मिलना-जुलना, बच्चों एवं वृद्धों के साथ समय बिताना तथा पालतू पशुओं के साथ खेलने से न केवल मानसिक संतोष तथा खुशी मिलती है बल्कि एक प्रकार की सकारात्मक ऊर्जा का भी विकास होता है जिससे अवसाद से निकलने में आसानी होती है।
5. **मदद मांगे**-कोई भी व्यक्ति स्वयं में संपूर्ण नहीं होता है, प्रत्येक व्यक्ति में कोई न कोई कमी अवश्य होती है। यदि आप किसी भी कार्य को स्वतंत्र रूप से करने में सक्षम नहीं हैं तो उसे जबरदस्ती तनाव में आकर न करें किसी कि मदद से उसे समझने की कोशिश करें तथा फिर उस कार्य को करें। चाहे तो कार्य आपके व्यक्तिगत जीवन से संबंधित हो या व्यवसायिक। विद्यार्थियों के लिए भी यह आवश्यक है कि यदि कोई विषय उन्हें पसंद न हो किसी दबाव में आकर उसे न पढ़ें और माता-पिता को अपनी समस्या के बारे में अवश्य बताएं।
6. **अकेले न रहें**-अवसादग्रस्त व्यक्तियों के लिए यह आवश्यक है कि वह अकेले न रहें। कोशिश करें कि उन व्यक्तियों के साथ रहें जिनके साथ आपको खुशी मिले परंतु ये भी सच है कि हमेशा कोई साथ हो ऐसा संभव नहीं है ऐसी अवस्था में स्वयं को अपनी रुचि के कार्यों में व्यस्त रखें जिससे नकारात्मकता आप पर हावी न हो पाए।
7. **असफलता को स्वीकारें**-असफलता का शोक मनाने की अपेक्षा ये सोचें की असफलता से आपने क्या सीखा, क्योंकि यह आवश्यक नहीं है कि जीवन में हर चीज आप के अनुरूप हो, इसीलिए सदैव आशावादी दृष्टिकोण रखें।
8. **धैर्य रखें**-जीवन में यदि हम धैर्य रखें तो काफी सारी समस्याएं दूर हो सकती हैं इसलिए यह आवश्यक है कि किसी भी परिस्थिति या असफलता से न घबराएं धैर्य बनाए रखें इससे अवसाद से निकलने में भी सहायता मिलती है।
9. **इच्छाशक्ति**-दृढ़ इच्छा शक्ति के बल पर मनुष्य बड़ी से बड़ी समस्या से आसानी से निकल सकता है इसलिए यह आवश्यक है कि अपने अंदर इच्छाशक्ति का विकास करें इस प्रकार आप सरलता से डिप्रेशन से निकल सकते हैं।
10. **नजरअंदाज करना सीखें**-अगर आप डिप्रेशन से बचना या मुक्त होना चाहते हैं तो छोटी-छोटी समस्याओं को नजर अंदाज करना सीखें। कई बार हम छोटी-छोटी बातों पर इतने परेशान हो जाते हैं कि वो समस्यायें और बड़ी लगने लगती हैं।
11. **भ्रमण**-सकारात्मक भावनाओं के संचार में भ्रमण का बहुत महत्त्वपूर्ण योगदान होता है। भ्रमण का तात्पर्य ये बिलकुल नहीं है कि आप देश-विदेश ही घूमने जाएं आप थोड़ी देर छत पर या बगीचे में टहल कर भी स्वयं के अंदर हुए परिवर्तन को खुद भी महसूस कर पाएंगे।

12. **आहार**-डिप्रेशन से ग्रस्त लोगों के लिए यह आवश्यक है कि वह सात्त्विक भोजन ही करें जिससे अपने मन पर नियंत्रण रखना सरल हो तथा जितना हो सके तले-भुने भोजन तथा फास्ट फूड से बचें। भोजन में फलों तथा सब्जियों को अधिक से अधिक शामिल करें।
13. **योग तथा ध्यान**-भ्रामरी प्राणायाम, ध्यान तथा अन्य भी कई आसन हैं जिनकी सहायता से डिप्रेशन को बड़ी सरलता से दूर किया जा सकता है।
14. **भावनाओं को न दबाएं**-कुछ भावनाएं ऐसी होती हैं जिन्हें अगर लगातार दबाया जाए तो वो जटिल रूप धारण कर लेती हैं, इसलिए यह आवश्यक है कि आप उन भावनाओं या बातों को किसी करीबी व्यक्ति को बता दें या यदि ऐसा संभव न हो तो डायरी में लिख लें ऐसा करने से मन हल्का हो जाता है तथा डिप्रेशन की सम्भावना कम हो जाती है। आप डायरी में अपनी खूबियों को भी लिख सकते हैं जिससे आत्मविश्वास बढ़ता है तथा डिप्रेशन से लड़ने में सहायता मिलती है।
15. **अपनी क्षमताओं को पहचानें**-कोई भी व्यक्ति अगर सर्व गुण संपन्न नहीं होता तो बिलकुल नकारा भी नहीं होता, इसलिए खुद की कमियों पर ध्यान केंद्रित करने से बेहतर है कि आप अपनी क्षमताओं को पहचानें एवं स्वयं को प्रेरित करने का प्रयास करें, इससे आप जल्द से जल्द डिप्रेशन से बाहर आ पाएंगे।
16. **लक्ष्य निर्धारित करें**-स्वयं के अंदर इस भावना को न आने दें कि आप के जीवन का कोई उद्देश्य नहीं अपने प्रतिदिन के लक्ष्यों का निर्धारण करें तथा उसे पूरा करने का प्रयास करें।
17. **व्यर्थ की चिंता न पालें**-कई व्यक्ति अपने भविष्य की चिंता में इस कदर डूब जाते हैं कि वर्तमान को खराब कर लेते हैं जिंदगी बहुत खूबसूरत है तथा उसे खुशी-खुशी जीकर आप और भी खूबसूरत बना सकते हैं।
18. **पुराने दोस्तों से जुड़ें**- जिंदगी के हर कदम पर नए-नए रिश्ते बनते हैं लेकिन पुराने रिश्तों तथा बचपन के दोस्तों कि बात ही कुछ और होती है लेकिन कई बार हम अपनी व्यस्तताओं या ईगो की वजह से इनसे दूर होते जाते हैं। अगर आप भी किसी ऐसी उलझन की वजह से पुराने रिश्तों से दूर हो गए हैं तो फौरन उनसे बाहर निकलें और जिंदगी को फिर से खुलकर जीएं।
19. **नींद पूरी लें**-पूरी नींद लेने से डिप्रेशन की समस्या जल्द से जल्द दूर होती है, क्योंकि जब हम सोते हैं तो पूरे शरीर को तो आराम मिलता ही है साथ ही जब हम सोते हैं तो मस्तिष्क की नसें शिथिल होती हैं, नसों को आराम मिलता है तथा हमारी ऊर्जा हमें वापस मिल जाती है जिससे तनाव तथा डिप्रेशन में राहत मिलती हैं, लेकिन इस बात का ध्यान रखें कि कभी भी

नींद की गोलियों पर निर्भर न रहें अच्छी नींद के लिए किताब पढ़ना, बाथ लेना, जैसे उपायों का प्रयोग कर सकते हैं।

20. **अरोमा थेरेपी**–नींद लानें तथा अन्य कई बिमारियों से युक्ति दिलाने के साथ-साथ यह डिप्रेशन को दूर करने में भी कारगर होती है, लेकिन इसके प्रयोग के लिए कुशल अरोमा थेरेपिस्ट की मदद अवश्य लें।
21. **स्पा तथा मसाज**–स्पा तथा मसाज से हमारे शरीर को बहुत अधिक आराम मिलता है तथा रक्तसंचार भी सुचारू रूप से होता है जिसकी वजह से डिप्रेशन जैसे मानसिक विकार को दूर करने में आसानी होती है।
22. **नकारात्मक शब्दों का प्रयोग न करें**–यह बात मनोवैज्ञानिक रूप से सिद्ध हो चुकी है कि हम जिन भी शब्दों का प्रयोग करते हैं उनका हमारे व्यक्तित्व पर बहुत गहरा प्रभाव पड़ता है, इसलिए जितना हो सके नकारात्मक शब्दों के प्रयोग से बचें और कोशिश करें कि सकारात्मक ही बोलें।
23. **समस्या को पहचानें**–कुछ व्यक्ति लगातार परेशान रहते हैं तथा कई बार वो डिप्रेशन के शिकार हो जाते हैं लेकिन उन्हें असल में यह पता नहीं होता है कि वो असल में किस समस्या के लिए परेशान हैं। इसलिए ये आवश्यक है कि वह सबसे पहले उस समस्या को जानें ताकी उसे सरलता से दूर किया जा सके।
24. **खेलें**–मनोवैज्ञानिकों का मानना है कि जो भी व्यक्ति खेल में अधिक सक्रिय रहते हैं वो डिप्रेशन का शिकार नहीं होते। यानी डिप्रेशन से बचने के लिए आप अगर चाहे तो अपने पसंद के खेल खेलने के साथ-साथ पालतू जानवरों के साथ खेलकर अपने स्वास्थ को ठीक कर सकते हैं।

डिप्रेशन का आयुर्वेद में इलाज

आयुर्वेदाचार आ.पी. रस्तोगी के अनुसार–आयुर्वेद में डिप्रेशन के इलाज के लिए रसायन औषधि खाने की सलाह दी जाती है। ये रसायन आंवला, ब्राह्मी, घृत, शंखपुष्पी, बृहती, कंठकारी, हरड़, सोनाक, कंभारी, पृषपर्णी, बला, शालपर्णी, जीवंती, मूदपड़नी तावरी, मेघा, महामेधा, वृष्भक, मुक्ता, पिपली से बनाए जाते हैं। इसमें उपरोक्त चीजों को उचित मात्रा में मिलाया जाता है परंतु इन दवाओं का सेवन किसी विद्वान वैद्य की सलाहनुसार ही करें अन्यथा ये नुकसान भी कर सकती है।

होम्योपैथी में इलाज

होम्योपैथी डॉ. रवि भूषण के अनुसार हम किसी भी व्यक्ति की स्थिति को देखकर ही डिप्रेशन की कैटेगरी निश्चित करते हैं और उसी हिसाब से अलग-अलग दवा भी देते हैं।

जैसे भावुक शख्स को- इग्नेशिया, टेंशन से घिरे शख्स को- नक्स वोमिका, दूसरों के कारण दुखी व्यक्ति को- पुल्सतिप्ला, (Pulsatila) जिसे बेवजह निराशा होती है उसे आर्सेनिकम एल्बम (Arsenicom Album) जैसी दवा दी जाती है। ये दवाएं खाने से पूर्व डॉक्टरी सलाह जरूरी होती है, क्योंकि डॉक्टर ही मरीज की स्थिति देखकर उसकी दवा व उसकी मात्रा तय करता है।

डिप्रेशन का योग में इलाज

डिप्रेशन को जड़ से मिटाने का सबसे कारगर उपाय योग साधना माना जाता है। वर्षों से हमारे ऋषि-मुनि अपने-मन मस्तिष्क को योग से संतुलित रखते आए हैं। योगाचार्य अनुराग का कहना है कि योग के जरिये आप काफी हद तक डिप्रेशन से खुद को बचा सकते हैं। सूर्य प्राणायाम व कपालभाति दो सर्वोत्तम प्राणायाम हैं व इसके अलावा ताड़ासन, कटिचक्रासन, उत्तान पादासान, भरकटासन, भुजगांसन, धनुरासन, मंडूकासन आदि योग डिप्रेशन को दूर करने में बहुत ही लाभकारी माने जाते हैं। सूर्य नमस्कार डिप्रेशन के लिए वरदान है, क्योंकि सूर्य नमस्कार एक संपूर्ण एक्सरसाइज है। इसे सुबह के वक्त सूर्य की तरफ मुंह करके करते हैं। इससे शरीर को ऊर्जा व विटामिन डी भरपूर मात्रा में मिलती है। दिमाग को स्फूर्ति मिलती है जो डिप्रेशन को दूर करती है। सूर्य नमस्कार क्रमशः 12 खंडों में बंटा हुआ योग है। ये 12 खंड शरीर के सभी अंगों पर अपना-अलग प्रभाव डालते हैं। हृदय रोगी, गर्भवती महिलाएं, वृद्ध, रोगी, बच्चे सभी पहले योगाचार्य से पूछ लें, तभी सूर्य नमस्कार करें।

डिप्रेशन का ज्योतिषीय इलाज

डिप्रेशन का ज्योतिषीय उपाय भी है जो रोगी को सही करने में बहुत उपयोगी माना गया है। ज्योतिष कहता है कि राहु-केतु व बुद्ध चंद्रमा के कमजोर या दूषित होने पर ही मानसिक असंतुलन पैदा होता है जो कि अवसाद को जन्म देता है। इसलिए किसी अच्छे ज्योतिषाचार्य से जन्मपत्री दिखाकर राहु, केतु, बुद्ध, चंद्रमा की स्थिति जाने व उसके हिसाब से दान करें व गृह शांति कराएं। हवन भी काफी लाभकारी सिद्ध होते है। अवसाद दूर करने वाले हवनों में विशेष हवन सामग्री का प्रयोग किया जाता है जो अपना विशेष प्रभाव डालता है। मरीज अगर डिप्रेशन से घिरे हों तो ये करें।

अन्य सुझाव

- शराब, सिगरेट व नशे की सभी चीजों से दूर रहें।
- लोगों से मिलें-जुलें, उनसे दूर न रहें।
- अपनी पसंद की फिल्में देखें विशेषकर कॉमेडी व गाने सुनें साथ ही अच्छी किताब पढ़ें।
- खुद को नकारात्मक सोच से हमेशा बचाकर रखें। ये ही डिप्रेशन से बचने का सबसे बड़ा हथियार होता है।
- प्रेरणादायक किताबें पढ़ें।

❖

डिप्रेशन में क्या खाएं, क्या न खाएं?

कहने को तो डिप्रेशन तनाव का ही एक रूप है, लेकिन फिर भी यह तनाव से बहुत भिन्न है, क्योंकि जब व्यक्ति लम्बे समय तक तनावग्रस्त रहता है तो उसका तनाव एक बेहद ही खतरनाक रूप धारण कर लेता है तथा निराशा व्यक्ति के अंदर घर कर लेती है व व्यक्ति मानसिक रूप से बेहद व्यथित हो जाता है। यह अवस्था बहुत ही घातक होती है। ऐसी अवस्था में व्यक्ति को न केवल अच्छे व्यवहार व माहौल की जरूरत होती है बल्कि इलाज की भी बहुत आवश्यकता होती है। इसके साथ ही व्यक्ति का खान-पान भी ऐसा होना चाहिए कि जिससे व्यक्ति को उचित पोषण मिले जिससे वह सरलता से डिप्रेशन से बाहर आ पाए। डिप्रेशन से निपटने के लिए अच्छी व संतुलित डाइट भी असरदार होती है। कार्बोहाइडेट, मिनरल व प्रोटीन से भरपूर भोजन, जंक फूड, फॉस्ट फूड से दूरी, हरी सब्जियों, फल, दूध तथा स्वच्छ पानी डिप्रेशन से बचाता है। तो आइए जानते हैं कुछ ऐसे ही खाद्य पदार्थों के बारे में।

डिप्रेशन में क्या खाएं?

ग्रीन टी

आज-कल ग्रीन टी ने लोगों के बीच बहुत लोकप्रियता प्राप्त कर ली है, क्योंकि इसमें बहुत से ऐसे गुण पाए जाते हैं जो हमें मोटापा व डायबिटीज आदि से बचाते हैं। इसके साथ

ही अभी हाल ही में हुए एक शोध में यह पता चला है कि ग्रीन टी में कुछ ऐसे तत्त्व पाए जाते हैं जो स्ट्रेस को तो कम करते ही हैं साथ ही यह अवसाद के लिए भी बेहद उपयोगी साबित होते हैं।

हल्दी

यूं तो हल्दी गुणों की खान है। जुकाम हो या फिर त्वचा संबंधित कोई समस्या, हल्दी इन सब को फौरन ही दूर कर देती है। लेकिन शायद आप हल्दी के इस गुण से वाकिफ नहीं होंगे कि इसका सेवन हमारे मूड पर भी काफी अच्छा प्रभाव डालता है व हल्दी के सेवन से डिप्रेशन से निकलने में भी सहायता मिलती है।

अखरोट

अखरोट में ओमेगा-3 फैटी एसिड प्रचुर मात्रा में पाया जाता है और कुछ अध्ययनों में यह पता चला है कि इसी कारण से यह डिप्रेशन को दूर करने में बहुत कारगर है।

डार्क चॉकलेट

हममें से बहुत से लोगों को डार्क चॉकलेट बेहद ही पंसद होती है। अगर आप भी उनमें से एक हैं तो यह जानकर आपके चेहरे पर मुस्कान जरूर आ जाएगी कि डार्क चॉकलेट में ऐसे तत्त्व होते हैं जो स्ट्रेस को दूर कर के हमारे मूड को अच्छा करते हैं। यही कारण है कि डार्क चॉकलेट खाने से अवसाद बहुत ही कम होता है व अवसाद की अवस्था से निकलना भी सरल होता है।

मशरूम

मशरूम का सेवन हमारे मानसिक स्वास्थ्य के लिए बहुत ही अच्छा होता है, इसलिए आप मशरूम को भी अपने आहार में सम्मिलित कर अवसाद से सरलता से मुक्त हो सकते हैं।

कम वसा वाले डेयरी उत्पाद

कम वसा वाले डेयरी उत्पाद जैसे- दही, दूध, चीज आदि में बहुत ही अच्छी मात्रा में कैल्शियम, विटामिन डी और प्रोटीन जो न केवल हमारे शरीर को पोषण देता है बल्कि यह हमें विभिन्न रोगों के साथ-साथ डिप्रेशन से लड़ने की भी क्षमता देते हैं।

टमाटर

कुछ शोधों के निष्कर्ष यह बताते हैं कि टमाटर का सेवन भी मूड को अच्छा करने के साथ-साथ डिप्रेशन दूर करने में मददगार होता है, इसलिए डिप्रेशन को दूर करने के लिए अपने भोजन में पर्याप्त मात्रा में टमाटर को शामिल करें।

मछली

मछली ओमेगा-3 फैटी एसिड प्रचुर मात्रा में पाया जाता है, विशेष तौर पर सालमन, ब्लूफिश व टुना फिश ऐसे सुलभ स्रोत हैं जिनके माध्यम से आप सरलता से इसे प्राप्त कर सकते हैं, क्योंकि ओमेगा-3 फैटी एसिड डिप्रेशन से मुक्ति दिलाने में बहुत ही महत्त्वपूर्ण भूमिका निभाता है।

टोफू

विटामिन डी एक ऐसा विटामिन है जो अगर हमारे शरीर में उचित मात्रा में हो तो डिप्रेशन जैसी समस्या होने की सम्भावना बहुत कम होती है। टोफू एक ऐसा खाद्य पदार्थ है जिसमें विटामिन-डी पर्याप्त मात्रा में होता है। ऐसे में आप अपने भोजन में टोफू को शामिल कर के डिप्रेशन की सम्भावना को कम कर सकते हैं।

हरी पत्तेदार सब्जियां

कुछ चिकित्सकों का यह मानना है कि हरी पत्तेदार सब्जियां विभिन्न विटामिनों मिनरल जैसे-ए, सी, ई व के का बेहतरीन स्रोत होती है व मानसिक तनाव व डिप्रेशन दूर करने में इन विटामिनों की भूमिका बहुत महत्त्वपूर्ण होती है। इस कारण से हरी पत्तेदार सब्जियों का सेवन हमें पूर्ण रूप से स्वस्थ रखने व अवसाद दूर करने में बहुत महत्त्वपूर्ण भूमिका निभाता है।

बेरी

विभिन्न बेरिज जैसे स्ट्रॉबेरी, ब्लैकबेरी व ब्लूबेरी काफी बेहतरीन एंटीऑक्सीडेंट का स्रोत है जिसका प्रयोग मस्तिष्क को तनावमुक्त करने में बेहद महत्त्वपूर्ण भूमिका निभाता है। यही कारण है कि बेरी का सेवन डिप्रेशन दूर करने में बेहद कारगर होता है।

सेब

ज्यादातर डॉक्टरों की यह सलाह होती है कि हम सभी को हर रोज कम से कम एक सेब जरूर खाना चाहिए, क्योंकि सेब में भी बेरी की तरह ही बेहद उच्च मात्रा में एंटीऑक्सीडेंट्स होते हैं व फाइबर भी बहुत उच्च मात्रा में होता है इस कारण से यह मस्तिष्क में कैल्शियम की कमी को पूरा करने में सक्षम है जिसके कारण मस्तिष्क को तनाव डिप्रेशन से मुक्ति मिलती है।

डिप्रेशन में क्या न खाएं?

जिस तरह कुछ खाद्य पदार्थों का सेवन डिप्रेशन से मुक्ति दिलाने में सहायक होता है, वहीं कुछ खाद्य पदार्थ व पेय ऐसे होते हैं जिनसे अगर दूर ही रहा जाए तो ही बेहतर

है अन्यथा बात बनने के स्थान पर बिगड़ सकती है, इसलिए जितना डिप्रेशन की अवस्था में जितना आवश्यक सही भोजन का चुनाव है, उतना ही आवश्यक यह भी है कि हमें उन खाद्य पदार्थों की जानकारी भी हो जिनका सेवन डिप्रेशन की अवस्था में नहीं करना चाहिए।

कैफीन

हममें से बहुत सारे लोग ऐसे हैं जिनके लिए कैफीन से दूर रहना बहुत मुश्किल होगा, क्योंकि यह न केवल थकान को दूर करके फौरन ही हमें ताजगी से भर देता है है बल्कि नींद को भी हमसे कोसों दूर कर देता है। नींद भगाने का यह गुण डिप्रेशन से प्रभावित लोगों के लिए हानिकारक सिद्ध होता है, क्योंकि जब कोई व्यक्ति डिप्रेशन में होता है, तो उसके लिए अच्छी व पर्याप्त नींद बहुत आवश्यक होती है जिससे व्यक्ति के मस्तिष्क को आराम मिल पाए, लेकिन कैफीन की वजह से उसकी नींद पर नकारात्मक प्रभाव पड़ता है जो कि बहुत घातक है।

नशीले पदार्थ

आज-कल की व्यस्त दिनचर्या में हर व्यक्ति किसी न किसी प्रकार के तनाव का सामना अवश्य कर रहा है। ऐसे में कुछ लोग ऐसे हैं, जो इससे भागने के लिए अलकोहल का सेवन करना प्रारम्भ कर देते हैं या अन्य किसी प्रकार के ड्रग्स को इसका विकल्प बना लेते हैं, जिससे न केवल हमारी नींद पर बुरा प्रभाव पड़ता है, बल्कि यह व्यक्ति के मूड को भी चिड़चिड़ा बना देते हैं, जो किसी भी डिप्रेशन से प्रभावित व्यक्ति के लिए घातक होता है। वहीं डिप्रेशन से मुक्त होने के लिए अगर व्यक्ति किसी प्रकार की दवाई का सेवन कर रहा होता है, तो यह भी सम्भव है कि नशीले पदार्थों के सेवन के कारण उन दवाइयों का असर न हो। इसलिए बेहतर होगा कि डिप्रेशन ग्रस्त व्यक्ति किसी भी प्रकार का नशा न करे।

संरक्षित खाद्य पदार्थ

आज हमारी जीवनशैली ऐसी हो चुकी है कि हम अपनी व्यस्तता की वजह से विभिन्न प्रकार के डब्बा बंद पदार्थों पर आश्रित हो चुके हैं। जिनको संरक्षित करने के लिए विभिन्न प्रकार के केमिकल्स का प्रयोग किया जाता है, जिनका आवश्यकता से अधिक प्रयोग हमारी सेहत पर बेहद हानिकारक प्रभाव डालता है। इसके अतिरिक्त डोनट्स, बर्गर व पिज्जा आदि का सेवन हमारे शरीर में सुस्ती लाता है व हमारे मूड को चिड़चिड़ा बनाता है, इसकी पुष्टि विभिन्न शोधों के माध्यम से हो चुकी है। यही कारण है कि डिप्रेशन से मुक्त होने के लिए इस प्रकार के खाद्य पदार्थों के सेवन से बचना बेहद जरूरी है।

कृत्रिम मिठास

आज-कल विभिन्न खाद्य पदार्थों में कृत्रिम मिठास का चलन बेहद आम है, जो कि हमारी सेहत के लिए बहुत ही नुकसानदायक होता है, क्योंकि इसमें Aspartame नाम का पदार्थ मिला होता है जो डिप्रेशन बढ़ाने में सहायक सिद्ध होता है।

अत्यधिक वसा

कुछ लोगों को तले-भुने खाने का बहुत अधिक शौक होता है, लेकिन मुंह के स्वाद के साथ-साथ इस बात का ध्यान रखना भी आवश्यक है कि खाने में अधिक वसा युक्त भोजन से धमनियों में संकुचन पैदा होता है, जिससे हमारी धमनियां मस्तिष्क तक पर्याप्त मात्रा में रक्त नहीं पहुंचा पातीं व मस्तिष्क में ऑक्सीजन की कमी हो जाती है, जो डिप्रेशन प्रभावित लोगों के लिए बेहद घातक है। इसलिए डिप्रेशन से जल्दी से मुक्त होने के लिए यह आवश्यक है कि उच्च वसा युक्त सभी डेयरी उत्पादों के साथ-साथ फ्रेंच फ्राइज, फ्राइड चिकन आदि के सेवन से भी दूर रहें।

❖

डिप्रेशन में सहायक योग मुद्राएं

डिप्रेशन को दूर करने के कई माध्यम हैं उन्हीं में से एक है योग-मुद्रा। कौन सी योग-मुद्रा डिप्रेशन में सहायक है तथा इन्हें कैसे करें आइये जानते हैं।

1. **ज्ञान मुद्रा**-इस मुद्रा को प्राणायाम के दौरान किया जाता है। अंगूठे और तर्जनी के अग्रभाग (टिप) को लगातार दबाए रखें। यह मुद्रा मन को शांत और तनाव को दूर करने में मदद करती है। डिप्रेशन को दूर करने में यह एक बहुत लाभकारी मुद्रा है। इस मुद्रा को कम से कम 3 मिनट तक करें।

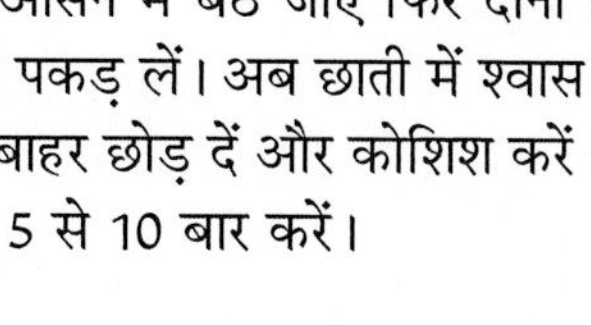

2. **योग मुद्रा**-पहले सुख आसन में बैठ जाएं फिर दोनों हाथ पीछे ले जाकर दाएं हाथ से बाएं हाथ की कलाई पकड़ लें। अब छाती में श्वास भर लें फिर धड़ को आगे की ओर झुकाते हुए श्वास बाहर छोड़ दें और कोशिश करें आप माथा जमीन पर छू जाए। इस प्रकार इस मुद्रा को 5 से 10 बार करें।

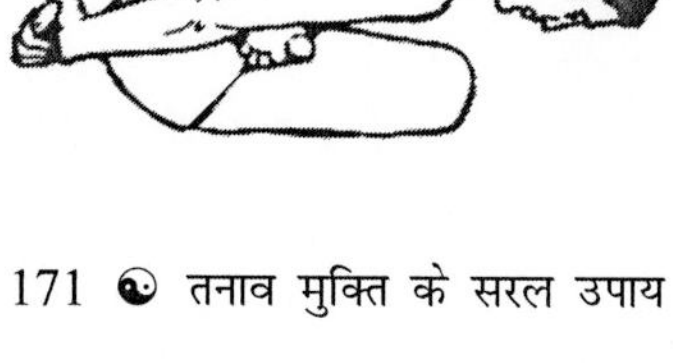

3. **उनमानी मुद्रा**–पद्मासन में बैठें और दोनों आखें बंद करके आखों के बीच में ध्यान लगायें और कोशिश करें दिमाग में कोई विचार ना आए। सारा ध्यान दोनों आखों के बीच आज्ञा चक्र पर रहे। इस मुद्रा को एक से तीन मिनट तक करें। इस मुद्रा को दिनों-दिन करने से डिप्रेशन दूर होने लगता है।

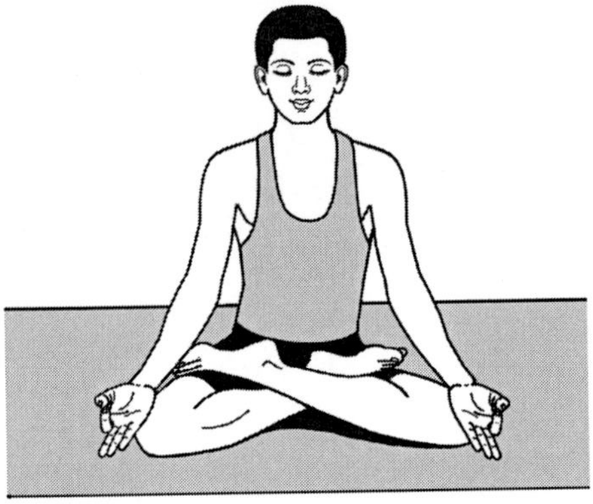

4. **शक्तिचालनी मुद्रा**–सुख आसन या पद्मासन में बैठ जाएं। फिर सारे ध्यान को अपने मूत्र प्रणाली पर ले आएं। और उसको अंदर की ओर खीचें या सिकोड़ें फिर बाहर की ओर फैलाएं या छोड़े। इसको 10–20 बार करें। इस मुद्रा से कुण्डलनि चक्र सक्रिय होता है। इससे ऊर्जा का संचार होता है और डिप्रेशन दूर होता है।

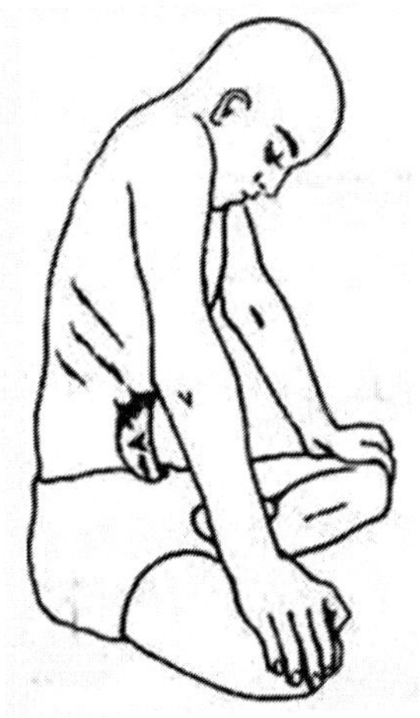

5. **मुष्ठी मुद्रा**–अपने हाथों की मुट्ठी बनाएं और अच्छे से दबाव बनाए रखें। 5 से 10 मिनट तक इस मुद्रा को करें। यह मुद्रा दबा हुआ क्रोध, हताशा और नकारात्मक भावनाओं को बाहर निकालती है।

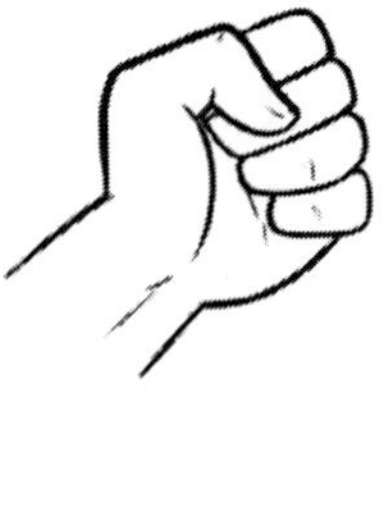

❖

मानसिक रोग है अल्जाइमर

वर्तमान समय में आधुनिक जीवन शैली के चलते मनुष्य को कई बिमारियों ने घेर लिया है। आधुनिक जीवन शैली प्रदत्त ऐसा ही एक मानसिक रोग है- अल्जाइमर। यूं तो यह रोग 60 वर्ष से अधिक उम्र के लोगों को होता है परन्तु बदलते समय व परिस्थितियों में युवा भी इसकी चपेट में आने लगे हैं। ऐसे में जरूरी हो जाता है कि समय पर इसके लक्षणों का पता लगाकर इस रोग को नियंत्रित किया जाये। क्या है अल्जाइमर, इसके लक्षण तथा बचाव इत्यादि आइए जानते हैं।

अल्जाइमर रोग 'भूलने का रोग' है। इसका नाम 'अलोइस अल्जाइमर' पर रखा गया है, जिन्होंने सबसे पहले इस बीमारी के बारे में बताया था। इस बीमारी के लक्षणों में याददाश्त की कमी होना, निर्णय न ले पाना, बोलने में दिक्कत आना तथा फिर इसकी वजह से सामाजिक और पारिवारिक समस्याओं की गंभीर स्थिति आदि शामिल है। रक्तचाप, मधुमेह, आधुनिक जीवनशैली और सिर में कई बार चोट लग जाने से इस बीमारी के होने की आशंका बढ़ जाती है। मस्तिष्क के स्नायुओं के क्षरण से रोगियों की बौद्धिक क्षमता और व्यावहारिक लक्षणों पर भी असर पड़ता है।

क्या है अल्जाइमर?

अल्जाइमर एक मानसिक रोग है, जो मस्तिष्क कोशिकाओं पर आक्रमण कर याददाश्त, सोच और व्यवहार को प्रभावित करता है। यह डिमेंशिया की प्राथमिक स्थिति है।

अल्जाइमर रोग मस्तिष्क का धीरे-धीरे बढ़ने वाला रोग है, जिसे स्मरण शक्ति के समाप्त होने और तर्क शक्ति नियोजन, भाषा व सोच में व्यवधान उत्पन्न होने से पहचाना जाता है।

अल्जाइमर मस्तिष्क में एक विशिष्ट प्रोटीन के उत्पादन में वृद्धि या उसके एकत्र होने का परिणाम है, जिससे तंत्रिका कोशिकाएं नष्ट होती हैं।

हम जैसे-जैसे बूढ़े होते हैं, हमारी सोचने और याद करने की क्षमता भी कमजोर होती है। लेकिन इसका गंभीर होना और हमारे दिमाग के काम करने की क्षमता में गंभीर बदलाव उम्र बढ़ने का सामान्य लक्षण नहीं है। यह इस बात का संकेत है कि हमारे दिमाग की कोशिकाएं मर रही हैं। दिमाग में एक सौ अरब कोशिकाएं न्यूरॉन होती हैं। हरेक कोशिका बहुत सारी अन्य कोशिकाओं से संवाद कर एक नेटवर्क बनाती हैं। इस नेटवर्क का काम विशेष होता है। कुछ सोचती हैं, सीखती हैं और याद रखती हैं। अन्य कोशिकाएं हमें देखने, सुनने, सूंघने आदि में मदद करती हैं। इसके अलावा अन्य कोशिकाएं हमारी मांसपेशियों को चलने का निर्देश देती हैं।

अपना काम करने के लिए दिमाग की कोशिकाएं लघु उद्योग की तरह काम करती हैं। वे सप्लाई लेती हैं, ऊर्जा पैदा करती हैं, अंगों का निर्माण करती हैं और बेकार चीजों को बाहर निकालती हैं। कोशिकाएं सूचनाओं को जमा करती हैं और फिर उनका प्रसंस्करण भी करती हैं। शरीर को चलते रहने के लिए समन्वय के साथ बड़ी मात्रा में ऑक्सीजन और ईंधन की जरूरत होती है।

अल्जाइमर रोग में कोशिकाएं व उनके कुछ हिस्से काम करना बंद कर देते हैं, जिससे दूसरे कामों पर भी असर पड़ता है। जैसे-जैसे नुकसान बढ़ता है, कोशिकाओं में काम करने की ताकत कम होती जाती है और अंततः वे मर जाती हैं।

अवस्था

इस रोग की तीन अवस्थाएं होती हैं। मन्द, मध्यम और गंभीर। पहली मंद अवस्था में नाम अथवा संख्या भूलना और मानसिक संतुलन में गड़बड़ी होना हो सकता है। मध्यम अवस्था में घबराहट, उलझन, अस्त-व्यस्तता तथा रोगी के व्यक्तित्व में परिवर्तन नजर आता है, उसके मानसिक संतुलन में भी अत्यधिक गड़बड़ी दिखती है। तीसरी और अन्तिम अवस्था गम्भीर होती है और रोगी को इसमें कपड़े पहनने तथा मूत्र और शौच त्याग आदि का भी ध्यान नहीं रहता। भोजन से लेकर सोने तक वह सब कुछ भूल जाता है।

कारण

अगर परिवार में कोई भी इस बीमारी से पीड़ित हो, तो खतरे की संभावना बढ़ जाती है अर्थात् यह बीमारी आनुवांशिक कारणों से भी होती है। रक्तचाप, मधुमेह, मोटापा, ज्यादा जंक फूड खाने से, आधुनिक जीवनशैली और सिर में कई बार चोट लग जाने से इस बीमारी के होने की आशंका बढ़ जाती है। इसलिए अपने सिर को हमेशा बचाकर रखना चाहिए।

संतुलित भोजन की कमी से भी यह हो सकता है। अल्जाइमर से ग्रस्त लोगों में विटामिन बी 12, विटामिन ए, ई, केरोटॉनाइड्स और जिंक की कमी देखने को मिलती है। इसलिए आप हमेशा कोशिश करें कि आपके शरीर में इन तत्त्वों की कमी न होने पाए।

युवा भी अल्जाइमर की चपेट में

अल्जाइमर के शुरुआती दौर में छोटी-छोटी बातों को भूलना आम होता है। पहले 60 साल के बाद इस बीमारी के लक्षण दिखने शुरू होते थे जो कि करीब 70 साल के बाद पूरी तरह विकसित होते थे लेकिन अब युवाओं में भी इसके लक्षण दिखने लगे हैं। युवा आयु वर्ग में इसके लक्षण जल्द दिखने के कारण चीजों को भूलना, देर से याद आना व कंफ्यूजन लाइफ का हिस्सा बन गया है। डॉक्टरों का मानना है कि यह बीमारी भले ही 70 साल के बाद पूरी तरह विकसित हो लेकिन इसके युवा आयु में पनपने वाले लक्षणों के कारण लोगों की लाइफ में कंफ्यूजन बढ़ रहा है।

लक्षण

1. नाम भूलना, चीजों को गुमा देना, अपने नियोजनों को भूलना, शब्दों को याद ना रख पाना, चीजों को सीखने में और उन्हें याद रखने में कठिनाई होना एक आम बात हो जाती है। तीव्र उन्माद के कारण आपकी पूरी दीर्घकालिक और अल्पकालिक स्मृति का नाश हो सकता है, अतः आप अपने प्रियजनों, रिश्तेदारों या दोस्तों को पहचानने में भी असमर्थ हो सकते हैं।
2. सोचने और तर्क-वितर्क करने में कठिनाई होना इस बीमारी का लक्षण है। रोगी के लिए अक्षरों और अंकों को पहचानना कठिन हो सकता है ।
3. इस रोग में शरीर पर नियंत्रण ना होने के कारण आप गिर सकते हैं तथा खाना पकाने में, ड्राइविंग करने में या घर के अन्य कामों को पूरा करने में भी आपको कठिनाइयों का सामना करना पड़ सकता है। अगर उन्माद बहुत तीव्र हो जाए तो आप अपने रोज के काम जैसे नहाना, कपड़े पहनना, तैयार होना, खाना खाना, शौचालय जाना जैसे काम भी बिना किसी सहायता के नहीं कर पाएंगे।
4. आप में तर्क करने की क्षमता नहीं रहती, आप विकल्पों के बीच निर्णय नहीं ले पाते।
5. दिन, तारीख और समय भी याद नहीं रहता और परिचित लोगों को तथा स्थानों को पहचानने में भी असक्षम हो सकते हैं। आप अपने घर का पता भी भूल सकते हैं, आप कहां रहते हैं या क्या काम करते हैं या फिर चलते-चलते ही रास्ता भूल सकते हैं।
6. आप शायद एक भाषा भी ठीक से न बोल पाएं, अपनी बातों को शब्दों में न व्यक्त कर पाएं या आपको बातों को या लिखित अक्षरों को समझने में कठिनाई हो सकती है।

7. आप बेवजह बहुत अक्रामक, चिंतित या संदिग्ध हो सकते हैं। सामाजिक तौर पर आप एक आम व्यक्ति ही रहते हैं, पर अचानक आपके व्यक्तित्व में ये बदलाव आते हैं और जब आप इससे बाहर निकलते हैं आप फिर से एक शांत व्यक्ति बन जाते हैं।
8. आपके बर्ताव में बदलाव नजर आता है, आपका मिजाज एकदम से बदल जाता है, बेवजह आपको गुस्सा आ जाता है। आप अनुचित व्यवहार प्रकट कर सकते हैं, आप उत्तेजित होकर लोगों के साथ बुरा व्यवहार भी कर सकते हैं।
9. अल्जाइमर का मरीज बेहद निष्क्रिय, टीवी के सामने घंटों बैठने वाला, बहुत अधिक सोने वाला या सामान्य गतिविधियों को पूरा करने में अनिच्छुक हो सकता है।
10. आप बेवजह दूसरों की मंशा पर शक करने लगते हैं। अत्यधिक चिंता और भय के कारण व्यक्ति में उन्माद बढ़ता है। इसके कारण भ्रम बढ़ता है और आप भावुक, संदिग्ध, चिड़चिड़े, अंतर्मुखी, उदास, जिद्दी, ईर्ष्यालु, स्वार्थी, एकांतप्रिय और कड़वे स्वभाव के हो जाते हैं।

उपचार

विभिन्न शोधों के माध्यम से सामने आई जानकारी से पता चलता है कि विश्व की कुल आबादी का एक बहुत बड़ा भाग इस बीमारी से त्रस्त है। इस बीमारी से ग्रस्त रोगी पर सतत ध्यान देने की जरूरत है। यद्यपि, इस बीमारी के लक्षण का पता चल जाने के बाद कई दवाइयां उपलब्ध हैं, जिससे व्यक्ति की मानसिक स्थिति में सुधार किया जा सकता है। लेकिन इस बीमारी को पूरी तरह खत्म करना सम्भव नहीं है। सिर्फ आपसी स्नेह व देखभाल से आप रोगी की मानसिक स्थिति को संतुलित रख सकते हैं। इसके अलावा निम्न तरीकों से भी अल्जाइमर को नियंत्रित किया जा सकता है।

अपनों की करें देखभाल

इस बीमारी में याददाश्त की कमजोरी के कारण कई बार रोगी को किसी जोखिम या मुसीबत का सामना भी करना पड़ सकता है। ऐसे में आपकी देखरेख ही उन्हें किसी संभावित दुर्घटना से बचा सकती है। अल्जाइमर रोगियों की सुरक्षा का पहलू अत्यंत महत्त्वपूर्ण है, क्योंकि ऐसे रोगी अक्सर घर से बाहर निकल जाते हैं। रास्ता भूल जाते हैं। भटक जाते हैं।

लाइफ स्टाइल में करें बदलाव

युवा आयु वर्ग में इसके लक्षण कंफ्यूजन बढ़ाते हैं। ऐसे में लाइफ स्टाइल में बदलाव जरूरी है। युवा आयु में जब ऐसे लक्षण दिखने लगें तो लोगों को खान-पान से लेकर रहन-सहन में बदलाव करना चाहिए। पौष्टिक खाना खाना चाहिए और डेली रूटीन को पूरी तरह एक्टिव रखना चाहिए।

गेम्स खेलना है जरूरी

युवाओं को अगर इस बीमारी के जल्द विकसित होने से बचना है तो जरूरी है कि दिमाग को पूरी तरह एक्टिव रखें। 40 से 50 साल के लोगों को भी गेम्स खेलने चाहिए ताकि उनका दिमाग एक्टिव रहे। यही नहीं अलग-अलग माइंड की एक्टिविटी में खुद को शामिल कर इसको जल्द विकसित होने से रोका जा सकता है।

योग भी है समाधान

भागदौड़ भरी जीवनशैली के कारण मनुष्य आज व्यायाम व योग से दूर होता जा रहा है। लेकिन सच तो यह है कि यदि हम सभी अपनी जीवनचर्या में योग जैसी शारीरिक क्रिया को स्थान दें तो सिर्फ अल्जाइमर ही नहीं बल्कि अन्य कई शारीरिक व मानसिक रोगों से भी बचाव सम्भव है।

तनाव को कहें ना

अधिकतर मानसिक रोगों की जड़ तनाव ही है। आज मनुष्य की बढ़ती महत्त्वाकांक्षाओं व असंतुष्टि के भाव ने उसे तनाव ग्रस्त कर दिया है। यदि हम अपने जीवन से तनाव को दूर कर दें तो अल्जाइमर जैसे रोगों से बचने की सम्भावनाएं काफी बढ़ जाती है।

नई-नई चीजें सीखें

कई शोधों ने यह साबित किया है कि मस्तिष्क भी मांसपेशियों के समान ही कार्य करता है। जितना ज्यादा आप इसका इस्तेमाल करेंगे, उतना ही यह शक्तिशाली होगा। मानसिक व्यायाम नई मस्तिष्क कोशिकाओं के निर्माण में मदद कर मानसिक स्वास्थ्य को दुरुस्त रखते हैं। नई जटिल चीजें सीखें जैसे कोई नई भाषा, चुनौतीपूर्ण खेल या शतरंज वगैरह खेलें। ब्रेन गेम जैसे सुडोकू, क्रॉस वर्ड बेहतरीन मानसिक व्यायाम है।

इनसे करें तौबा

वजन न बढ़ने दें। धूम्रपान न करें। शराब का सेवन न करें या कम करें। ब्लड प्रेशर और कोलेस्ट्रॉल को नियंत्रित रखकर इसके खतरे से बच सकते हैं। सिर को चोट लगने से बचाएं।

❖

ब्रेन को बचाएं अटैक से

ब्रेन अटैक या ब्रेन स्ट्रोक का नाम सुनते ही लोग काफी घबरा जाते हैं। यह एक ऐसा अटैक है, जो अचानक से आपके शरीर पर हमला करके आपके शरीर का पूरा सिस्टम बिगाड़ देता हैं। आजकल ब्रेन अटैक न केवल वृद्धों को बल्कि युवाओं को भी अपनी चपेट में ले रहा है।

क्या है ब्रेन स्ट्रोक?

दिमाग की कोई आर्टरी (नस) अचानक ब्लॉक हो जाए या फट जाए तो उसे ब्रेन स्ट्रोक कहा जाता है। हार्ट अटैक की तरह इसे ब्रेन अटैक भी कहा जा जाता है। ऐसा होने पर दिमाग को खून की सप्लाई रुक जाती है और दिमाग के काम पर असर पड़ता है। यह बेहद इमरजेंसी की स्थिति होती है। ब्रेन स्ट्रोक किसी भी वक्त हो सकता है, लेकिन इसके बहुत सारे मामले सुबह के वक्त होते हैं, क्योंकि उस वक्त ब्लड प्रेशर ज्यादा होता है। ब्रेन स्ट्रोक दो तरह का होता है– 1. मिनी स्ट्रोक, 2. फुल फ्लैज्ड स्ट्रोक।

ब्रेन स्ट्रोक के लक्षण

- चेहरे, हाथ या पैरों में अचानक से सुन्नपन विशेष तौर पर एक तरफ का शरीर।
- अचानक से बोलने या समझने में दिक्कत।
- अचानक से दोनों आंखों से साफ देखने में तकलीफ।
- अचानक से चलने या बैलेंस करने में परेशानी, चक्कर आना।
- अचानक से बिना कारण सिर में तेज दर्द।

इलाज

- अटैक के साढ़े चार घंटे के भीतर अगर मरीज को इलाज मुहैया हो जाए तो उसके ठीक होने के चांस काफी बढ़ जाते हैं।
- अस्पताल पहुंचने पर सबसे पहले मरीज का सी.टी. स्कैन किया जाता है। इससे पता लगता है कि उसे दौरा तो नहीं पड़ा, ब्लीडिंग तो नहीं हो रही या खून गाढ़ा तो नहीं हो रहा। साथ ही, लिवर या किसी और अंग पर कितना असर पड़ा है।
- अगर ब्लॉकेज है तो डॉक्टर खून पतला करने की दवा देकर ब्लॉक को डिसॉल्व कर देते हैं। हालांकि देरी होने पर अगर यही इलाज किया जाए तो ब्रेन हेमरिज के चांस बढ़ जाते हैं। हेमरिज में यह दवा नहीं दी जाती, क्योंकि खून पतला होने से स्थिति और बिगड़ जाती है। तब ऑप्रेशन करना पड़ता है। हेमरिज के मरीज को भर्ती कर उसका ब्लड प्रेशर और ब्रेन पर प्रेशर मॉनिटर किया जाता है।
- अगर स्ट्रोक बड़ा है यानी पूरी आर्टरी ब्लॉक हो गई है तो वह दिमाग को दबाने लगती है। इससे दिमाग पर प्रेशर कम करने के लिए सर्जरी करनी पड़ती है। अगर शरीर में अकड़न हो जाती है तो कई बार बोटॉक्स का इंजेक्शन भी देते हैं।
- अक्सर ब्रेन स्ट्रोक के मरीज को पूरी जिंदगी खून पतला करने वाली दवा खानी पड़ती है।

ब्रेन को हेल्दी बनाने के तरीके

- किसी भी बीमारी से बचने के लिए सबसे जरूरी होता है सही खान-पान। ओमेगा-3 फैटी एसिड (मछली के तेल में पाया जाने वाला तत्त्व) एंटी ऑक्सीडेंट, फल और ताजी सब्जियों का सेवन, विटामिन बी, कम वसा वाले भोजन और कार्बोहाइड्रेट के स्तर को सीमित रखने से हम दिमाग को स्वस्थ बना सकते हैं।
- दिमाग की पावर बढ़ाने के लिए नियमित एक्सरसाइज जरूरी है। इससे हमारे शरीर में रक्त संचार सुचारू रूप से होता है। आप नृत्य द्वारा भी अपने दिमाग को स्वस्थ रख सकते हैं। एरोबिक एक्सरसाइज आपके ब्रेन को दुरुस्त रखती हैं।
- शांत चित्त रहकर भी आप अपने ब्रेन को स्वस्थ रख सकते हैं।
- मनोरंजक गतिविधियों से दिमाग सक्रिय होता है।
- सामाजिक दायरा बढ़ाएं। ट्रैवलिंग और दोस्ती आपके मस्तिष्क को बढ़ाती है।
- भरपूर नींद लें, इससे मस्तिष्क को पूरा आराम मिलता है और अगले काम के लिए आप खुद को फ्रेश पाते हैं।

- तनाव दूर रखने के लिए योग करें, दोस्तों के साथ समय व्यतीत करें, इसके अलावा कई ऐसे कार्य हैं जिससे आप तनाव से दूर रह सकते हैं और ब्रेन को सक्रिय बना सकते हैं।
- खराब आदतों से दूर रहें। स्मोकिंग, हैवी ड्रिंक्रिंग और ड्रग्स से बचें। इससे डिमेंशिया के खतरे से बच सकते हैं। ❖

डिमेंशिया को न लें हल्के में

डिमेंशिया एक ऐसा शब्द है। जो किसी भी इंसान को सजीव होते हुए भी निर्जीव कर देता है। कितना कठिन है अपनी यादों को खो देना, ये ऐसी समस्या है जो इंसान के पूरे व्यक्तित्व पर प्रश्नचिन्ह लगा देती है और उसको हर बात भूलने पर मजबूर कर देती है। यहां तक कि कभी-कभी तो डिमेंशिया से ग्रसित लोग अपने नाम अपने परिवार अपने कार्य तक को भूल जाते हैं। भारत में डिमेंशिया से पीड़ित लोगों की संख्या तेजी से बढ़ रही है, सही जानकारी का ना होना व आरंभिक लक्षणों को नजरअंदाज करना ही इस बीमारी को बढ़ाने का एकमात्र कारण है।

प्रमुख लक्षण

1. स्मृति का हास होना पुरानी कुछ बातों का याद रहना बाकि सभी बातों को भूल जाना, नवीन बातों को समझने व याद रखने में भी कठिनाई होना।
2. सही शब्द को बोलने में या बातचीत करने में दिक्कत महसूस होना।
3. किसी भी कार्य को सुचारू रूप से करने में परेशानी महसूस होना।
4. पारिवारिक बातों को समझने में परेशानी व सदस्यों को पहचानने में कमी आना।
5. सामाजिक बातों में अपनी सहमति देने में सकुचाना या ऐसी बातों में कुछ न कहना।
6. तर्क-वितर्क करने की क्षमता का ह्रास होना।

अल्जाइमर एंड रिलेटिड डिसॉडर्स सोसायटी ऑफ इंडिया के अनुसार 'हमारे देश भारत में 60 से अधिक उम्र के लोग जिनकी संख्या 40-80 लाख के बीच तक पहुंच चुकी है, परंतु अफसोस इस बात का है कि भारत में इस बीमारी से लड़ने के लिये किसी भी बड़े स्तर पर

डॉक्टरी सुविधाओं व सामाजिक संस्थाओं का अभाव सा ही है और जो हैं भी, वह अपने कार्य को करने में सक्षम नहीं हैं।' जिन परिवारों में परिवार के सदस्य ऐसे बुजुर्गों को संभालने में असमर्थ हो जाते हैं, तो वे उनका परित्याग कर देते हैं। न्यूरो सर्जन डॉ. आर के चन्द्रा का कहना है कि 'डिमेंशिया की शुरुआत भूल जाने से शुरू होती है परंतु लोग इसको बढ़ती उम्र का पड़ाव मानकर नजरअंदाज कर देते हैं जो कि गलत है, क्योंकि अगर कोई व्यक्ति भूलने लगे, तो उसे तुरंत डॉक्टर के पास लेकर जायें और डिमेंशिया की जांच कराएं।'

डॉ. प्रियंका का कहना है कि डिमेंशिया के मरीजों को कभी ये एहसास न करायें की उनमें कोई कमी आ गयी है ऐसा करने से उनकी बीमारी कई गुना बढ़ जायेगी। इसलिए ऐसे लोगों को घर से बाहर निकालें, उनके परिचित लोगों से मिलवाएं, वे जितना लोगों से बात करेंगे उनके लिए उतना ही अच्छा होगा ताकि उनकी पुरानी यादें ताजी रहें।'

मनोचिकित्सक डॉ. माधुरी ने डिमेंशिया के मरीजों को सम्हालने के लिए निम्नलिखित सुझाव दिए हैं–

1. उनके हाथों में पहचान के लिए नाम पता लिखें रिस्टबैंड होने चाहिए व उस पर फोन न. भी लिख सकते हैं।
2. उनकी बनियान व शर्ट या साड़ी के पल्ले पर भी नाम पता फोन न. लिख सकते हैं।
3. उनके हाथ या पैर पर भी नाम पता फोन न. लिख सकते हैं, ये सभी उपाय उनके गुम होने या रास्ता भूल जाने पर काम आ सकते हैं।

उपचार

ऐसे लोगों को दिमागी तौर पर व्यस्त रखें। इसको तेज करने के लिए सुडोकू, उल्टी गिनती, जोड़ना घटाना, पजल जैसे खेल खिलाएं जो दिमाग को सक्रिय रखे।

प्रतिदिन व्यायाम कराएं, पुरानी फोटो व कागज आदि उनको दिखाएं, उनको हर कार्य में आगे रखें। डिमेंशिया को एक बार शुरू होने पर जड़ से खत्म करना कठिन ही नहीं बल्कि नामुमकिन है, परंतु दिमाग को सक्रिय रखकर उसको स्थिर किया जा सकता है। डिमेंशिया से ग्रसित लोग प्यार के अधिकारी होते हैं, तिरस्कार के नहीं। रोनाल्ड रीगन, मार्गरेट थैचर, रीटा हेवर्थ वो नामचीन हस्तियां हैं जो कि डिमेंशिया का शिकार बनी। इसीलिए डिमेंशिया से डरें नहीं बल्कि उसको समझकर उससे बचने का उपाय सीखें। डर नहीं हिम्मत ही इसका उपाय है।

❖

कहीं आप ओसीडी के शिकार तो नहीं?

कुछ लोग ऐसे होते हैं जो किए गए किसी भी काम को बार-बार करते हैं। अगर आप भी ऐसा करते हैं, तो हो सकता है आप ओसीडी से पीड़ित हों। क्या होता है ओ. सी.डी. ? आइए जानते हैं।

विश्व स्वास्थ्य संगठन के मुताबिक यह दुर्लभ कर देने वाली 10 बड़ी बिमारियों में से एक है। 1.21 करोड़ देशवासी किसी न किसी डिसऑर्डर से पीड़ित हैं। कुल जनसंख्या के 2 प्रतिशत बच्चे भी इस बीमारी से पीड़ित हैं। इलाज के बाद 40 फीसदी लोग पूर्णतया ठीक हो सकते हैं और 30 प्रतिशत में सुधार लाया जा सकता है, पर इसका इलाज लंबा है। इस रोग से कई नामी चेहरे भी पीड़ित हैं, जिनमें फुटबाल के महानायक 'डैविड बेखम' जो अपने फ्रिज में चीजों को एक कतार में लगाते हैं। हॉलीवुड अभिनेत्री 'कामरन दियाज' भी संक्रमण के डर से अपनी कोहनी से दरवाजा खोलती हैं।

ओसीडी एक सनक

ओसीडी, 'ऑब्सेसिव कंपल्सिव डिसऑर्डर' नामक बीमारी से ग्रसित होने वाले मरीजों की संख्या में लगातार इजाफा होता जा रहा है। ऐसा नहीं है कि पहले ऐसी बिमारियां नहीं होती थीं पर तब कोई इसे बीमारी मानने को तैयार नहीं था। ऐसे लोगों को लोग सनकी कहते थे, पर सनक का भी इलाज किया जा सकता है यह लोगों को मालूम नहीं था। सनकी लोगों

की पहचान कैसे की जाती है, इसके लिए कुछ उदाहरणों पर गौर करें। सनक किसी भी चीज की हो सकती है। जैसे किसी को बार-बार अपना काम देखने की आदत होती है। उनको लगता है जो काम उन्होंने किया है वह शायद ठीक नहीं है। कोई न कोई कमी उसमें छूट गई है। कहीं कोई कमी न निकाल दे इसलिए वह बार-बार अपने काम की पड़ताल करते हैं, फिर भी गलती चली जाती है। इसी तरह किसी को बार-बार हाथ धोने की आदत होती है, कोई डर के कारण चाकू अपने साथ रखकर सोता है और कोई हर समस्या का निदान पाने के लिए भगवान के भरोसे रहता है। अगर घर में कोई विपत्ति आ जाए तो उसके लिए भी वह भगवान को स्वयं से नाराज मानता है। कुछ लोगों को हर काम में परफेक्शन चाहिए, कुछ ऐसे भी लोग हैं जो बार-बार दरवाजा चेक करते हैं। गैस बंद करने के बाद बार-बार देखते हैं कि गैस खुली तो नहीं, फिर बर्नर पर भी हाथ रखते हैं। यह निश्चित करने के लिए कि वह ठंडे हो चुके हैं या नहीं। इसी तरह बहुत सारी महिलाओं को शॉपिंग का चस्का होता है। बाजार जाना, खरीदारी का जुनून उन पर इस कदर हावी रहता है कि वह पड़ोसी या किसी रिश्तेदार के साथ अपनी तुलना करने लगती हैं। वह उनकी आमदनी के बारे में नहीं सोचती, दिन-रात इसी उधेड़बुन में रहती हैं कि जैसे उनके पास वे चीजें हैं वैसी ही चीजें मेरे पास आ जाए, फिर चाहे वह साड़ी हो, गहना हो, गाड़ी हो या फिर किचन का ही कोई सामान क्यों न हो। उनकी सोच होती है कि अगर हम बाहरी चमक-दमक में एक जैसे हैं, तो हम उनकी बराबरी कर रहे हैं, खुद को किसी से कम नहीं समझना उनकी एक तरह की सनक या कहिए जिद है। उनके लिए पैसा खर्च करने के लिए ही होता है, वह कल क्या होगा इस पर विचार नहीं करतीं। अगर उनको एक साड़ी भी खरीदनी हो तो पूरा दिन साड़ी ही खोजेंगी। इतनी खोजबीन के बाद साड़ी खरीदी जाएगी लेकिन घर आने तक उनके लिए वह साड़ी मामूली हो जाएगी, उनको लगेगा इसका रंग ठीक नहीं है या यह बहुत महंगी है। दूसरे दिन दुकान खुलते ही वह फिर से उस दुकान में होंगी जहां वह पहले दिन 2 घंटे लगाकर आई थीं। वह फिर से साड़ी खोज रही होंगी। इसी तरह वह अपने स्वास्थ्य को लेकर भी बेहद संजीदा होती हैं, जरा सा कुछ हुआ नहीं बिस्तर पकड़ लेंगी, तुरंत डॉक्टर के पास चली जाएंगी, उनको हमेशा डर लगा रहता है कि कहीं उनको कोई बीमारी न हो और यह डर उनको डॉक्टर के पास ले जाता है। ये सब ओसीडी के लक्षण हैं।

क्यों होता है यह?

अगर आपको लगता है कि कहीं न कहीं आपके व्यवहार में भी इस तरह की असंगत चीजें हैं लेकिन आप चाहकर भी अपने व्यवहार से इनको नहीं हटा पा रहे हैं तो आपको मनोवैज्ञानिक से मिल लेना चाहिए। अगर आपके आस-पास कुकिंग गैस के सिलेंडर के

फटने से किसी की मौत हुई है, इसलिए आप इस अनहोनी से बचने के लिए बार-बार गैस बंद करते हैं, चैक करते हैं तो इसका मतलब है कि आप सदमे का शिकार हैं और आपके भीतर डर समा गया है, इसलिए सो जाने के बाद भी जैसे ही आंख खुलती है आप दरवाजा चैक करते हैं, सिलेंडर देखते हैं, बंद लाइटों को जलाते-बुझाते हैं और फिर से वह फाइल देखते हैं जिस पर आपने काम किया था। आपको लगता है, कंप्यूटर में सेव की गई आपकी फाइल उस दिन की तरह फिर से उड़ तो नहीं गई? जब आपके साथ कोई हादसा हुआ ही नहीं, फिर क्यों आप डरे हैं। पड़ोस में किसी को सर्दी-जुकाम हो रहा है तो आप बाहर से ही हैलो करते हैं, आपको लगता है कि कहीं आपको भी जुकाम न हो जाए। एक काम को लगातार करते रहना, रद्दी इकट्ठा करना, टूट चुकी चीजों को भी इसलिए संग्रहित करना कि हो सकता है भविष्य में यह काम आ सके। यह सब ओसीडी के लक्षण हैं। ओसीडी से पीड़ित व्यक्ति को कोई न कोई विचार या छवि लगातार परेशान करती रहती है, इसलिए वह लगातार वही व्यवहार करता है। मनोवैज्ञानिकों का कहना है कि 'अचेतन मन पर छाए रहने वाले विचार हर मनुष्य के मन में होते हैं। पर ज्यादातर लोग खुद को इतना व्यस्त रखते हैं कि ये विचार उन पर हावी नहीं हो पाते। पर जिनको यह बीमारी है वह इस तरह की चीजों में उलझे रहते हैं। चाहकर भी वह इससे बाहर नहीं निकल पाते।' मरीज के भीतर डर, अपराध बोध, आशंका, भयावह छवियां, हताशा और हर छोटी- सी बात में पराजय बोध तथा हंगामा खड़ा करने की प्रवृत्ति पैदा हो जाती है। सनक कई बार निजी कारणों से भी विकृत रूप ले लेती है। किसी को खुशहाल देखकर खुश होने के बजाय वैमनस्य के बीज बोना, झगड़ा करवाना, दूरियां पैदा करना, कटुता पैदा करने की प्रवृत्ति बढ़ती जाती है। ऐसी बीमारी से ग्रसित व्यक्ति कभी खुश नहीं रहते और दूसरों को खुश देखकर इनको जलन होती है और इसी के परिणामस्वरूप यह अपने ही सगों के बीच दीवार बनकर खड़े होने की कोशिश करते हैं। इनका पूरा समय दूसरों की बुराई करने में ही समाप्त होता है। धीरे-धीरे इनके भीतर बुराई करने का नशा सा हो जाता है, सुबह उठते ही यह बुराई करना शुरू कर देते हैं। पार्क, मंदिर कोई जगह ऐसी नहीं होगी जहां पर यह निंदा का रस न लेते हों। डॉक्टरों के अनुसार प्राय: रोगी खुद को रोगी नहीं मानते और यदि उनसे इलाज के बारे में कहा जाए तो सलाहकार को ही रोगी साबित करने लगते हैं।

शारीरिक अंग जिम्मेदार

इस तरह के विकार के लिए कई बार शारीरिक अंग भी जिम्मेदार होते हैं आर्बिटो फ्रंटल कोर्टेक्स, स्ट्रिएटम, एटीरियर सिंगुलम और थैलासम। उत्तेजक परिस्थितियों के प्रति आपकी प्रतिक्रिया और डराने तथा हताश करने वाली स्थितियों में चिंता को नियमित करने का जिम्मा इन

तारों का है। इस सर्किट में असंतुलन है तो व्यक्ति अपने व्यवहार को रोक नहीं पाता है। सर्किट दीपावली में ज़लाई जाने वाली लड़ी की तरह है कि अगर एक बल्व बुझ गया तो पूरी लड़ी बुझ जाती है, ऐसा क्यों हुआ यह कह पाना संभव नहीं, हां अगर वह एक बल्व समझ में आ गया तो पूरी लड़ी को फिर से जलाया जा सकता है, पर यह बहुत पेचीदगी भरा काम है। पर आज इस तरह के रहस्यों को सुलझाया जा रहा है।

❖

जब चकराने लगे सिर

सिर का चकराना या चक्कर आना एक ऐसी समस्या है जिससे कभी ना कभी हर किसी का सामना होता है। कभी यह कमजोरी की वजह से होता है तो कभी किसी बीमारी की वजह से। कारण चाहे जो भी हो इस समस्या को कभी भी नजरअंदाज नहीं करना चाहिए, क्योंकि चक्कर आना कोई बीमारी भले न हो लेकिन इस पर ध्यान दे कर आप अपने स्वास्थ्य को अवश्य बेहतर बना सकते हैं।

क्यों आते हैं चक्कर?– सिर चकराना, तंत्रिका तंत्र में आयी किसी विशेष खराबी के कारण होता है। खून की कमी व पानी की कमी आदि के कारण आये चक्करों से आप आसानी से राहत पा सकते हैं परंतु कुछ विशेष तरह के चक्करों में आपको थोड़ी सावधानी लेकर उनका इलाज कराना भी जरूरी होता है। अन्यथा ये घातक परिणाम देते हैं।

कारण

1. **बेहोशी की अवस्था**– पानी की कमी, बी.पी. तेज या कम होना दिल की धड़कन कम या ज्यादा होने पर या नर्वस सिस्टम के प्रभावित होने पर भी चक्कर आते हैं।
2. **असंतुलन की अवस्था**– कान में कोई खराबी होने पर, अधिक शराब पीने, पार्किंसन की बीमारी, सर्वाइकल स्पॉन्डिलोसिस आदि की अवस्था में शरीर के अस्थिर होने में चक्कर आते हैं।
3. **वर्टिगो**– ये चक्कर अंदरूनी कान या सेंट्रल नर्वस सिस्टम में गड़बड़ी आने से होता है साथ ही मोशन सिकनेस, साइबर सिकनेस, माइग्रेन के कारण भी ऐसे ही चक्कर आते हैं, ये कुछ मिन्टों से कुछ घंटों तक अपना प्रभाव डालते हैं।

4. **सिर में शून्यता का होना**-ऐसी अवस्था में अपने आस-पास की बातों में प्राय: रुचि नहीं होती है तनाव, घबराहट, बेचैनी, दिल की धड़कन बढ़ने के कारण चक्कर आने लगते हैं।

सिर के चक्करों के एक नहीं अनेक कारण हैं। सही लक्षण जानकर ही सही इलाज सम्भव होता है, चक्करों की जांच के लिये एम आर आई, एक्स-रे, कान-नाक की जांच, हार्मोन की जांच करायी जाती है। मरीज द्वारा बतायी गयी बातों के आधार पर ही डॉक्टर बीमारी और उसका उपचार तय करता है।

उपचार

90 प्रतिशत चक्करों के आने के कारणों को जानकर डॉक्टर उनको स्थायी रूप से सही करने का दावा करता है। अधिकांशत: चक्कर दवाई द्वारा सही हो जाते हैं, परंतु कुछ अधिक उपचार की जरूरत होती है।

खराब जीवनशैली की वजह से सर्वाइकल स्पॉन्डिलोसिस की समस्या हो जाती है, जिससे मांसपेशियां कमजोर हो जाती हैं और उनको मजबूती देने के लिए प्राय: डॉक्टर मालिश व व्यायाम की सलाह देते हैं। दिनभर में एक दो बार ठंडी हवा में टहलने से भी चक्कर दूर हो जाते हैं। डॉ. प्रियंका का कहना है कि 'जीवन में प्रत्येक व्यक्ति को कभी न कभी वर्टिगो और चक्कर आने की समस्या का सामना करना ही पड़ता है। 10-15 प्रतिशत लोग दुनियाभर में सिर चकराने की समस्या से ग्रसित हैं, आधुनिक जीवनशैली के कारण सिर चकराने के मामले अधिक बढ़ रहे हैं। ये आज की आम समस्या है जो कि कभी भी घातक रूप ले सकती है, अगर समय पर उसका इलाज ना कराया जाये तो।

सिर चकराने की स्थिति में प्राय: लोग घबराने लगते हैं। इस स्थिति में उनको ये नहीं सूझता कि वे क्या करें। इस स्थिति में न्यूरो सर्जन डॉ. अनुरिमा व मनोचिकित्सक डॉ. जिज्ञासा ने चक्करों से बचने हेतु निम्न उपाय बताए हैं-

1. सिर चकराने के समय, समय सीमा, तीव्रता का विवरण डॉक्टर को अवश्य दें।
2. जीवनशैली में बदलाव लाएं, झटके से मुड़ने से बचें, धीरे-धीरे चले, उठें-बैठें नियङ्खमित रूप से आंख, सिर, शरीर के व्यायाम करें।
3. सिर चकराने के दौरान खूब पानी पिएं व फल खाएं व जूस पिएं ।
4. किसी भी एक चीज पर ध्यान लगाएं, जिससे मन शान्त होगा और चक्कर कम आयेंगे।

5. जब भी चक्कर आये तो तुरंत बैठ जाएं या थोड़ी देर के लिए लेट जाएं और अपनी आंखें बंद कर लें। इससे तुरंत आराम मिलेगा नीचे गिरने की स्थिति से भी आप बचेंगे।

तो सार रूप में कह सकते हैं कि समयानुसार चक्करों को समझें उनका उपचार कराएं और स्वस्थ रहें।

❖

॥ लेखक परिचय ॥

विलक्षण एवं विभिन्न प्रतिभाओं के धनी शशिकांत 'सदैव' अपने व्यक्तित्व एवं विभिन्न कार्यों के लिए पहचाने जाते हैं। किसी के लिए आप एक संपादक-पत्रकार हैं, तो किसी के लिए लेखक, कवि-शायर। कोई आपको आपकी प्रकाशित पुस्तकों के माध्यम से जानता है, तो कोई टी.वी. पर मेहमान विशेषज्ञ के रूप में पहचानता है। आप एक प्रेरक वक्ता होने के साथ - साथ ध्यान के कुशल प्रशिक्षक भी हैं। फिर वह वर्कशॉप के रूप में हो या प्रवचन के रूप में, आपके वक्तव्य स्कूल, कॉलेज, कॉर्पोरेट सेक्टर, मंदिर-आश्रम एवं धार्मिक तथा गैर सरकारी संस्थाओं आदि में होते ही रहते हैं। आप सत्रह वर्षों तक 'डायमंड पॉकेट बुक्स' द्वारा प्रकाशित मासिक पत्रिका 'साधना पथ' में संपादक व गृहलक्ष्मी में, सलाहकार संपादक के रूप में अपनी सेवाएं दे चुके हैं। इससे पूर्व,आप दो वर्षों तक अपनी सेवाएं 'Indiatimes .com' में भी दे चुके हैं। विश्व भर के नामी पत्र / पत्रिकाओं में आपके आलेख, स्तंभ, ग़ज़ल व कविताएं आदि प्रकाशित होते रहते हैं। इतना ही नहीं विभिन्न विषयों पर अब तक आपकी तीन दर्जन से भी अधिक पुस्तकें प्रकाशित हो चुकी हैं।

प्रकाशित पुस्तकें

व्यक्तित्व विकास एवं आत्म रूपांतरण

सब संभव है, अच्छा इंसान सफल विजेता कैसे बने ?, मैनेजमेंट के मूल मंत्र, व्यक्तित्व निखारें भविष्य सुधारें, मन चाही सफलता पाएं अपनी एकाग्र क्षमता बढ़ाएं, स्वयं को और दूसरों को पहचानने की कला, सीखें जीवन जीने की कला।

ओशो

कौन है ओशो ?, मैं क्यों आया था-ओशो ?, ओशो की जीवन यात्रा, ओशो के बाद का विवाद, ओशो का योगदान, ओशो पर लगे आरोप और उनकी सच्चाई, प्रसिद्ध हस्तियों और बुद्धिजीवियों की नज़र में ओशो।

धर्म - अध्यात्म

कौन है गुरु ?, गुरु का महत्व ?, ध्यान एक मात्र समाधान, इश्क की खुशबू है सूफ़ी, आधुनिक संतों की आध्यात्मिक यात्रा, व्रत-उपवास का आध्यात्मिक एवं मनोविज्ञानिक महत्त्व, युगपुरुष महर्षि दयानंद सरस्वती, भारत के प्रसिद्द मंदिर, भारत के प्रसिद्द तीर्थ और धाम, पर्वों का महा पर्व - दीपावली, संपादित पुस्तकें-धन और सुख-समृद्धि की देवी लक्ष्मी, दुर्गा एवं नवरात्र की महिमा एवं महत्त्व।

स्वास्थ्य एवं आरोग्यता

सिरदर्द और माइग्रेन से मुक्ति, ऐसे पाएं मोटापे से मुक्ति, करें योग रहें निरोग, तनाव मुक्ति के सरल उपाय, आहार से करें उपचार, आपका आहार स्वास्थ्य का आधार।

काव्य एवं ग़ज़ल संग्रह

तेरे साथ की आदत, स्त्री की कुछ अनकही, दर्द की कतरन, दर्द के इर्द-गिर्द, रिसता हुआ दर्द। काव्य संकलन - इंद्रधनुष रचते हस्ताक्षर, दस्तक नई पीढ़ी की।

समाज व समसामयिक

कुल का कल हैं बेटियां, गाय, गंगा, गौरी है हमारी जिम्मेदारी, नयी स्त्री की पुरानी कहानी।

पत्र-पत्रिकाओं में प्रकाशित लेख व स्तंभ

नवभारत टाइम्स, हैलो दिल्ली, दैनिक हिन्दुस्तान, पंजाब केसरी, दैनिक जागरण, दैनिक भास्कर, अमर उजाला, जागरण सिटी प्लस, गगनांचल आज समाज, तथाअस्तु, वेल बीइंग, साधना पथ, गृहलक्ष्मी, ओशो वर्ल्ड, हिन्दी जगत, कादंबिनी, वूमेन ऑन टॉप, मेरी तुलसी, प्रवासी टुडे, ज्ञानोदय, शुक्रवार, इंडिया न्यूज, यथावत, मेरी तुलसी, संपादक, गृहनंदनी, फ्यूचर समाचार, सुख-समृद्धि, कुमुदम भक्ति, समय सारांश, गुरुजी, कलियों को खिलने दो तथा इंडिया टाइम्स एवं फैब वुमैन डॉट कॉम आदि कई अन्य क्षेत्रीय पत्र-पत्रिकाओं में प्रकाशन।

टी.वी. चैनलों एवं रेडियो पर उपस्थिति

दूरदर्शन, इंडिया न्यूज, सहारा समय, साधना, प्रज्ञा, सुदर्शन, ए टू जेड, वी.आई.पी. एवं जैन टी.वी. तथा एफ.एम. रेनबो एवं मानव रचना रेडियो।

सम्मान

गौरव भाषा वाणी सम्मान 2011 (इंद्रप्रस्थ साहित्य भारती-दिल्ली), साहित्यकार सम्मान 2010 (ब्रज कला केंद्र-मथुरा), साहित्यकार सम्मान 2009, (स्वामी नेकश्याम स्मृति-वृंदावन)।